U0390703

国家自然科学基金(编号 71273080,71673075)
教育部人文社科研究基金(编号 09YJC630054)资助研究成果

公立医院社会评价路径与治理策略研究

Research of Path and Governance Strategy for Social Evaluation of Public Hospitals

王小合　钱　宇　曹承建　著

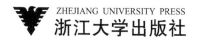

浙江大学出版社

图书在版编目(CIP)数据

公立医院社会评价路径与治理策略研究 / 王小合，
钱宇,曹承建著. —杭州：浙江大学出版社，2016.12
ISBN 978-7-308-16541-9

Ⅰ.①公… Ⅱ.①王… ②钱… ③曹… Ⅲ.①医院—
研究—社会评价—中国 Ⅳ.①R197.3

中国版本图书馆 CIP 数据核字(2016)第 323202 号

公立医院社会评价路径与治理策略研究
王小合　钱　宇　曹承建　著

策　　划	张　鸽	
责任编辑	张　鸽　代小秋	
责任校对	季　峥　李峰伟	
封面设计	黄晓意	
出版发行	浙江大学出版社	
	（杭州市天目山路 148 号　邮政编码 310007）	
	（网址：http://www.zjupress.com）	
排　　版	杭州星云光电图文制作有限公司	
印　　刷	杭州日报报业集团盛元印务有限公司	
开　　本	710mm×1000mm　1/16	
印　　张	22.75	
字　　数	372 千	
版 印 次	2016 年 12 月第 1 版　2016 年 12 月第 1 次印刷	
书　　号	ISBN 978-7-308-16541-9	
定　　价	68.00 元	

浙江大学出版社发行中心联系方式：0571－88925591；http://zjdxcbs.tmall.com

前　言

　　推进国家社会治理体系和社会治理能力的现代化,是当前全面深化改革的总目标。推进维护公益性、调动积极性、保障可持续的运行体制机制创新和治理体系与能力建设的公立医院改革,不仅是深化医药卫生体制改革进入攻坚期和深水区的重点、难点任务,更是全社会聚焦关注的重大民生及公共治理问题。纵观 2009 年国家启动新医改以来,针对公立医院改革的理论与实践探索,多聚焦于各级政府试图不断规制公立医院加强内部管理,并强化供给侧的行政监管。我们认为,除当前中国社会处在快速转型的共有现象外,在某种程度上因缺乏系统性、整体性的"大健康观"引领与同步协同发挥作用的,针对公立医院社会治理体系需求侧的有效评价及监督治理路径设计,不仅未获得预期的社会效应,而且紧张的医患关系也难见改善。正如多年来由政府主导的,对医院等级评审制度、日常开展的传统评价及监督治理的实践证明,由于缺失社会多元主体参与评价及治理的特殊利益角色作用,因此尚未取得期望的且获得社会普遍认可和具有公正性的治理效果。

　　社会治理与模式发展是国际社会转型及政府治理结构变革的全球性趋势。作为一种文明主潮的现代社会治理,侧重针对国家治理中的社会问题,以实现和维护社会权力与民众利益为核心,体现的是一种公共治理理念、多元治理主体和民主治理思想。社会评价是基于社会治理理论的一种有效实现载体和手段。推进社会评价及治理的目的是建立和发展公共责任机制及表达,谋求多元社会主体参与公共事务管理,来缓和各种社会危机、调节利益冲突、提高公共服务质量和效率。公立医院是由政府举办的,并为人民群众提供公益性和社会性基本医疗卫生与健康服务的载体和主体,其角色定位及目标决定了其应具有的社会职能和应负有的社会责任。然而,我国当前公立医院回归"公益性"难、社会公益职责弱化、政府规制治理失灵以及中国式医患矛盾突出的社会问题已是不争的事实。因此,本专著试图在公共医疗服务管理领域,引入"社会治理""社会评价"的概念并实现其概念操作化,探索建立我国公立医院社会评价及治理路径的理论、方法及策略,为有效协作配合政府治理和推动公立医院社会治理制度建设提供新视野,对促进公立医院与社会和谐发展等具有明显的针对性和现实作用。

本专著共十二章。第一章,从现实问题、理论背景以及政策指向三个方面阐述了研究的依据及意义,提出了研究命题;第二章,在系统综述国内外相关学术前沿与实践动态及存在问题的基础上,提出了研究思考与启示;第三章,从研究思路、基本内容、研究方法、技术路线以及质量控制技术等方面阐述了研究方案的细化设计;第四章,引入"社会评价""社会治理"概念,在重点阐释和辨析相关理论基础、概念内涵、关系逻辑以及政策情景研究的基础上,构建提出了公立医院社会评价及治理理论逻辑模型与实现路径;第五章,研究阐述了公立医院相关利益主体对其社会评价及治理的认知、态度、意愿需求现状及影响因素;第六章,运用公众参与阶梯及计划行为理论,研究阐述了公众参与公立医院社会评价及治理的意愿及形成机制;第七章,研究论证了公立医院社会评价及治理主体的选择与组成构架;第八章,研究提出了公立医院社会评价及治理的指标体系与操作方案;第九、十章,实证研究构建了公立医院社会评价及治理核心指标——医患满意度测评量表及校正模型;第十一章,针对性研究提出了公立医院社会评价及治理的策略与政策建议;第十二章,从研究结论、创新点、研究局限以及未来的研究建议等方面进行了总结与展望。最后附录有本项目研究的调查问卷。

本专著展示的研究成果,试图纵观国际基于社会评价及治理的新型公共管理的学术前沿及视野借鉴,通过理论构建及实证研究论证阐述了现阶段对我国公立医院开展社会评价及治理模型与实现路径设计的有效性、必要性和可行性,旨在为改善医疗卫生领域社会突出矛盾寻找社会途径与手段,建立和完善公立医院社会治理创新策略和落地政策的理论与实践,提供"抛砖引玉"及政府决策的参考。值得欣喜的是,就在本命题立项研究的过程中,中共十八届三中全会首次提出"推进国家治理体系和治理能力现代化"以及"社会治理"的概念。

五中全会重点强调"推进社会治理精细化,构建全民共建共享的社会治理格局"。2016 年 8 月,习近平总书记在全国卫生与健康大会上,特别强调"树立大卫生、大健康观念""以体制机制改革创新为动力""坚持基本医疗卫生事业的公益性""调动社会力量的积极性和创造性""从供给侧和需求侧两端发力"加快推进健康中国建设等一系列的突破性表述,为本命题的深入探究提供了理论支撑和政策契机,也尚有待于学界同仁和全社会的共同努力。

本专著是国家自然科学基金面上项目(编号 71273080,71673075)研究取得的阶段性成果,其能顺利地出版凝聚了项目组全体成员的集体努力和智慧。项目自实施以来,在项目组全体成员的共同努力下,先后深入浙江、湖北、陕西等地开展了大量的现场调查及实证研究,获得了大量详实的一手资料。首先,得感谢参与本项目的硕士研究生谷雨、陈洁、任佳焌、冯婉、方文凤、张双竹、孙立奇、黄敏卓以及本科生芦冰清、叶倩茹等同学在现场调研、数据分析及书稿校对等方面做出的贡献。衷心感谢浙江大学郁建兴教授、杨廷忠教授、董恒进教授、张大亮教授,华中科技大学徐晓琳教授、张亮教授、方鹏骞教授、陶红兵教授,西安交通大学高建民教授、毛瑛教授、周忠良教授,上海交通大学鲍勇教授,军事医学科学院鱼敏教授,中山大学方积乾教授,浙江科技学院王克春教授,浙江大学城市学院钱辉教授,杭州师范大学赵定东教授、张超副教授、陈仕学老师,哥伦比亚大学博士生杨竞妍,早稻田大学博士生周思宇,伊利诺伊大学香槟分校王舒棪硕士生在研究设计的细化与优化方面给予的真知灼见。

感谢国家卫计委、三省调查现场所在地方政府及相关部门、中国医院协会、中国医师协会、中华预防医学会社会医学分会、中华预防医学会卫生事业管理分会、中国系统工程学会医药卫生系统工程专委会、浙江省公共管理学会等社会组织参与本研究讨论的所有专家学者及各级政府人员。尤其是浙江省卫计委徐润龙副主任、顾亚明副处长,浙江省发改委孙裕增副处长,浙江省民政厅张华副处长,杭州市发改委王水根副巡视员,杭州市医疗保险管理服务局徐玮副局长、严光府副主任科员,杭州市卫计委崔威武处长、徐钦芳调研员,原浙江日报社时政新闻部主任、钱江晚报常务副总编辑冯晔,浙江省人大常委会陈翔主任科员,浙江省医院发展中心林凯,余姚市卫计委沙奇科,象山市卫计委范黎斌,《公共管理学报》主编米加宁,《中国卫生政策研究》主编代涛,《中国医院管理》主编李国栋,《中国医学伦理学》主编王明旭,《中华医院管理杂志》胡怀湘编辑,浙江省医学会徐金秋、俞雷等参与本项目研究的研讨及给予的专家咨询意见和成果推广应用的建议。

特别感谢全国人大代表、浙江台州恩泽医疗中心(集团)陈海啸主任,浙江东阳市人民医院应争先院长,浙江大学医学院附属儿童医院章伟芳副院长,杭州市第二人民医院张邢炜副院长、李国熊副院长、徐刚主任,杭州市余杭区第三人民医院袁春锋院长,解放军117医院质管科吴佳佳科长,浙江省卫生计生系统培养中心邱晓副科长,杭州市急救中心余灵芝科长,杭州市第一人民医院董晓飞、陈明亮副科长,浙江大学附属第一医院俞鸿雁、陈俊丽,浙江大学附属第二医院胡好佳,浙江大学附属邵逸夫医院汪京晶、余庆君,宁波大学附属医院陈晓娜、姚孝青,浙江省人民医院吴春艳,浙江医院何祯怡、厉敏,浙江省中医院丁佳伟、马露露、胡慧霜,浙江省立同德医院周元恺,浙江省肿瘤医院李煜静、许美佳、叶斌,杭州市中医院卢娟,杭州市第三人民医院成王金、吴颖超,金华市中心医院张梦婕,瑞安市人民医院林怡君以及湖北省人民医院、陕西省人民医院等单位在专题小组讨论、深度焦点访谈、问卷调查和数据资料方面提供的指导和帮助。感谢国家自然科学基金委以及杭州师范大学人文社科处与科技处在项目申报、管理及著作出版方面给予的支持和指导。

鉴于作者水平有限、研究问题的复杂性、主客观条件与因素限制以及时间仓促等原因,本专著还存在一些观点不成熟、不完善的地方,敬请广大读者及学界同仁给予批评指正和宝贵意见。

著者,于杭州西子湖畔

2016 年 12 月

摘　要

一、研究目的及意义

《中共中央关于构建社会主义和谐社会若干重大问题决定》强调性提出"以解决人民群众最关心、最直接、最现实的利益问题为重点""激发社会创造活力""坚持公共医疗卫生的公益性质""强化公立医院公共服务职能",推动和谐社会建设。当前公立医院回归"公益性"难以及中国式医患矛盾突出的社会问题,无疑已是我国医疗卫生与健康服务领域,聚焦推进公立医院社会治理体系和治理能力,构建和谐医患关系、促进和谐社会建设的重大理论与现实命题。本研究立足于激发、激活医疗服务需求侧发力,推动社会评价及监督治理的视角,对现阶段我国公立医院社会职责及其社会评价相关治理的概念与内涵进行辨析和界定,系统构建并提出公立医院社会评价及治理的理论模型与实现路径和策略。研究结果有利于提高对社会评价治理要素促进公立医院履行社会职责机制的解释力度,并且为解决政府及卫生行政部门管理公立医院的社会效果不好这一重大难题开拓新的治理思路,对丰富和促进卫生管理学理论的发展有重要意义。

二、研究方法

理论研究:在文献研究和逻辑推理的基础上,对现阶段我国公立医院公益性、社会职责及其社会评价相关治理等概念与内涵进行界定,提出构建公立医院社会评价及治理的理论模型。

实证研究:采用问卷调查、访谈、专家咨询和数理统计等定量和定性相结合的方法,选取浙江省(东部)、湖北省(中部)、陕西省(西部)等地政府及相关部门、省(市)人民医院、省(市)医师学协会及学会、省(市)电视台及日报社、省市人大代表及政协委员、城乡社区居民等公立医院的 2595 名利益相关者,深入三地共 8 家省(市)三级综合性医院对 960 名门诊和住院患者以及 480 名医务人员进行现场调查及实证分析。

三、主要研究内容和结果

(一)公立医院社会评价及治理理论研究

研究发现,从社会系统的角度分析,公立医院需求侧的"社会职责"的概念表达相对于文献中常见供给侧的"公益性""社会功能""社会职能""社会责任"等概念阐述来说,"职"即体现了政府对公立医院社会职位或职能的保障与监管等责任,"责"则体现了公立医院应承担或负有的社会责任。该概念诠释更易于被社会系统所理解、互动和接受。

公立医院的社会职责是指在政府有效保障、管理、监督和引导公立医院可持续发展的基础上,公立医院为满足特定的社会需求,在维护公共健康、保证基本医疗服务质量和可及性、完成政府指令性任务及其他提高社会效益方面所应履行的责任。公立医院社会评价是基于社会治理理论在公共医疗服务领域激发和调动社会力量的一种参与治理机制和方法,指从具有某种权威和影响力的社会多元参与主体"第三部门"的角度来授权考察、评定、发布、反馈、督促治理公立医院回归公益性并承担其应有的社会职责及价值。

(二)利益相关主体对公立医院社会评价与治理的认知、态度与影响因素研究

研究发现,患者及家属对公立医院社会评价的知晓率最低(55.41%),其次是社会公众(63.29%)、公共媒体(74.45%),再次是政府相关公务人员(84.34%)和医务工作者(84.55%),社会专业组织工作者的知晓率最高(88.66%)。公立医院利益相关主体对社会评价及治理参与的积极性或意愿率高达94.0%,但患者及家属(96.8%)、社会公众(96.8%)、社会专业组织(94.9%)以及公共媒体代表(96.2%)等需求侧的参与积极性均显著高于其他两类供给侧的利益相关者。患者及家属(91.7%)、公共媒体(88.6%)以及公众代表(85.4%)认为社会系统参与公立医院社会评价及治理的必要性显著高于政府相关公务人员(77.8%)、社会专业组织(69.4%)和医务工作者(60.4%)。文化程度、年龄和工作时间是影响不同利益相关主体对公立医院社会评价及治理认知和态度的主要共性因素。

(三)公众参与公立医院社会评价及治理意愿与形成机制研究

研究发现,公众对参与公立医院社会评价及治理的方式与内容意愿率约为73%,但认知水平相对偏低。公众参与的意愿与"关注公共信息""主动反映问题发表观点以影响公共决策""积极参与规划、商讨及合作决策"从低到高参与的阶梯呈正相关关系。基于计划行为理论的参与态度、主观规范及知觉行为控制三要素对参与方式意愿的路径系数依次为 0.542、-0.189 和 0.335(P 值均<0.001),对参与内容意愿的路径系数依次为 0.572、-0.136 和 0.295(P 值均<0.001),参与态度、主观规范、知觉行为控制两两间具正相关关系。公众对公立医院社会评价及治理的认知对参与态度、主观规范、知觉行为控制的路径系数分别为 0.565、0.484、0.417,均具有显著性意义(P 值均<0.001)。认知通过参与态度、主观规范、知觉行为控制对参与方式意愿的间接效应依次为 0.291、-0.093、0.135,对参与内容意愿的间接效应依次为 0.303、-0.067、0.117。即认知对参与态度、主观规范、知觉行为控制有直接正向影响,对公众参与意愿虽无直接影响但可通过参与态度、知觉行为控制对意愿产生间接促进效应。

(四)公立医院社会评价及治理主体的选择与组成构架研究

研究发现,公立医院社会评价及治理的"支持-过程-结果"三维度内容指标体系与其"多元-独立-专业-权威-主动"性为原则的契合性配置和相符治理主体的适宜性排序存在差异。无论是支持、过程还是结果维度,均应由社会专业组织主导并组织实施评价及治理。在资源保障投入与管理制度组成的支持维度,尚需激活和调动社会公众、医务工作者、公共媒体积极协同性参与,政府及相关部门公务人员给予协调性配合;在由公立医院向社会提供的基本医疗卫生服务等职责落实情况的过程维度,需要政府相关公务人员、患者及家属、社会公众代表协同性参与,医务工作者、公共媒体协同配合性参与;在由医患双方满意度构成的结果维度,社会公众、政府相关公务人员、公共媒体代表积极协同性参与,医务工作者、患者及家属代表协同配合性参与。建立由政府独立委托社会第三方专业组织代理并主导,引入患者及家属、城乡居民、社会观察员、社会公众及公共媒体等代表多方参与,政府及相关部门和公立医院给予协调和协同配合的多元组合评价主体及机制比较符合我国当前实际。

(五)公立医院社会评价及治理指标体系研究

本研究遵循持续改善公立医院有效履行社会职责、促进公益性回归、维护可持续健康发展的社会评价及治理理论与逻辑考量,构建了支持维度包括政府对公立医院资源保障的投入(权重0.162)、管理及监督制度(权重0.084)、公众支持(权重0.073)等3个二级指标,过程维度包括基本医疗保健服务质量(权重0.098)、医药费用及成本控制(权重0.086)、政府指令性任务(权重0.057)、医学人才教育培养与科研(权重0.064)、社会公益活动(0.017)等5个二级指标(0.322),结果维度包括患者满意度(权重0.186)、医务人员满意度(权重0.174)等2个二级指标,以及政府对公立医院财政投入占医院总收入的比例(%)等32个三级指标体系。与国内同领域研究相比,本研究特别注重从社会系统协同治理的视角,突破性补充考察了政府对公立医院的资源保障及监管、公众及社会系统参与支持性效应以及医务人员满意度等要素,也形成了公民医疗需求及利益诉求从发生到"支持-过程-结果"三维度层层递进、关联互动及相互影响的不断满足的闭环治理的回路。

(六)公立医院社会评价及治理核心指标——医患满意度测评实证研究

研究发现:①患者、医务人员满意度以及实现协同满意才是衡量公立医院履行社会职责、加强组织管理及提升服务质量效果社会评价和治理的核心指标。②当前医患满意度研究及测评实践均基于传统顾客或员工满意度理论。将患者及医务人员作为"理性经济人"进行满意度测评设计,一方面忽视了医疗服务信息严重不对称条件下患者的认知、信息掌握、情绪心理、社会医疗和舆情环境等非理性因素及其对满意度的影响;另一方面,医务人员满意度研究常限于考察其工作环境、工作条件、组织管理及职业发展等诸要素,缺失考察了患者对医务人员的理性尊重、工作认可、信任关系、现行医疗体制、公共舆论环境等社会因素及其对满意度的影响。医患满意度测评结果的科学性、客观性及可靠性有待商讨。③基于以上研究发现,经有针对性地构建并实证检验研究,提出了包括"服务环境、服务费用、服务技术、服务态度、服务效率"五维度共20个条目的患者满意度以及"工作本身、工作压力、人际关系、工作条件、工作回报、组织管理"六维度共20个条目的医务人员满意度测评量表和校正模型。

(七)公立医院社会评价及治理策略与政策建议

研究提出:①创新驱动政府对公立医院公共治理的新体制机制;②建立政府委托社会专业组织代理的公立医院社会评价及治理机制;③大力培育及发展社会专业组织第三方评价机构;④提高社会专业组织第三方评价机构的专业化水准及公信力;⑤培养公民与公众精神及社会治理参与意识和能力;⑥激发和激活社会公民、公众及公共媒体等社会系统协同参与的评价及治理路径;⑦建立基于利益相关者的公立医院社会多元主体合作评价及治理模式;⑧构建和完善以公立医院履行社会职责及治理效果为导向的社会评价指标体系;⑨制定直接评价和间接评价相结合的公立医院社会评价和治理方法及细则;⑩建立公立医院社会评价及治理结果的发布、申诉及应用制度。

关键词:公立医院;社会治理;社会评价;社会职责;医患满意度

Abstract

1 Objectives and Significance

"Decision of the central committee of the communist party of China about some major issues in building a harmonious socialist society" stressed that "focusing on solving the interests problems people most concerned about, the most direct and the most realistic", "to stimulate social vitality" and "adhere to public welfare nature of public medical health", "Strengthen public service function of public hospital", to promote the harmonious society construction. At present, it is difficult to let current public hospital return to the "public welfare" as well as the prominent social problem of Chinese doctor-patient contradiction, which undoubtedly becomes a major theoretical and realistic proposition in the field of medical and health services, focusing on the promotion of public hospital social governance system and governance capacity, and building a harmonious relationship between doctors and patients to promote the building of a harmonious society in China. Based on the perspective of stimulating the demand side of the medical service to promote the social evaluation supervision and governance, this paper identifies and defines the concept and connotation of the public hospital's social responsibility and social evaluation in China at the present stage. The theoretical model, realization path and strategy of public hospital social evaluation and governance were systematically constructed and put forward. The results of the study would help to improve the interpretation of social evaluation and governance elements on the mechanism of fulfilling the social responsibilities of public hospital, and explore new governance ideas to solve the major problem of poor social effect of the government and the health administrative departments managing the public hospital. It also has important significance to enrich and promote health management science.

2　Methods

2.1　Theoretical research

On the basis of literature research and logical reasoning, this paper defines the concept and connotation of public welfare, social responsibility and social evaluation of public hospitals in China, and puts forward to construct the theoretical model of social evaluation and governance of public hospital.

2.1　Empirical research

The questionnaire, interviews, Delphi method, mathematical statistics and so on were used. 2595 public hospital stakeholders were surveyed, who were randomly selected from the government and relevant departments, provincial and municipal hospital, provincial and municipal physician associations, provincial and municipal TV stations and newspapers, provincial and municipal people's Congress and CPPCC members, urban and rural residents in Zhejiang Province in the east of China, Hubei Province in the central of China and Shaanxi Province in the west of China. A thorough investigation and empirical analysis of 960 outpatients and inpatients as well as 480 medical staff were carried out in 8 provincial and municipal tertiary comprehensive hospitals in the three provinces.

3　Main Research Contents and Results

3.1　Research on social evaluation and governance theory of public hospital

The research found that , from the perspective of social system, comparing the concept expression of "social responsibility" on the demand side of public hospital with the concept of "public welfare""social function""social duties" and "social responsibility" on the common supply side of literature, "duties" reflects government's guarantee and regulation responsibilities for public hospital's social position or function, "responsibility" reflects social responsibility the public hospital should bear or carry on. This concept interpretation is more easily to be understood, interacted and accepted by the social system.

The social duties of public hospital refers that on the basis of the government's effective security, management, supervision and guidance on public hospital's sustainable development, in order to meet the specific social needs, the responsibility of public hospital should include maintaining public health, ensuring the quality and accessibility of basic medical services, fulfilling government mandatory task and other aspects of improving social benefits. Social evaluation of public hospital is a participatory governance mechanism and method which is based on social governance theory in the field of public health services to stimulate and mobilize the social forces. It refers to authorize inspection, assessment, release, feedback, and urge the governance of public hospital to return to public welfare and assume its due social responsibilities and values from the angle of social multi-participation subject of "the third sector" with certain authority and influence.

3.2 Study about the cognition, attitude and influencing factors of stakeholders on social evaluation and governance of public hospital

The study has found that patients and their families have the lowest awareness rate of public hospital social evaluation(55.41%),followed by are the social public(63.29%), public media(74.45%),the next are the government-related civil servants(84.34%) and medical workers(84.55%), the social professional organization workers have the highest awareness rate (88.66%). The enthusiasm or willingness rate of public hospital stakeholders participating in social evaluation and governance is as high as 94.0%,however, the participate optimism of the demand side such as patients and their families(96.8%),the social public(96.8%),the social professional organization(94.9) and public media representatives(96.2%)and so on, are significantly higher than other two kinds of the stakeholders of the supply side. The belief of patients and their families(91.7%), public media(88.6%)and the public representatives(85.4%),that social system participating in social evaluation and governance of public hospital is necessary, is significantly higher

than that of the government-related civil servants(77.8%),the social profes-
sional organization(69.4%)and medical workers(60.4%). Education level,
age and working time are the main common factors that affect different
stakeholders' cognition and attitude toward social evaluation and governance
of public hospital.

3.3　Study on the public's willingness and formation mechanism of participating in social evaluation and governance of public hospital

The study has found that the public's and content willingness rates of
participating in social evaluation and governance of public hospital are all a-
bout 73%, but the cognitive level is relatively low. The public's participation
willingness is positively related to the ladder of "pay attention to public infor-
mation" take the initiative to reflect the views to influence the public decision
making" actively participate in planning, negotiation and cooperation deci-
sion-making" from low to high participation. Based on the planned behavior
theory, the path coefficients of participation attitude, subjective norm and
perceptual behavior control three elements to participation way willingness
are in turn 0.542、−0.189 and 0.335(P values were <0.001). The path coef-
ficients to participation content willingness are in turn 0.572、−0.136 and
0.295(P values were <0.001). There is a positive pairwise correlation among
participation attitude, subjective norm and perceptual behavior control. The
path coefficients of the public cognition on social evaluation and governance
of public hospital to participation attitude, subjective norm and perceptual
behavior control are in turn 0.565,0.484, and 0.417. All have significant
significance(p values were<0.001). The indirect effect of cognition on par-
ticipation way willingness through participation attitude, subjective norm and
perceived behavioral control are in turn 0.291, −0.093, and 0.135. The in-
direct effect on participation content willingness are in turn 0.303, −0.067,
and 0.117. Cognition has a direct positive impact on participation attitude,
subjective norm and perceptual behavior control, though it has no direct im-
pact on the public's participation willingness, it can produce indirect promo-

ting effect on willingness through participation attitude, subjective norm and perceptual behavior control.

3.4　Research on the choice and component architecture of social evaluation and governance subject of public hospital

The study has found that the "support-process-outcome" three dimensional content index system of social evaluation and governance of public hospital has difference with its fit configuration of taking "multiple-independent-professional-authority-initiative" as the principle and suitability ranking of the consistent governance subject. Whether it is support, process or result dimensions, they should be led by social professional organizations as well as organizing the implementation of evaluation and governance. In the support dimension which consists of resource guarantee input and management institution, the public, medical workers, public media should be activated and mobilized to participate actively and collaboratively, and the government and related department civil servants should give cooperated. In the process dimension of the fulfillment of the responsibilities of the basic medical and health services provided by public hospital to the society, government-related civil servants, patients and their families, the social public representatives to participate collaboratively, medical workers and public media are needed to participate collaboratively and cooperatively. In the outcome dimension which consists of both doctor and patient satisfaction, the public, the government-related civil servants, public media representatives participate actively and collaboratively, medical workers, patients and their families participate collaboratively and cooperatively. It better meets China's current reality to establish the multiple combination evaluation subject and mechanism which is dominated by the third-party professional organization agent independently commissioned by the government, introduce the multi-participation of patients and their families, urban and rural residents, social observers, the public and public media representatives, and where the government and related departments and public hospital give coordination and collaborative cooperation.

3.5　Study about the index system of social evaluation and governance of public hospital

This study follows the social evaluation and governance theory and logic considerations of constant improvement of public hospital's effective performance of social responsibility, promoting return to public welfare, maintaining sustainable and healthy development, constructs the support dimension including three secondary indicators such as the resource guarantee input of the government to public hospital(weight of 0.162), management and supervision institution(weight of 0.084), and the public's support(weight of 0.073), the process dimension including five secondary indicators such as quality of basic health care services(weight of 0.098), medical costs and the cost control(weight of 0.086), the government mandatory task(weight of 0.057), medical talent education training and scientific research(weight of 0.064), and social public welfare activities(weight of 0.017), the outcome dimension including two secondary indicators such as patient satisfaction (weight of 0.186), and medical staff satisfaction(weight of 0.174),as well as 32 three-level index system such as the proportion of government financial investment in public hospital to total hospital income(%)etc. Compared with the domestic research in the same field, with particular emphasis on the perspective of synergistic governance from the social system, creatively supplement and inspect the elements of the resource guarantee and supervision of the government on public hospital, the participation supporting effect of the public and social system and medical staff satisfaction etc, as well as forming a constantly meeting the closed-loop governance loop of the happening of citizen medical needs and interest demands to "support-process-outcome" three-dimensional layers of progressive, related interaction and mutual influence.

3.6　An empirical study about the core index of social evaluation and governance of public hospital-doctor-patient satisfaction

Firstly, the study has found that patient and medical staff satisfaction as well as the synergistically satisfaction is the core index to measure the effect of social evaluation and governance of public hospital to fulfill social responsibilities, strengthen organization and management, and improve service quality. Secondly, at present, both the researches of doctor-patient satisfaction and the practices of assessment are based on the satisfaction theory of traditional customers or staff. It regards patients and medical staff as rational economic men to design the satisfaction assessment, on the one hand the traditional theory neglects the irrational factors including cognition, comprehend of information, emotional psychological, social, medical and public opinion environment with medical service information asymmetry and its impact on the degree of satisfaction. On the other hand, the studies on medical staff satisfaction are often limited to inspect the factors of working environment, working conditions, organization management, and career development. They neglected inspecting the social factors such as patients' rational respect work recognition, trust relationship to medical staff, and the current medical system, public opinion environment, together with their effects on satisfaction. The scientific, objectivity and reliability of doctor-patient satisfaction assessment are to be discussed. Thirdly, basing on the above studies, targeted constructing and empirically testing to put forward assessment scale and correction model which consists of patient satisfaction including "service environment, service fees, service technology, service attitude, service efficiency" five dimensions and total 20 items. And medical staff satisfaction include "working itself, working pressure, interpersonal relationship, working conditions, working reward, organization management" six dimensions and total 20 items.

3.7 Strategies and policy recommendations on social evaluation and governance of public hospital

The study has put forward ten suggestions. Firstly, the new system to drive the government's public governance on public hospital should be innovated. Secondly, the social evaluation and governance mechanism of public hospital which is agented by the social professional organization commissioned by the government should be established. Thirdly, the social professional organizations third-party evaluation agencies should be vigorously cultivated and developed. Fourthly, the professional standards and credibility of the social professional organizations third-party evaluation agencies should be improved. Fifthly, the citizens' sprint together with the consciousness and ability of participating in the social governance should be cultivated. Sixthly, social citizens, the public and public media and other social systems to participate in the evaluation and governance path should be stimulated and activated. Seventhly, a social multi-subject cooperative evaluation and governance model of public hospital based on stakeholders should be established. Eighthly, the social evaluation index system guided by public hospital's fulfilling social responsibility and governance effect should be constructed and improved. Ninthly, the methods and conditions of social evaluation and governance of public hospital with the combination of direct evaluation and indirect evaluation should be formulated. Tenthly, the results release, appeal and application system of social evaluation and governance of public hospital should be established.

　　Keywords: Public hospitals; Social governance; Social evaluation; Social responsibility; Doctor-patient satisfaction

目　录

第一章

选题依据及研究意义

★★★ **本章摘要** 本章围绕着公立医院的社会职责在经济市场化转型中逐渐退化、社会医患矛盾突出、医院等级评审或管理评价及治理效果未能得到全社会的普遍认可等现实背景,运用社会治理、社会评价、公众参与等公共管理前沿理论,凝练出科学问题,梳理新医改以来有关公立医院改革与发展的政策聚焦点与关注点,为公立医院社会评价路径及治理策略的研究提供现实、理论及政策依据。

一、选题依据

(一)现实背景

1. 我国公立医院的社会职责在经济市场化转型中逐渐退化

在计划经济时期及改革初期,我国政府对公立医院采取的是"举办社会主义福利事业"财政预算补助等社会政策,为社会提供预保、医教研和培训等公共卫生服务,为人民提供低收费的医疗卫生服务,并设立"解决群众欠费基金"等专项财政补助,为贫困人群提供医疗费减免,再加上派遣城市医疗队下乡、群众集资建立以村为自治单位的合作医疗站、培训"半农半医"赤脚医生等社会政策的执行,与社会民意回应之间形成良好互动,确保较好地履行与自身利益不矛盾的"以医疗为中心、扩大预防保健、提供低收费的基本医疗卫生服务"等社会职责,获得了国际社会公认的医患满意度双高评价①。改革开放后,推行了以适应经济规律为导向的、提高服务效率、缓解经济发展与民众日益增长医疗需求矛盾的公立医院管理体制改革,从而不仅导致政府监管不到位,而且过度强调了公立医院的经营性,减少了财政投入,默许甚至鼓励其从事经营性、营利性的行为,驱使公立医院不得不靠创收来获取收入,追求利益最大化,致使出现了医疗资源配置严重失衡、医疗服务价格不合理、过度医疗、公立医院治理结构不规范、监控机制存在严重缺陷等问题②。我国公立医院引进的过度企业化管理的市场机制,违背了医疗卫生规律和国际通行做法,严重偏离了"公益"方向,不能引导与促使公立医院履行社会职责③。同时,在市场经济利益的诱惑下,各级医院管理层和医疗层的自律机制基本形同虚设,仅仅依靠社会道德和自身道德力量来约束医护工作者的行为也略显苍白无力,体制机制约束和自我监督功能的不完善,医疗腐败现象频发,加重了广大人民群众的医疗负担,破坏了社会的公平与正义,成为公立医院社会职责在经济市场化转型中逐渐退化的重要诱因。

2. 我国现行医疗体制下的医患社会矛盾依然突出

2009 年新医改以来,尽管政府对公共医疗事业的投入逐年加大,医疗资源配置总量持续增加,基本医保全民覆盖,县级公立医院综合改革及城市公立医院试点推进,医疗服务供需矛盾在一定程度上得以缓解,但由于公立医院以药补医及逐利机制尚未完全破除,外部治理和内部管理水平有待提升,合理就医秩序尚未形成,医改的系统性、整体性和协同性功效不足,加之医疗事业的特殊性和复杂性,综合导致了社会各方对医改不满意评价,尤其患者与医务人员及医疗系统的社会冲突频发,已成为困扰我国政府、公立医院、普通民众和社会各界的焦点社会矛盾④。医患及社会协同满意与和谐医患关系的科学构建,已成为聚焦公立医院改革成败且具有重大社会影响力的公共话题。近年来,尽管各级政府不断试图规制公立医院,加强内部管理并强化外部的行政监管,但并未能获得预期的社会效应,且医患矛盾未见缓解。例如,近 5 年来,一些省市医生

---

① 王小合,钱宇,曹承建,等.社会治理视域下公立医院社会评价理论模型及实现路径研究[J].中华医院管理,2016,32(10):744-747.

② 王小合,黄仙红,李瑞,等.基于社会治理视角的公立医院社会评价策略及研究框架构建[J].中华医院管理,2011,27(4):241-245.

③ 韩绥生.关于公立医院公益性问题的认识与思考[J].中国医院管理,2008,28(5):2-3.

④ 张旭,王志发.医患矛盾现状及解决思路[J].医学争鸣,2013(5):25-27.

被杀及医护人员集体罢医等事件均深深触痛了社会各界的心灵。医患间的信任基础遭到严重侵蚀,原本应相互依存、合作的医患关系被赋予了太多对立的情绪色彩,医患关系紧张及冲突已日益成为突显的社会矛盾。我国现行政府对公立医院投入不足、分级诊疗缺乏、医疗体系结构性矛盾、医疗保障不完善、以药养医等体制机制弊端,加之医患信息不对称的非理性认知、扭曲需求和行为等差异,在某种程度上使处于提供基本医疗服务的公立医院及其一线医务人员,成为当前医患关系紧张、医患冲突攀升、医患矛盾无序加剧的"牺牲品"和"替罪羊"。

3. 我国的医院等级评审或管理评价及治理效果未能得到全社会的普遍认可

在我国 1994 年颁布的《医疗机构管理条例》中,明确规定了在我国实行医院等级管理和等级评审制度。1989 年底,卫生部正式发布了《关于实施医院分级管理的通知》,标志着我国第一轮医院分级管理与评审工作全面拉开序幕。但医院评审活动缺乏连续性,组织架构、标准把握及开展形式等也还有不同程度的欠缺。针对以上问题,2008 年,卫生部成立医疗服务监管司,负责组织新评审标准的制定,启动新一轮的评审评价工作[①]。2011 年,卫生部印发了《三级综合医院评审标准(2011 年版)》的通知,标志着第二轮等级医院评审工作正式拉开了序幕。新一轮等级医院评审虽然紧紧围绕"质量、安全、服务、管理、绩效"5 个方面,以"政府主导、分级负责、社会参与、公平公正"为评审原则,以"以评促建、以评促改、评建并举、重在内涵"为评审方针,高度体现以患者为中心,力求通过评审实现多方多赢,但其最高组织者和领导者仍然是卫生行政主管部门,且医疗机构评审委员会的组成成员都是同行业内部的专家,缺少患者及社会公众的参与。虽然有第三方平台进行患者满意度调查,可是患者对等级医院评审制度实施的知晓度及参与度仍然不高,以至于制度实施结果的公众信赖度不够[②]。建立医院评审的社会监督机制和评价结果公示制度,对医院服务能力、医疗质量、技术水平、服务品质等评审信息向社会进行公示,尝试将评价结果对行业、社会公开,有助于充分发挥社会大众、患者、社会媒体对公立医院的监管与评价作用。评价内容主要涉及单项或具体工作的医疗服务质量、经营管理效率、效益及综合性绩效方面,而对于基本卫生服务的适宜性、可及性和社会

① 吴宇彤,张建,王力红,等.医院评审评价总结工作要点解析[J].中国医院,2013(12):48-50.
② 刘亚民,何有琴,刘岩,等.我国医院等级评审的历史、问题及对策思考[J].卫生软科学,2008,22(3):215-217.

3

效益等方面鲜有涉及,也忽视了政府对公立医院的保障与监管、引导公众参与的应有责任和义务的考察。

为了不断提高公立医院的管理水平,为人民群众提供安全、有效、方便、价廉的医疗服务,原卫生部在总结《医院管理评价指南(试行)》实施经验的基础上,在新版《医院管理评价指南》(以下简称《指南》)中加入了对医院社会效益的评价指标,包括履行相应的社会责任和义务、完成政府指令性任务、履行公共卫生职能,以及承担教学、科研和人才培养工作等,对及时指导公立医院端正办院方向起到了一定的推动作用。但评价主体和核心内容的明晰直接影响着评价目标及治理效果。尽管政府部门已出台《指南》并组织实施,且在评价指标中涉及社会效益的考核内容,但因评价的主体依然是公立医院的举办者,即是在政府卫生行政部门干预下的评价,鉴于评价主体特殊利益的角色作用,使得治理效果难以获得社会公众的普遍认可,且公正性难以得到保证。

(二)理论背景

1.多元化的公立医院治理及评价体系有待进一步深入挖掘

20世纪末,随着西方国家兴起新公共管理运动,我国对国家、市场与社会的关系进行了重新调整,政府由"划桨人"转为"掌舵者",承担有限监管责任;主张运用市场竞争机制,鼓励私营及非营利性组织参与公共服务提供,借鉴企业管理方法与技术,从而提高公共管理水平、服务质量及服务供给效率。我国政府正大力倡导构建在以人为本与科学发展观指导下的民主政府、责任政府、有限政府、绩效政府、正义政府和法治政府,这就要求政府适当放权,为社会多元主体共同参与治理提供平台和渠道。

公立医院作为满足群众基本医疗服务需求的机构,是医疗卫生事业公益性的集中体现,履行社会职责、追求社会效益也自然成为公立医院运行管理中的核心指导思想。然而,公立医院作为知识密集型的集约化生产群体,兼具有生产性和经营性,其医疗活动不可避免地受到了商品经济价值规律的影响。医院在竞争中为了求生存、求发展,很难兼顾公平与效益,很难确保其公益性,以致产生许多社会问题,如"看病贵、看病难""以药养医""过度医疗"等现象。由于医疗服务的特殊性,如专业性极强、医疗技术垄断、医务人员工作自主性较强、患者获得信息不对称、消费被动性、医疗服务市场价格竞争局限性等,医院的运行过程无疑存在监管盲区。同时,我国医院长期实行的一元化行政监管模式在实践中暴露了许多问题。公立医院在面临政府多头行政管理的同时,其违规行为并没有受到真正的约束。因此,为了适应新时期公立医院的治理变革,建立社会多元主体共同参与公立医院外部治理的路径成为当前学界普遍关注的话题。

2009年前后,我国公立医院治理改革开始进入深水区,学者从多个维度对公立医院治理改革提出了意见和建议。冯占春和熊占路[①]认为,在公立医院治理结构中引入利益相关者,有利于医院长远绩效的提高、公立医院社会责任的实现以及公立医院内外部的制衡;建议建立由适当名额的利益相关者组成的医院管理委员会和医院监理委员会。陆荣强和徐爱军[②]建议借鉴英、美等国的经验,完善我国公立医院内部治理结构,实现决策权与经营权分离,建立董事会或者理事会的决策机构以及以院长为首席执行官的经营机构;实现公立医院董事会成员多样化,应该由政府代表、社会名流、医生代表、公众代表以及律师等专业人士组成。纵观国际基于社会治理及协同治理的新型公共管理的学术前沿及视野借鉴,在医疗服务社会评价及管理领域,本项目组认为公立医院利益相关主体之间应形成相互依赖的管理网络,与政府形成分享治理责任和权利以及社会资源的"伙伴"关系,共同管理公立医院各项事务。多元主体参与,努力构建一个独立于卫生行政主管部门、医院之外的独立的第三方评审组织。第三方评审组织可以由管理学或医院管理学专家型学者、医院管理者、临床医务人员及普通群众等共同组成,并提高普通群众的构成比重,以此促使公立医院监督评价工作更趋客观、科学与公正,医疗服务更具可及性、公平性和效率性。在政府与市场、政府与社会、政府与公民基本关系明确定位的前提下,以协同治理达到医患乃至社会满意的有序和谐管理,有效促进预防、缓和与化解医患突出的社会矛盾,充分激活和发挥患者、公民、公众等社会系统协同参与公立医院改革及治理的活力和功效,在政府及相关主管部门、公立医院、社会专业或行业组织、公共新闻媒体、患者及家属、社会公众等多元参与主体间,构建以公立医院社会评价为切入点的有效发挥社会民主作用的良性互动治理平台和提升机制,形成彼此啮合、相互依存、共同行动及共担风险的公立医院有序社会治理结构,无疑具有重要的学术探讨和应用价值。

---

① 冯占春,熊占路.公立医院治理结构变革引入利益相关者理论的必要性分析[J].中国医院管理,2007,27(3):11-12.

② 陆荣强,徐爱军.国外公立医院治理结构特点及对我国的启示[J].卫生经济研究,2009(11):24-26.

2. 公众参与公立医院社会评价治理的意愿有待提升

十八届三中全会关于全面深化改革若干重大问题的决定,从发展战略高度提出要创新社会治理体制,这是党的社会建设理论与实践的一次重大创新,意味着社会治理由过去政府一元化管理体制转变为政府与各类社会主体多元化协同治理体制,凸显了公众参与在社会治理中的基础性地位。强调社会多方共同参与到公立医院监管及评价体制中已经成为深化医药卫生体制改革的共识。作为医疗服务需求者和消费者的公众,是公立医院直接的利益相关者,完善的公立医院社会评价体系理应有公众的参与。目前的主要问题就在于,我国传统政治文化中的消极层面造成公民文化的缺失以及公民主体意识的淡薄,影响了公众参与的正常发展。同时,长期计划经济体制及在意识形态领域确立的社会本位价值观,使相当数量民众认为个人是从属于社会的,要完全服从集体和社会,从而导致在社会正常状态下公众参与公共事务的"主人翁"意识和责任感的欠缺。此外,公立医院监管与评价事务复杂且专业,需要参与决策的主体具有相当程度的文化素质甚至专业知识,而我国国民受教育程度不同,文化素质整体偏低,加之在日常生活中缺乏民主操练,相当数量公民实际的公共事务参与能力普遍不高,且他们的参与意愿也不强,对公立医院社会职责及管理运营更缺乏判断能力①。

要实现公立医院改革治理体制的创新,必须消除公众参与其治理评价的障碍。公众通过对医疗政策信息及医院履职情况等内容的了解,可以增强对公立医院相关信息的认知能力,使信息不对称状况得到改善,从而使公众愿意参与到评价的实施和反馈中,提出符合自身利益诉求的理性意见或建议,进而提高公众与卫生行政管理部门之间的平衡对话和互动能力,调动公众参与热情和意愿,增强公众参与公立医院治理的意识和能力②。但鉴于当前我国公众自身素养、医疗卫生体系改革的现状等,准确认识公众参与公立医院社会治理及评价所具备的政治、经济社会基础,掌握公众参与公立医院社会评价的意愿及形成机制,深入分析目前仍然存在的体制机制以及文化观念上的障碍并且提出切实可行的对策,对于加快建立科学有效的社会治理体制具有重要的意义③。

① 宋煜萍.公众参与社会治理:基础、障碍与对策[J].哲学研究,2014(12):90-93.
② 谷雨.公众参与公立医院社会评价的认知、意愿及影响因素研究[D].杭州:杭州师范大学,2016.
③ 龚芳,王长青.基于公众视角的公立医院外部监管困境与对策探析[J].中国医院管理,2014,34(2):8-9.

3. 医患满意度测评及治理有待深入系统协同挖掘

在当前国家推进治理体系和治理能力现代化,强调主体多元、公民参与的现代管理情景下,社会治理的评价标准更侧重于公众满意度的测评[①]。全面深化改革与推进公立医院管理现代化的当务之急是,探讨应用患者满意度测评方法及工具关系到公立医院改革及治理效果检验[②]。大量文献综述发现,国内外诸多学者研制的患者满意度测评模型及指标体系,均基于患者为"理性经济人"的角度进行设计,评价内容缺乏对患者社会心理因素影响的分析,如患者对医疗服务技术及价格等方面均存在评价盲区。已有的患者满意度量表往往通过"患者对医生技术水平的满意程度""患者对护士技术水平的满意程度"等较笼统粗略的方式,对医疗服务技术的满意度进行测量,忽视了医疗服务由于其专业性以至于患者对医务人员技术水平难以做出理性判断[③]。这在某种程度使得测量数据没法客观、有效地反映医疗服务的工作绩效。这使得患者满意度评价的理性程度及科学性受到很大的影响,评价结果还难以得到全社会的普遍认可[④]。

当前,我国"看病难,看病贵"的社会环境将医疗行业推向十分尴尬的境地,舆论媒体锋芒直指医院或医务人员,医疗行业的声誉、医患信任度下降已是不争的事实,以至于医生对当前执业环境及医患关系普遍不满。影响医生工作满意度的因素不仅局限于工作本身的特点、报酬、医院管理制度及领导素质等微观视角,行业、政府及社会等层面的宏观政策也是医生们极为关注的方面[⑤]。文献综述及现场访谈医务人员发现,国内外医务人员工作满意度的影响因素、测评量表的构建以及条目筛选,多立足于医院内部管理及医务人员需求满足测度的视角,探讨组织内部工作环境、工作条件及工作回报等诸要素对医务人员工作满意度的影响,缺失考察患者对医务人员的理性尊重、工作认可、信任关系

---

① 张欢,胡静.社会治理绩效评估的公众主观指标体系探讨[J].四川大学学报(哲学社会科学版),2014(2):120-126.

② Faezipour M,Ferreira S. A system dynamics perspective of patient satisfaction in healthcare [J]. Procedia Computer Science,2013,16(1):148-156.

③ Gill L,White L. A critical review of patient satisfaction[J]. Leadership in Health Services,2009,22(22):8-19.

④ 钱宇,王小合,谷雨,等.基于有限理性理论的患者满意度研究策略及框架构建[J].中国医院管理,2016,36(2):40-43.

⑤ 李艳丽,尹文强,黄冬梅,等.医生工作满意度与稳定性量表编制的构想[J].中华医院管理,2006,22(8):541-543.

及现行医疗体制、舆论环境等社会因素对其满意度影响及作用机制的深入研究。

在当前中国复杂的社会环境与医疗环境下,提升医患满意度不仅仅是公立医院内部治理的问题,而且已成为政府及相关部门和社会系统广泛聚焦新医改成败且具有重大社会影响的公共管理命题①。我国医患满意度评价主体主要为政府和医疗机构自身,评价设计多侧重于政府及公立医院强化管理效果的视野,未见通过医患满意度测评方法和技术设计,深入挖掘医患背后多元利益社会主体对公立医院治理进行引导控制的推动、治理监督作用,构建符合系统整体利益的满意度协同提升机制的聚焦研究②。笔者认为,在强调主体多元、公民参与的创新治理情景下,基于社会治理理论确立医患满意度测评体系,是客观、全面地认识公立医院治理状况的前提,有利于动员社会力量,创新体制机制,拓展社会协商,推动政府治理、社会自我调节和公众自治的良性互动,形成多元共治,协同促进医患和谐发展。

(三)政策引导

《中共中央关于构建社会主义和谐社会若干重大问题决定》提出,"以解决人民群众最直接、最现实的利益问题为重点""必须创新社会管理体制,整合社会管理资源,提高社会管理水平,健全党委领导、政府负责、社会协同、公众参与的社会管理格局""支持社会组织参与社会管理,妥善处理社会突出矛盾,促进社会公平正义",并针对医疗领域社会普遍关注的突出问题,强调把建立"科学规范的公立医院管理制度"作为推进基本医疗卫生制度创新改革的重要内容。

《中共中央国务院关于深化医药卫生体制改革的意见》(中发〔2009〕6 号)和《2009—2011 年深化医药卫生体制改革实施方案》的发布,标志着我国新一轮医疗改革正式启动。新医改方案明确提出,在医改过程中,必须坚持以人为本、遵循公益性的原则,并将展现公益性这条主线贯穿于整个医改方案和过程的始终,让基本医疗卫生制度成为一种惠及全民、人人受益的公共产品。同时,建立信息公开、社会多方参与的监管制度,鼓励行业协会等社会组织和个人对政府部门、医药机构和相关体系的运行绩效进行独立评价和监督。

---

① 童俐俐,骆宏. 医务人员工作满意度研究分析[J]. 中国医院管理,2003,23(5):7-8.

② Erin Dupree MD, Anderson R, Nash IS. Improving quality in healthcare: start with the patient[J]. Mount Sinai Journal of Medicine: A Journal of Translational & Personalized Medicine,2011,78(6):813-819.

　　卫生部等 5 部委推出的《关于公立医院改革试点指导意见》(卫医管发
〔2010〕20 号),明确提出试点要坚持公益性质,充分发挥社会各方面对公立医
院的监管作用。建立社会多方参与的监管制度,充分发挥社会各方面对公立医
院的监督作用。全面推进医院信息公开制度,接受社会监督。强化医疗保障经
办机构对医疗服务的监督制约作用,依照协议对医疗机构提供的服务进行监
督,并纳入公立医院考核和评价内容中。充分发挥会计师事务所的审计监督作
用,加强医疗行业协会(学会)在公立医院自律管理监督中的作用。建立医患纠
纷第三方调解机制,积极发展医疗意外伤害保险和医疗责任保险,完善医疗纠
纷调处机制,严厉打击"医闹"行为。

　　国务院办公厅印发的《关于县级公立医院综合改革试点的意见》(国办发
〔2012〕33 号)明确指出,以破除"以药补医"机制为关键环节,以改革补偿机制
和落实医院自主经营管理权为切入点,统筹推进管理体制、补偿机制、人事分
配、价格机制、医保支付制度、采购机制、监管机制等综合改革,建立起维护公立
医院社会职责、调动积极性、保障可持续发展的运行机制。同时,明确指出公立
医院各相关部门要加强协作联动,加大对违法违规行为的查处力度。加强行业
自律和监督,建立诚信制度和医务人员考核档案。实施公正、透明的群众满意
度评价办法,加强社会监督。推进县级医院信息公开,及时向社会公开县级医
院年度财务报告以及质量安全、费用和效率等信息。

　　2013 年 11 月 12 日,中国共产党第十八届中央委员会第三次全体会议通过
《中共中央关于全面深化改革若干重大问题的决定》,明确提出要创新社会治
理,着眼于维护最广大人民根本利益,增强社会发展活力,提高社会治理水平,
鼓励和支持社会各方面参与,实现政府治理、社会自我调节和公民自治良性互
动。逐步加快公立医院改革,落实政府责任,建立科学的医疗绩效评价机制和
适应行业特点的人才培养、人事薪酬制度。

　　《全面推开县级公立医院综合改革的实施意见》(国办发〔2015〕33 号)和
《城市公立医院综合改革试点指导意见》(国办发〔2015〕38 号)不仅从需求侧的
角度提出聚焦公立医院公益性及社会职责履行、社会满意度等核心要素,强化
社会各方对公立医院的外部监督治理作用,还补充强调从供给侧的角度建立维
护公益性、调动医务人员积极性、保障可持续的运行新机制。明确要求要坚持
公立医院公益性的基本定位,落实政府的领导责任、保障责任、管理责任、监督
责任,充分发挥市场机制作用,建立维护公益性、调动积极性、保障可持续的运

行新机制。全面落实政府对县级公立医院符合规划的基本建设和设备购置、重点学科发展、人才培养、符合国家规定的离退休人员费用、政策性亏损,以及承担公共卫生任务和紧急救治,支农、支边公共服务等投入政策。中央财政和省级财政给予适当补助。改革财政补助方式,加强预算绩效管理,强化财政补助与医院绩效考核结果挂钩。完善政府购买服务机制。落实政府对县级公立中医院的投入倾斜政策。对位于地广人稀和边远地区的县级公立医院,可探索实行收支两条线,政府给予必要的保障。

《国务院办公厅关于城市公立医院综合改革试点的指导意见》(国办发〔2015〕38号)明确指出公立医院改革的基本目标为,破除公立医院逐利机制,落实政府的领导责任、保障责任、管理责任、监督责任,充分发挥市场机制作用,建立起维护公益性、调动积极性、保障可持续的运行新机制;构建起布局合理、分工协作的医疗服务体系和分级诊疗就医格局,有效缓解群众看病难、看病贵问题。基本路径为建立现代医院管理制度,加快政府职能转变,推进管办分开,完善法人治理结构和治理机制,合理界定政府、公立医院、社会和患者的责权利关系。倡导建立以公益性为导向的考核评价机制和完善多方监管机制。强化卫生计生行政部门(含中医药管理部门)医疗服务监管职能,统一规划、统一准入、统一监管,建立属地化、全行业管理体制。强化对医院经济运行和财务活动的会计监督,加强审计监督。加强医院信息公开,建立定期公示制度,运用信息系统采集数据,重点公开财务状况、绩效考核、质量安全、价格和医疗费用等信息。二级以上公立医院相关信息每年向社会公布。充分发挥医疗行业协会、学会等社会组织作用,加强行业自律、监督和职业道德建设,引导医疗机构依法经营、严格自律。发挥人大、监察、审计机关以及社会层面的监督作用。探索对公立医院进行第三方专业机构评价,强化社会监督。

2016年8月20日,习近平总书记在全国卫生与健康大会上发表重要讲话,指出要坚持正确的卫生与健康工作方针,以基层为重点,以改革创新为动力,预防为主,中西医并重,将健康融入所有政策,人民共建共享。2016年10月25日,中共中央、国务院印发了《"健康中国2030"规划纲要》,明确指出"从供给侧和需求侧两端发力,统筹社会、行业和个人三个层面,形成维护和促进健康的强大合力。要促进全社会广泛参与,强化跨部门协作,深化军民融合发展,调动社会力量的积极性和创造性"来共建共享是建设健康中国的基本路径。

公立医院作为当前医药卫生体制改革克难攻坚的重点领域,已成为中国社会聚焦关注的公共治理问题。纵观新医改以来针对公立医院改革的理论与实践探索,多数聚焦于政府治理及公立医院强化内部管理。公立医院是由政府举办,并向人民群众提供公益性、社会性基本医疗服务的载体,其角色定位及目标决定了其应具有的社会职能和应负有的社会责任。如何尽快监督并引导和规范公立医院较好地履行其社会职责,化解医疗卫生服务领域突出的社会矛盾,实现公立医院与社会和谐发展,是当前各级政府、社会各界及广大群众普遍关注的焦点治理问题。

二、研究目的及意义

(一)研究目的

本研究围绕当前医疗卫生领域社会矛盾突出问题,运用社会治理、社会评价等公共管理理论,定性和定量、理论与实证研究相结合的方法,科学界定现阶段公立医院社会评价的概念内涵及构成要素;运用系统分析技术构建评价系统理论模型,揭示阻碍公立医院履行社会职责的机制和影响因素;从反映公立医院社会职责的相关构成要素出发,探讨建立新时期公立医院社会评价的适宜主体及评价指标体系,引导社会公众参与,为探索建立科学规范的公立医院社会管理制度,适时开展公立医院社会评价工作,以及政府决策和政策制定提供依据。

(二)研究意义

第一,本研究将探索确立公立医院社会职责的内涵和外延以及影响因素,为改善医疗卫生领域社会突出矛盾寻找社会途径和手段,为逐步建立公立医院社会管理制度提供理论和方法学基础;探索建立与社会主义市场经济相适应的公立医院多元社会评价主体及指标体系,必将对政府和社会加强对公立医院改革与发展具有引导和监督作用,促进和检验其实现社会功能的进度和效果,实现公立医院科学化、规范化、标准化的管理,有效配合和推动公立医院可持续健康发展,促进医院与社会的健康可持续和谐发展。

第二,本研究将探索确立公众参与公立医院社会评价的内涵,从社会治理的角度对影响公众参与认知、意愿的因素进行分析,丰富了公众参与理论。研究公众参与公立医院社会评价的认知、意愿,对于引导公众的参与行为,制定公众参与的宣传和推广策略具有十分重要的意义。通过发挥公众的参与作用,有助于增加公众对公立医院相关信息的了解,增强公众与公立医院之间的平衡对话和互动能力,提升评价结果的科学性和公众接受性,从而有效缓解社会矛盾。

第三,开发研制规范化的医患满意度测评量表,使之成为医院管理者进行管理的重要诊断工具并将其融合到日常管理之中,在公立医院治理与监管中起到"温度计"和"地震预测仪"的作用,从中寻找和分析医院所提供的医疗服务质量与顾客期望的服务质量之间的差距,促使其更好地履行社会职责。及时、准确地挖掘并掌握医生的工作满意度与稳定性状况,发现问题就有针对性地采取改进措施,提高医生的工作满意度,降低离职意向。只有建立一支高满意度的医务人员队伍,不断提高卫生服务质量,营造和谐的医患关系,才能保证卫生事业的可持续发展。

本章小结 本章通过分析现实问题,如我国公立医院的社会职责在经济市场化转型中逐渐退化、医患社会矛盾依然突出、现有医院等级评审或管理评价及治理效果未能得到全社会的普遍认可等,基于当前公共管理领域治理及公众参与理论的兴起,参照我国最新政策制度的战略部署或要求,指出当前医疗卫生领域社会矛盾突出问题,运用社会治理、社会评价、公众参与等公共管理理论,开展公立医院社会评价路径及治理策略的研究,必将对政府和社会加强对公立医院改革与发展具有引导和监督作用,促进和检验其实现社会功能的进度和效果,实现公立医院科学化、规范化、标准化的管理,有效配合和推动公立医院可持续健康发展,促进医院与社会健康可持续和谐发展。

第二章

国内外研究现状与进展

⭐ **本章摘要** 公立医院作为当前医药卫生体制改革克难攻坚的重点领域,其管理评价无疑已成为中国社会聚焦关注的公共治理问题。纵观现代医院管理趋势,世界各国都在不断探索公立医院的职责和定位,以适应以质量安全、科学管理为宗旨的医院评价体系。本章主要介绍并总结国内公立医院评审或评价经验,梳理公立医院绩效、社会功能、社会责任、公益性、社会评价等方面的研究现状及实践探索,综述世界卫生组织(World Health Organization,WHO)的医院评估体系,及美国、澳大利亚、英国等发达国家医院的评价主体、指标、方法等内容,分析当前我国公立医院评价中存在的问题,从公立医院社会评价体系的建立、评价指标的选择、评价主体的筛选提出研究构想。

一、国内研究现状及实践借鉴

(一)公立医院评审发展历史及经验

我国作为全球最大的医疗卫生服务体系,在医院评审工作方面进行了十分有益的探索。20世纪70年代末,为落实党"拨乱反正""两个文明一起抓",纠正当时医院"脏、乱、差"的状况,改善医院管理和医疗服务质量,"文明医院"评比活动应运而生。1989年11月,卫生部发布《关于实施医院分级管理的通知》

和《综合医院分级管理标准（试行草案）》，标志着我国医院评审工作正式启动①。1994 年 2 月，国务院颁发《医疗机构管理条例》（第 149 号令），规定国家实行医疗机构评审制度，标志着我国医院评审纳入法制化轨道②。1998 年 8 月，卫生部发布了《关于医院评审工作的通知》，强调全国各地"实事求是地认真总结经验，肯定成绩，切实纠正错误"，历经 10 年的医院评审工作暂停③。2003 年，卫生部委托中华医院管理学会与美国医院联合委员会合作，引进国际医院评审标准，并于同年 9 月组织翻译出版《联合委员会国际部医院评审标准》（第 2 版）。2004 年，北京的 4 家部属医院和二、三级医院进行医院管理评审试点。2005 年 3 月，卫生部以"医院管理年"为契机，印发《医院管理评价指南（试行）》（卫医发〔2005〕104 号文件），旨在探索新时期符合中国国情的医疗机构评审制度。2008 年，卫生部发布了《医院管理评价指南（2008 年版）》④。2011 年 4 月，在总结第一轮医院评审和医院管理年活动经验的基础上，卫生部出台了《三级综合医院评审标准（2011 版）》⑤，并于 2012 年正式启动了新一轮的等级医院评审工作⑥。

　　《三级综合医院评审标准（2011 版）》采用国际公认的医院评价标准模式，运用追踪方法学和 PDCA 循环理念，以"患者为中心"为核心，以"质量、安全、服务、管理、绩效"为评审重点，评审采用周期性评审和不定期重点检查相结合的方式。内容包括：坚持医院公益性、医院服务、患者安全、医疗质量安全管理与持续改进、护理管理与质量持续改进、医院管理及日常统计学评价指标。其共设置 7 章 73 节 378 条标准与监测指标。第一章至第六章涵盖 67 节 342 条 636 款标准，用于对三级综合医院进行实地评审，并作为医院自我评价与改进的依据。各章节中带"★"的为"核心条款"，共 48 项，见表 2-1。核心条款（单项否决）要求医院必须把那些最基本、最常用、最容易做到，同时又关系到患者医

①　中华医院管理学会医院评审课题研究组.《我国医院评审工作》研究报告[J].中国医院,2000,4(4):149-151.
②　王华,郑洁,张莉,等.JCI 国际评审标准与中国医院管理评价指南（试行）的比较[J].中国医院,2006,10(4):2-4.
③　《医疗机构评审》课题组.构建 21 世纪医疗质量体系实施医疗机构评审[J].中国医院,2004,8(2):4-7.
④　张勇,刘江,姬军生.医院评审的回顾与思考[J].中华医院管理,2010,26(4):254-256.
⑤　卫生部.关于印发《三级综合医院评审标准（2011 版）》的通知[S].2011.
⑥　吴欣娟,张红梅,曹晶,等.以等级医院评审工作促进护理工作的持续发展[J].护理管理杂志,2012,12(8):546-547.

疗安全与权益的工作做好,这是对各级医院的底线要求,否则将影响医院评审进程。第七章共 6 节 36 条监测指标,用于对三级综合医院的医院运行、医疗质量与安全指标的监测与追踪评价。新评审标准运用国际公认的质量管理PDCA原理,将评审结果分为 A~E 5 档,A 档为优秀(PDCA 完善),B 档为良好(PDC),C 档为合格(PD),D 档为不合格(仅 P 或全无),E 档为不适用。判定原则:要达到 B 档(良好),则必须先符合 C 档(合格)的要求;要达到 A 档(优秀),则必须先符合 B 档(良好)的要求。例如,以三级甲等医院为例,第一章至第六章评审结果达标要求 C≥90.00%,B≥60.00%,A≥20.00%,其中核心条款 C=100.00%,B≥70%,A≥20.00%。

表 2-1　我国三级综合医院评审标准体系(2011 版)

章　名		节　数	条　数	款　数	核心条款数
第一章	坚持医院公益性	6	31	33	4
第二章	医院服务	8	33	38	5
第三章	患者安全	10	25	26	4
第四章	医疗质量安全管理与持续改进	27	163	379	27
第五章	护理管理与质量持续改进	5	30	53	2
第六章	医院管理	11	60	107	6
合计		67	342	636	48

　　公立医院评审是指根据医疗机构的基本标准和医院等级评审标准,开展自我评价,持续改进医院工作,并接受卫生行政部门对其规划级别功能任务达成情况进行的评价。我国公立医院评审工作已经进行了很多年,以分级评审制度为主,包括医院周期性评审和分级管理。此外,还有卫生行业作风建设、医院管理年活动以及不良执业积分管理和执业许可证校验管理等。这些方法主要应用于对不合格者的处罚,可归结为惩罚性考核。而全国百佳医院活动、推荐百姓放心医院活动、创建平安医院和人民满意医院等,主要应用于对优秀公立医院的表彰,可归结为奖励性考核。《医疗机构评审委员会章程》指出:"医疗机构评审委员会是由专家组成的,在同级政府卫生行政部门组织领导下开展医疗机构评审工作的专业组织。"但在实际工作中,仍然存在一些问题:①评价模式缺乏先进性,评价方法比较传统,注重查阅台账、病历等明察方式,信息多由被评价方提供,数据真实性难以把握。②医疗机构评审委员会的专家主要来自医疗机构或专业协会组织,没有兼顾社会相关多方角色及利益诉求,未能充分发挥社会大众、患者、社会媒体对公立医院的监管与评价作用。

(二)公立医院绩效评价研究现状与动态分析

20世纪90年代,国内对医院绩效评价的认识大多从效率和经济效益的层面上进行讨论[1]。2000年以来,国内文献吸收了WHO关于卫生系统绩效评价的思想和方法[2]。胡善联、李国红等从业务水平、经营状况、患者满意度方面构建了公立医院33个绩效评价指标[3]。周良荣等认为公立医院绩效评价须立足于供给与需求结构一致性及考评主体多元化,除政府外,应发挥社会组织和市场认定的评价主体的作用[4]。何惠宇等结合实践构建了医院、科室与岗位三级绩效评价体系[5]。金新政、籍国章等运用系统集成方法构建了14项医院经营管理评价指标[6]。孙春玲等采用系统工程和Delphi法从多维度构建了包括经济效益、医疗运作、医疗质量、资源配置在内的4类14项绩效指标体系[7]。卞正鹏认为政府作为评定主体,应负责制定区域规划、落实技术准入政策,及实施依法行医、协调关系、监督质量和控制费用等;医院作为评定主体,应以医疗服务和经营管理为重点[8]。中华医院管理学会医院评审课题研究组完成的《我国医院评审工作评估》为卫生部实施的《医院管理评价指南(2008版)》提供了重要依据[9]。《医院管理评价指南(2008版)》包括医院管理、医疗质量管理与持续改进、医疗安全、医院服务、医院绩效5类270多个考核指标,以"持续改进医疗质量和保障医疗安全"为核心内容。该领域文献见表2-2。评价主体主要体现政府和医院管理者角色,而公立医院的考核评价涉及各方利益,应当由社会各方广泛共同参与。评价内容主要涉及单项或具体工作的医疗服务质量、经营管理效率、效益及综合性绩效方面,对于基本卫生服务的适宜性、可及性和社会效益等方面鲜有涉及。

---

① 联合委员会国际部.联合委员会国际部医院评审标准[M].陈育德,王羽,陈同鉴,译.北京:中国协和医科大学出版社,2003.

② 任茜.医院绩效评价的理论与实践[J].中国医院管理,2005,25(3):15-18.

③ 李国红,胡善联,陆大经,等.医院绩效评价的研究[J].中国医院,2002,6(8):24-27.

④ 周良荣,肖策群,彭才华,等.设计医院绩效评价指标体系的基本思路[J].中国医院管理,2002,22(11):3-6.

⑤ 何惠宇,陈校云,董立友,等.建立医院绩效评价系统的理论与实践[J].中华医院管理,2003,19(6):331-333.

⑥ 金新政,籍国章.医院经营管理绩效考核方法的研究[J].中国医院统计,2004,11(3):258-262.

⑦ 孙春玲,陈海涛,金新政.简约型医院经营绩效考核指标体系的建立[J].中国医院统计,2005,12(2):146-150.

⑧ 卞正鹏.医院绩效评价方法论[J].国际医药卫生导报,2003(9):40-41.

⑨ 中华医院管理学会医院评审课题研究组.《我国医院评审工作评估》研究报告[J].中国医院,2000,4(3):149-151.

表 2-2　我国公立医院绩效评价指标体系研究文献现状

编号	作者(年份)	维度/评价内容	指标数	权重设置
1	蔡志明等(2004)	配置结构、工作效率、医疗质量、经济效益、服务质量和发展潜力	14	—
2	肖黎(2005)	医疗效率、医疗质量、费用负担、经济效益、满意度	15	层析分析法
3	庄霞(2006)	社会效益、工作质量、工作效率、资产运营、发展潜力	31	层析分析法
4	赵军(2006)	财务、市场、运营、发展、评议指标	39	—
5	张丹阳(2007)	患者、医疗质量、组织运营、发展创新	16	Delphi 法
6	崔爽(2008)	工作效率、服务质量、社会责任、反应性、经济管理和财务结果、组织管理、客户与社会反响、医疗费用与控制水平、病种费用	—	
7	唐月红(2008)	患者维度、流程维度、创新和学习维度、财务维度	48	专家咨询和层析分析法
8	杨学岭(2009)	资源配置、效率指标、质量指标、效益指标、服务指标、费用负担和发展潜力	24	层析分析法
9	邓益坚(2010)	医疗服务质量、费用控制和财务运行	—	
10	金其林(2010)	一级指标(发展潜力、绩效现况),二级指标(资源水平、科教能力、培训力度、医疗质量、医疗效率、社会评价、经济运营)	49	专家咨询
11	孙统达(2010)	支持指标、服务功能指标、效果和效益指标	28	层次分析法
12	蔡庆福(2011)	财务、患者、流程、创新和学习	59	专家咨询
13	曾咏青(2011)	医院资源配置、工作效率、医疗质量、服务质量、经济效益、费用负担和发展潜力	35	—
14	赵苗苗(2012)	工作质量、工作效率、医疗费用、综合管理和满意度评价	37	专家咨询
15	胡晓(2012)	效果、效益、效用	29	—
16	薛冉(2012)	物力资源、发展潜力、医疗质量、工作效率、经济状况、社会效率、服务质量、患者负担情况、教育指标、预防指标、组织管理、医护定位	—	

(三)公立医院社会功能研究现状及动态分析

我国早期对公立医院社会评价指标体系的研究多集中于对公立医院的社会功能的探讨上,比较有代表性的文章为卫生部卫生经济研究所石光等人在梳理中国公立医院社会功能相关政策的基础上[①]，将公立医院的社会功能定义为：向社会提供疾病预防和保健、医学科研和医学教育等公共卫生服务，以及向贫困人口提供免费或低收费的基本医疗服务[②]。从宏观与微观组织环境两方面探讨公立医院社会功能的影响因素，构建了 3 项能直接反映公立医院社会功能的指标，即贫困人口医疗费用直接减免、患者年欠费额占该年医院财政补助以及业务收入总额的比重、预防保健等公共产品提供等，及 3 项间接反映公立医院社会功能的指标，即差别指数、交叉补贴指数、成本回收率。王小合对近年来我国应对频发突发公共卫生事件的实践总结，认为除了石光等定义的功能外，公立医院还应包括突发事件应急救助，公益性医疗救治，政府交给的卫生下乡、支农、对口支援贫困地区等相关指令性任务，以及控制社会医疗费用等社会功能[③]。雷海潮探讨了公立医院的社会价值及其功能，指出公立医院应该至少具有提供均等化的医疗服务，承担医疗保障，引导医疗服务市场规范运行，保障社会稳定安全，培育医学人才、发展医学技术等 5 个方面的社会功能[④]。代涛等指出，我国公立医院具有 3 方面的功能，包括提供基本医疗服务、疑难杂症的诊断与治疗服务以及特需医疗服务的功能，提供惠民医疗服务、处置突发公共卫生事件、医学教育、科学研究、政府指令性任务、公共卫生服务等社会功能，干部保健工作、援外医疗、生产药剂等其他服务功能[⑤]，并提出解决公立医院功能运行不到位的核心是改革公立医院的治理模式。王迪认为，公立医院社会功能主要体现在 8 个方面；一是优化配置卫生资源；二是提高医疗质量；三是改进服务品质；四是增强科技实力；五是改善诊疗环境；六是控制价格费用；七是密切医患关系；八是体现社会公益性[⑥]。具体见表 2-3。

① 石光,刘秀颖,李静,等.中国公立医院社会功能相关政策的演变[J].中国卫生资源,2003,6(1):3-5.

② 石光,刘秀颖,李静.中国经济转型时期公立医院社会功能评估的研究框架(1)[J].中国卫生资源,2002,5(5):210-213.

③ 王小合.对构建公立医院社会评价体系的思考[J].中国医院管理,2006,26(4):5-7.

④ 雷海潮.公立医院社会功能及价值探讨[J].中华医院管理,2009,25(7):433-435.

⑤ 代涛,尤川梅,何平.我国公立医院的功能运行状况与改革进展[J].中国卫生政策研究,2009,2(8):14-21.

⑥ 王迪.社会主义市场经济条件下公立医院的社会功能研究[D].长春:吉林大学,2011.

表 2-3　我国公立医院社会功能评价指标体系研究文献现状

编　号	作者(年份)	维度/评价内容
1	石光等 (2002)	直接指标:贫困人口医疗费直接减免;欠费比重;预防、保健、科研、培训等公共卫生服务的提供。间接指标:差别指数;交叉补贴指数;成本回收率
2	王小合(2006)	疾病预防、保健、医学科研和医学教育等公共卫生服务;向贫困人口提供免费或低收费的基本医疗服务;突发事件应急救助;公益性医疗救治;政府交给的卫生下乡、支农、对口支援贫困地区等相关指令性任务;控制社会医疗费用
3	雷海潮(2009)	提供均等化的医疗服务;承担医疗保障;引导医疗服务市场规范运行;保障社会稳定安全;培育医学人才,发展医学技术
4	代涛等 (2009)	医疗服务功能:提供基本医疗服务;疑难杂症的诊断与治疗特需医疗服务。社会功能:惠民医疗服务;处置突发公共卫生事件;医学教育;科学研究;支边、支农和对口支援等政府指令性任务;预防、保健、康复、健康教育等公共卫生服务。其他服务功能:干部保健工作;援外医疗;生产药剂
5	王迪(2011)	优化配置卫生资源;提高医疗质量;改进服务品质;增强科技实力;改善诊疗环境;控制费用;密切关注医患关系;体现社会公益性

(四)公立医院社会责任研究现状及动态分析

公立医院社会责任的概念随着医院社会活动领域的扩大而不断扩大。姚俊等剖析了公立医院社会责任的内涵,参考卡罗尔的企业社会责任金字塔模型,将公立医院社会责任分为 3 个层次:一是基本社会责任层次,包括法律责任和经济责任;二是中级社会责任层次,即道德责任;三是高级社会责任层次,即自愿性慈善责任[①]。奚松从理论及实践层面上构建了公立医院责任评价指标,包括参与全面建设小康社会和构建社会主义和谐社会、提供公平的卫生服务和保障低收入群体的基本卫生服务、增进国民健康和关注公共卫生、重建和谐医患关系、建立科学的医院管理体系和医疗质量管理与持续改进机制、加强医学教学和科研、维护医院员工权益[②]。黄少瑜认为公立医院社会责任内容及表现形式主要包括 4 点:向广大人民群众提供基本医疗卫生保健服务;及时高效地应对突发公共卫生事件;承担基层医疗机构的帮扶资助和医务工作者的培训指导;基本医疗卫生和健康教育知识普及的责任与义务[③]。徐爱军等通过医院社会责任指标及其体系的建立,形成社会责任三级指标体系。初级医院社会责任包括提供优质的医疗服务、坏账、承担突发事件的救援、完成政府指令性任务、

---

①　姚俊,赵斌,李明学.公立医院社会责任分级模型及其应用[J].中国医院管理,2008,28(12):24-25.
②　奚松.公立医院社会责任研究[D].苏州:苏州大学,2009.
③　黄少瑜.从公立医院的公益性看其社会责任[J].现代医院管理,2011,(1):12-14.

保护环境、税收；中级医院社会责任包括具有外部正效应的医疗卫生服务、价格优惠、低利润的医疗服务及廉价药品的提供；高级医院社会责任包括慈善医疗、教育科研、健康促进与健康教育、参与社会公益活动①。

以上学者主要从公立医院社会责任的内容进行探讨，也有学者从利益相关者视角来研究公立医院的社会责任。胡顺先认为，公立医院的社会责任主要体现在对政府、社会、求医群众、内部职工的责任②。刘肖宏结合利益相关者理论和系统论，从内部和外部两个视角构建了包括业绩、员工、患者、政府、环境、医保部门6个方面的公立医院社会责任理论模型③。李斌和任荣明将公立医院的社会责任定义为公立医院对利益相关者所应承担的经济、法律、道德和慈善责任，构建了核心利益相关者、预期利益相关者、潜在利益相关者一级指标④。核心利益相关者包括政府、医院出资人、医院高级管理者、医生、患者及家属；预期利益相关者包括行业监管部门、第三方付款机构、医院其他员工、社区与环境、药品器械供应商；潜在利益相关者包括债权人、相关社会团体。具体见表2-4。

表 2-4　我国公立医院社会责任评价指标体系研究文献现状

编　号	作者（年份）	维度/评价内容	指标数
1	奚松（2009）	参与全面建设小康社会和构建社会主义和谐社会；提供公平的卫生服务和保障低收入群体的基本卫生服务；增进国民健康和关注公共卫生；重建和谐医患关系；建立科学的医院管理体系和医疗质量管理与持续改进机制；加强医学教学和科研；维护医院员工权益	43
2	刘肖宏（2009）	内部指标：业绩（总资产报酬率、每床位业务收入、床位使用率、门诊人次、每百元固定资产业务收入、药品收入占医药总费用比重、市场份额增长率）；员工（工作环境、员工安全与健康、劳动时间、教育与培训、救助困难职工、保障员工薪酬待遇公平合理、奖惩晋升激励机制、员工满意度）。外部指标：患者（保障患者基本权利、零缺陷服务、医疗事故发生率、对出院患者回访、患者满意度、每门诊人次平均费用、每住院人次平均费用、提供优质医疗服务）；政府（公共健康教育和指导、参与社区建设教育、培训基层医疗人员、突发事件医疗救助、社会捐助）；环境（能源消耗、使用环保技术和材料、控制医用放射性物质、回收处理医疗垃圾）；医保部门（提高资金的使用效率、严格审核患者的医保相关材料、高效率使用卫生资源）	35

---

① 徐爱军,刘阿秀,周春红,等.医院社会责任评价指标体系的构建[J].中华医院管理,2012,28(9)：655-659.

② 胡顺先.论医院的社会责任[J].中国医院管理,1994,14(9)：59-60.

③ 刘肖宏.公立医院社会责任的研究[D].青岛：青岛大学,2009.

④ 李斌,任荣明.基于利益相关者的公立医院社会责任评价指标体系研究[J].科技管理研究,2013,33(9)：188-194.

编号	作者(年份)	维度/评价内容	指标数
3	黄少瑜(2011)	向广大人民群众提供基本医疗卫生保健服务;及时、高效地应对突发公共卫生事件;承担基层医疗机构的帮扶资助和医务工作者的培训指导;基本医疗卫生和健康教育知识普及的责任与义务	—
4	徐爱军等(2012)	初级医院社会责任:提供优质的医疗服务;坏账;承担突发事件的救援;完成政府指令性任务;保护环境;税收。中级医院社会责任:具有外部正效应的医疗卫生服务;价格优惠、低利润的医疗服务及廉价药品的提供。高级医院社会责任:慈善医疗;教育科研;健康促进与健康教育;参与社会公益活动	22
5	李斌和任荣明(2013)	核心利益相关者:政府、医院出资人(资产负债率,净资产增长率,业务支出/百元业务收入,平均住院日及病床使用率,年门诊、手术及入出院人次,药品及贵重耗材占总收入的百分比,社会和患者满意度,医疗质量安全制度及执行,绩效考核与综合目标管理制度);医院高级管理者(合理的医院治理结构,规范的奖惩和提升制度,明确合理的薪酬,稳定的资金投入,合理的政策与执行效率);医生(合理且与贡献相匹配的薪酬,参与医院决策的机会,安全工作环境与工作时间,完善的社会保障等福利制度,继续教育和鼓励科研创新机制,合理的奖惩与提升制度);患者及家属(可靠的医疗服务,投诉和纠纷处理程序,门诊与住院人均费用,患者权益,如知情权维护、价格公示、不诱导患者需求、贫困患者费用减免政策)。 预期利益相关者:行业监管部门(遵守各类法规制度、依法执业、承担公共卫生工作、应急管理及承担突发公共事件医疗救助、支农及培训基层医疗人员、医德医风建设与考评制度);第三方付款机构(严格按制度审查医保患者治疗要求);医院其他员工(人员及岗位配置适宜,报酬合理及其他津贴按时发放,完善的社会保障等福利制度,良好的工作环境,继续教育和培训机会,规范的奖惩和提升机制,公平雇用,拥有困难职工救助制度);社区与环境(参与健康教育及疾病预防宣传,拥有环境保护及节能措施,公益捐助与义诊义治);药品器械供应商(履行合同按时付款,公平公开采购和招标)。 潜在利益相关者:债权人(履行合同按时还款付息,信息透明、诚信合作);相关社会团体(支持专业协会工作、维护职业形象、善待媒体、信息公开、互惠合作、公平竞争)	50

(五)公立医院公益性研究现状与动态分析

学术界多采用内涵列举法对公益性概念进行研究,即通过分析现有医疗卫生服务中存在的各种具体问题指出公益性的主要表现。李玲等从公立医院定位和法律关系出发,认为公立医院公益性是指公立医院的行为表现与政府意志相一致,进而与社会福利最大化目标相一致。具体表现:其资源配置应注重缩小城乡、地区和人群之间的医疗服务水平差距,注重为弱势群体提供基本医疗卫生服务,保障全体人民公平享有安全、方便、支付得起的基本医疗卫生服务;在费用控制上,应当起到平抑医疗服务价格、控制医疗服务总成本的作用,采用符合我国国情的低成本、高收益的适宜技术与药品,严格管控高端服务和享受性消费挤占医疗卫生资源;政府应建立起有利于公立医院实现公益性的投入机制管理体制和激励机制[①]。雷海潮认为,公立医院的公益性包括自然公益性和衍生公益性两个方面。自然公益性指的是公立医院区别于其他社会组织的特点,如任何医院均基本具备的实行救死扶伤和人道主义精神等;衍生公益性是指通过政府公共政策而使公立医院能持久发挥的缓解居民看病及就医经济风险程度的公共功能,如扶贫济弱、提供廉价甚至免费服务等。衍生公益性主要体现在经济功能方面,必须通过政府公共财政投入政策予以保障[②]。董云萍等认为,对医院的公益性考核的指标体系应包括医疗服务过程性指标、结果性指标和保障性指标[③]。郑大喜认为,公立医院的服务宗旨不在于利润最大化,公益性质在医院绩效体系中的反映主要包含在医疗服务的数量、质量、效率、次均费用和社会满意度等方面[④]。

在公益性的测量问题上,陈英耀等研究提出的公立医院公益性测评指标,包括减免患者费用比重、人均服务数量、次均费用、药占比、质量管理评分、科研、政府指令性公共卫生服务、抗震救灾、急性传染病防控、支援基层医疗卫生机构、支边援外教学、患者主观评价与感受、人均成本支出、资源消耗等[⑤]。张文斌和唐丽娟提出,对医院公益性评价的主要指标包括经济运行、医疗服务提供量、次均费用、治疗质量及政策任务、社会效益、慈善服务和社会满意度等7个一级指标和18个二级指标。与该研究同期的一项针对社会公众对公立医院公益性认知的调查结果显示:公众普遍认为合理的医疗服务价格是公益性最突出的特征,而该观点与前述雷海潮的衍生公益性的观点类似[⑥]。赵明和马进

① 李玲,张维,江宇,等.公立医院管理与考核的国际经验及启示[J].中国卫生政策研究,2010,3(5):17-23.

② 雷海潮.公立医院公益性的概念与加强策略研究[J].中国卫生经济,2012,31(1):10-12.

③ 董云萍,夏冕,张文斌.基于TOPSIS法的公立医院公益性评价研究[J].医学与社会,2010,23(5):29-30.

④ 郑大喜.公立医院公益性测量与评价体系研究[J].中国卫生质量管理,2010,17(5):101-104.

⑤ 陈英耀,倪明,胡献之,等.公立医疗机构公益性评价指标筛选——基于德尔菲专家咨询法[J].中国卫生政策研究,2012,5(1):6-10.

⑥ 张文斌,唐丽娟.湖北省公立医院公益性实现情况调查分析[J].中国医院管理,2010,30(2):42-44.

的研究筛选出涵盖医疗服务数量、医疗服务质量、医疗服务效率、次均费用、社会满意度的5个一级指标和年门（急）诊人次、年出院人次、年手术人次、治愈率、好转率等11个二级指标①。具体见表2-5。从现有文献来看，诸多研究探讨了公立医院的公益性内涵及评价指标，指标维度的选择有很多共同之处，如均包括政策任务、公共卫生服务、医疗质量、医疗费用、医疗效率、医疗成本、社会满意度等方面。

表2-5　我国公立医院公益性评价指标体系研究文献现状

编号	作者（年份）	维度/评价内容	指标数
1	赵明和马进（2009）	医疗服务数量［年门（急）诊、年出院和手术人次］，医疗服务质量（治愈率和好转率），医疗服务效率（医师人均每日担负诊疗人次和病床使用率），次均费用（门诊患者和出院患者人均费用）和社会满意度（门诊患者和出院患者满意度）	39
2	董云萍（2010）	经济运行指标：财政补助收入比例、财政专项支出比例、药品收入比例、技术性服务收入增长率。医疗服务数量：总诊疗人次数、总住院人次数。次均费用：门诊患者次均费用、出院患者次均费用。治疗质量指标：治疗有效率、病死率。政策任务及社会效益：公共卫生服务项目数、公共卫生突发事件紧急医疗救援任务（费用）、城市医院支援农村和社区（人次数）、支援边疆或援外医疗等指令性任务（人次数）。慈善服务：免费医疗救助规模、优惠减免规模。社会满意度：门诊患者满意度、出院患者满意度	18
3	周绿林（2011）	公平性方面（患者知情度、筹资公平、患者自感公平），效率性方面（卫生服务数量、卫生服务利用效率、卫生服务质量、卫生费用利用），社会效益（健康促进、突发公共卫生事件应急、医疗支援救助）	24
4	周敏（2012）	医疗服务数量、医疗服务质量、医疗服务效率、次均费用、社会满意度、医疗运行经济效果、公益卫生服务任务完成情况及社会效果、医疗技术水平、医院管理水平	26
5	倪明（2012）	服务质量（诊疗效果、等待时间、整体环境、就诊流程、隐私保护），服务适宜性（就诊费用、义诊次数、合理检查、合理处方），职业道德（拒收红包、先诊治后收费、对患者一视同仁）	12

① 赵明，马进.公立医院公益性测度与影响因素研究［J］.上海交通大学学报（医学版），2009（6）：737-740.

续表

编　号	作者(年份)	维度/评价内容	指标数
6	梁斐等 (2013)	公平及可及性(参与突发公共卫生事件应急救治人月数比重、支农人月数比重、支援社区人月数比重、支边人月数比重、援外人月数比重、进修人月数比重、人均组织社区健康讲座次数、人均义诊人次数、减免患者费用比重、突发公共卫生事件应急救治未获补助费用比重),适宜性[交叉补贴指数、基本药物出库金额占全部药物出库金额比例、门(急)诊次均费用、门(急)诊次均费用中药占比、住院次均费用、住院次均费用药占比、年特需收入占医院年收入比重、门(急)诊次均费用增长速度、住院次均费用增长速度],质量[质量管理年评分、违规例数、患者公益性评分、患者满意度评分、人均年门(急)诊服务量效率],效率(人均年住院服务量、平均住院天数、收支结余率、万元业务收入能耗支出费用)	28
7	李军(2014)	医疗服务(基本医疗服务质数量、质量、效率、便利性质量),社会服务(患者费用负担、社会公益活动),服务评价(社会责任、患者满意度)	16
8	李晓森(2014)	公益性指标(公共投入、完成政府任务、费用合理性),医疗质量与安全(临床教学诊疗质量、医疗安全、满意度),运营状况(人力资源配置、运营效率、成本控制),发展能力(业务发展及学科建设、创新能力)	30

(六)公立医院社会评价研究现状与实践探索

　　我国最先在国际发展机构贷款项目中开展社会评价研究,并逐步在重大基础设施和社会公益项目中探索引入社会评价概念及制度[①]。石光等在WHO"卫生政策与卫生体制研究联盟"资金的资助下,首次在国内从卫生经济学视角提出不同级别公立医院的社会功能指标(对特殊人群医药费直接减税、患者欠费比重、公立产品提供、成本回收率等),并讨论分析了影响上述指标实现的关键因素[②]。近来,我国医疗行业社会专业组织"中国医院协会"的成立,是政府医疗卫生管理职能转变和医疗卫生社会治理策略逐步加强的主要体现。受发改委、卫生部、民政部委托,由原中华医院管理学会社区卫生服务分会作为"第

---

　　① 朱东恺,潘玉巧.政策的社会评价研究[J].理论与改革,2004(6):14-16.
　　② 石光,刘秀颖,李静.中国经济转型时期公立医院社会功能评估的研究框架(1)[J].中国卫生资源,2002,5(5):210-213.

三方"独立委托评价主体组织,开展的"创建全国社区卫生服务示范区和示范中心"国家级复核评估指标体系研究及评价实践,提出了以区域为评价客体,包括以落实国家社会政策和社会结果性指标为重点内容的 16 项关键指标体系①。2008 年,海南医院评鉴暨医疗质量监管中心在国内率先挂牌成立,海南医院评鉴中心是相对独立于卫生行政部门的第三方组织。海南省卫生厅对评鉴中心充分进行委托和授权,不介入任何具体监管工作,从而保证评鉴中心能够真正独立地开展工作,形成评鉴中心独立的第三方的监管机制,使卫生行政部门对医院的评鉴和质量监管从单一的行政监管变为行政调控下的第三方专业化管理②,创新性地构建了基于"围评价期"理论的新制医院评价模式。中国医院协会秘书长陈同鉴认为,近年来政府主导的新的医院评审机构已探索开展的"第三方"社会评价仅限于满意度调查(如一些医院请中国社会经济调查所进行的满意度调查)。2004 年 9 月至 2008 年 9 月,中国医科大学附属盛京医院连续 5年委托医院社会化满意度评估专业机构,以第三方身份,对医院开展全方位的评价,让医院接受来自社会及患者对医院各项服务的监督与评价③。南京市则委托一家国际知名的第三方服务机构,对市属 10 家医院的出院患者实施满意度调查,运用电话调查、信件调查的方式,使患者对医院的服务质量、医疗技术、人文关怀、医疗费用、就医流程等方面做出评价,并将评价结果作为医院及其管理人员年度考核的依据,此举为社会公众提供了表达意见的平台,无形中对医院形成了一种约束激励并存的社会监督机制④。四川大学华西医院从 2006 年起积极探索社会评价体系,创新构建了"以患者和家属为直接主体的患者满意度调查""相关部门及同行为间接主体的相关方专家评议"和"社会公众为主体的网上评议"3 种评价方式,并通过制度、流程和督查几个方面推进医院管理工作⑤。近年来,以社会第三方评价机构身份开展的医院排行工作获得了社会各界的广泛关注,如复旦大学医院管理研究所从声誉角度出发,综合考虑医院学科建设、临床技术与医疗质量、科研水平等关键因素,对相关医院专科进行提名

① Preker A S, Harding A. Innovations in Health Service Delivery: The corportization of Public Hospitals[M]. World Bank Publication,2003.

② 董四平,马丽平,梁铭会.第三方医疗质量监管体系的探索与实践:基于海南省医院评鉴中心的研究[J].中国卫生质量管理,2011,18(6):9-12.

③ 姜天一.中国医科大学附属盛京医院:引入社会监督评价[J].中国卫生,2009,(10):25.

④ 胡万进.南京的探索:第三方调查[J].中国卫生,2012:76-79.

⑤ 陈癸,唐羽,吴丹,等.四川大学华西医院创新构建社会评价体系[J].华西医学,2014(12):2372-2374.

和排序,得出"医院专科声誉得分",再结合医院科研学术得分,形成总得分,最后排出"中国最佳医院排行榜";香港艾力彼医院管理研究中心选取运营规模、医疗技术、经济资源3个一级指标和12个二级指标进行建模分析,构成竞争力评价指标体系,最后评价得出"中国医院·竞争力排行榜"。但这些第三方评价机构数据来源的客观性、评价机构的独立性及评价指标的科学性尚须进一步探讨[①]。随着公立医院社会功能、社会责任、公益性、绩效的内涵和范围不断扩大,所涉及利益相关主体也不断延伸,亟须调动和激发多元主体参与社会治理及评价的积极性。王小合等从公共管理学视角探讨和开发多元主体参与公立医院社会治理和评价策略及框架,在科学界定公立医院社会职责概念的基础上,从支持维度、过程维度和结果3个维度构建公立医院社会评价初始模型[②],为新时期构建有序、高效的公立医院社会评价体系提供新视野。

二、国外研究现状及实践借鉴

国际上的医院评价主要委托给独立的第三方专业组织,主要包括以下3种类型。一是准入型评价,旨在通过国际认可的评定标准来衡量医院技术、服务、管理的实际状况,促进医疗质量持续改进。典型代表有美国医疗机构评审国际联合委员会(Joint Committee International,JCI)医院评审、德国医疗透明管理制度与标准委员会(Cooperation for Transparency and Quality in Health Care,KTQ)认证。二是监测型评价,主要通过医疗质量数据动态监测帮助医院发现关键问题并改进提高。典型代表如美国的国际医疗质量指标体系(International Quality Indicator Project,IQIP)评价、WHO 的 PATH 医院评估体系(Performance Assessment Tool for Quality Improvement in Hospitals,PATH)。三是排名型评价,美国最佳医院(Best Hospitals)排行、汤森路透百佳医院(Thomson Reuters 100 Top Hospitals)、英国 NHS 医院星级评价等。鉴于国际上医院第三方评价认证众多,国际健康照护品质协会(International Society for Quality in Health Care,ISQua)开展"评价之评价",发起了旨在对医院评审评

---

① 董四平,郭淑岩,何柳,等.中国医院排行榜现状分析与对策探讨[J].中国医院管理,2015,35(3):38-40.

② 王小合,钱宇,顾亚明,等.公立医院社会评价指标体系的设计与构建[J].中华医院管理,2016,32(10):752-755.

价机构进行综合评定的国际评审项目(International Accreditation Program,IAP),以促进国际认可的评价机制和指标体系的建立和发展。目前,美国 JCI、英国 HQS、澳大利亚 ACHS 等医院评鉴机构均已通过 ISQua 认证。

(一)WHO 的 PATH 医院评估体系

PATH 是由 WHO 欧洲办事处于 2003 年建立的医院评审体系[①],现已被欧洲 20 多个国家采用。其概念模型分为 6 个维度,其中 4 个主要维度依次为临床效果(clinical effectiveness)、效率(efficiency)、医务人员导向(staff orientation)和反应性管理(responsive governance);2 个横向维度依次为安全性(safety)和以患者为中心(patient centeredness)。2 个横向维度贯穿于 4 个主要维度中。PATH 的框架包括[②]:①一个绩效评估概念模型;②指标选择的标准;③"核心"与"定制"两套指标(包括选择的理由、具体操作定义、数据收集的问题以及相关的理论经验支持);④一个绩效评估的操作模式(指标间的关系、指标与变量的关系以及质量提升策略如何与指标有关、可提供的参考资料);⑤策略的结果主要通过均衡操纵盘反馈给医院;⑥发放教育材料支持进一步的指标检查(如具体实施状况的调查)和 PATH 在医院使用的成果;⑦建立参与医院之间指标的基准。医院绩效评估范畴及分层见表 2-6,PATH 核心的医院绩效指标见表 2-7。

表 2-6　医院绩效评估范畴及分层

方　面	指标定义	分　层
临床有效性	临床疗效是性能方面的一个指标。在一家医院,以符合当前的医疗知识水平,适当的临床护理或服务,让患者受益最多并取得最理想的效果	治疗的过程、结果、适宜技术和适宜技术服务
效率	效率是指医院对现有资源的最佳利用,即投入产出率最大	适当的服务,与投入阐述有关的服务,利用现有的技术达到最好的护理
职员定位	职员定位是指医院的工作人员具备为患者提供服务的资格,有机会继续学习和培训,在良好的环境下工作,并对他们的工作感到满意	工作环境,对职员的认可,促进职员健康和安全的活动以及倡议,职员的健康状况

---

①　孙蕾,孔桂兰,曲直,等.PATH 对我国医院评审的启发和意义[J].中国卫生质量管理,2014,21(5):41-44.

②　李玲.中国公立医院改革[M].北京:社会科学文献出版社,2012.

续表

方　面	指标定义	分　层
问责管理	问责管理是指一家医院能够顺应社会的需要,确保护理的连续性和协调性,促进健康,具有创新性,并为所有公民提供医疗服务,不分其种族、身体状况、文化和社会背景以及经济状况	医院/社区一体化,公共健康方向
安全性	安全方面的评估,如一家医院有适当的设施,并度量医疗服务提供过程,适当地防止或减少对患者、医护人员和环境的损伤或破坏风险,而且也促进了安全观念的变化	患者安全、人员安全、环境安全
以患者为中心	以患者为中心是绩效一个层面的表现,如一家医院将通过特别注意患者及家属的需要,患者的期望,迅速进入医院的医护支持网络,与其他人交流,治疗保密性、尊严、对医疗服务的选择,并希望迅速、及时地得到护理,将患者放在护理和提供服务的中心	职员定位,对患者的尊重

表 2-7　PATH 核心的医院绩效指标

层次/亚层	绩效指标	分　子	分　母
		维度一:临床效应以及安全性	
恰当的照顾	剖宫产	分娩总数中剖宫产所占数量	分娩总数
对治疗过程的遵守程度	追踪预防性的抗生素用量:合理审查的结果	版本 1:审定医疗记录的证据总数与医院的准则相比可证明是否过度使用抗生素[太早和(或)过长、剂量太高、范围太广谱] 版本 2:审计医疗记录的证据总数与医院准则相比可证明是否使用抗生素未过量[太早和(或)过长、剂量太高、范围太广谱]	对一个特定追踪者治疗过程的记录总数
护理成果以及安全过程	对于处于特定状态以及使用特定程序治疗的追踪者的死亡率	分母总数中死于该医院的病例数	对于特定状态以及过程的追踪者的总数量
	对于处于特定状态以及使用特定程序治疗的追踪者的重新接纳入院的情况	在病例总数分析中的通过(急)诊出院后—在一个固定的后续行动期间—来自同一个医院和一个接纳有关诊断的初步护理	处于特定状态以及使用特定程序治疗的追踪者的总数量
	入院后,为特定的追踪者所做的当日手术量	突然接纳的病例数	一天内患者接受手术或有出院意愿的总数
	对于选定的追踪条件和程序 48 小时内回到更高水平的服务(如急性重症护理)	总人数中的患者非预期地(一次或多次)转移到更高层次的护理(重症监护或中等监护)48 小时内(或 72 小时,以考虑到周末效应)从高水平护理病房转移到急性病房	入院患者向集约型或中等监护病房转移的总数
	哨兵事件指标	二元变量 A:存在的一个正式的哨兵事件登记程序。二元变量 B:存在一个正式的程序以应对哨兵事件＋程序的描述	

层次/亚层	绩效指标	分　子	分　母
维度二：效率			
恰当的服务	特定手术过程的当日量	1 天内进行某种手术的患者总数	
生产力	特定追踪者的住院时间长度	在数天的住院治疗之中的住院时间。1 天的住院即出院算作 1 天	
设备的使用	药品的存货清单	本年年底药品存货的总价值	1 年内的药品总支出/365
	外科手术室使用强度	患者麻醉小时数	手术室手术数×24 小时
维度三：职员定位和工作人员的安全			
前景以及个人需要的认可	培训花费	致力于员工培训的所有活动费用	发放薪水的平均雇员人数（替代：平均全职员工人数）
促进健康和安全的倡议	促进健康活动的支出	致力于员工培训的所有活动的费用	发放薪水的平均雇员人数（替代：平均全职员工人数）
行为反应	旷工：短期缺勤	护士和护士助理的医疗或非医疗理由缺席的天数在 7 天或更少，不包括节假日	相当于全职护士和护士助理的总数×合同内每年全职工作人员的工作日数（如 250）
	旷工：长期缺勤	护士和护士助理的医疗或非医疗理由缺席的天数在 30 天以上，不包括节假日	相当于全职护士和护士助理的总数×合同内每年全职工作人员的工作日数（如 250）
职员安全性	皮肤损伤	1 年内在正式的数据库或职业病科登记的皮肤损伤（包括针头伤害和锐利设备伤害）	相当于全日制工作人员和非工薪医生平均人数
	人员过多的每周工作时间	基于所有每周工作时的研究，每周专职工作人员（护士和护士助理）中工作超过 48 小时的人数	（工作总天数－法定节假日）×全职员工数

续表

层次/亚层	绩效指标	分 子	分 母
维度四:问责管理和环境安全			
系统整合和可持续性	连续性项目的患者调查平均评分	指标数据的获得是根据医院进行的问卷调查计算得出的。这不是作为国际比较,也不是作为国内比较,而是作为该组织的后续提升行动。如果标准的调查在某一个国家使用,建议使用该国家的基准	
公共健康方向:促进健康	出院时母乳喂养	总数中,出院时母乳喂养的母亲人数	以符合非剖宫产标准的分娩总数
以患者为中心	在对患者调查中,患者总体认知以及满意程度项目的平均评分	指标根据在目前使用的医院进行的问卷调查计算得出。这不是作为国际比较,也不是作为国内比较,而是为该组织的后续提升行动。如果标准调查在某一个国家使用,建议使用该国家的基准	
人际方面	在对患者调查中的患者总体认知以及满意程度项目的平均评分	指标根据在目前使用的医院进行的问卷调查计算得出。平均评分是根据所有涉及人际方面的问题计算而得。这不是作为国际比较,也不是作为国内比较,而是为该组织的后续提升行动。如果标准调查在某一个国家使用,建议使用该国家的基准	
客户导向:获得	最后 1 分钟取消手术数	手术取消或推迟超过 24 小时的患者总数,在此期间进行研究以确定该患者是否符合标准	准许对其进行手术的患者总数,在手术前的时间内进行研究以确定其是否符合手术标准
客户导向:信息和权利	在对患者调查中对于信息以及权利项目的平均评分	指标根据在目前使用的医院进行的问卷调查计算得出。平均评分是根据所有涉及患者信息和权利方面的问题计算而得	
客户导向:连续性	在对患者调查中对于连续性项目的平均评分	指标根据在目前使用的医院进行的问卷调查计算得出。平均评分是根据所有涉及有关服务的连续性计算而得	

(二)美国医院考核评估体系

1. 美国最佳医院

自 1993 年开始,美国芝加哥大学全国民意研究中心(National Opinion Research Center,NORC)和美国研究三角学院(Research Triangle Institute)等第三方评价机构制定了一套医院评价体系,以专栏的形式每年在"美国新闻与世界报道"(US News & World Report)所属杂志和网站上发布针对医学各个学科领域和医院综合的最佳排名。

(1)评价目的:美国最佳医院评价体系是一个客观简明、面向公众、以临床专科医疗水平为评价对象的指标体系,其主要对各医疗机构的专业水平进行横向比较,为患者提供指导信息,告诉患者哪家医院在处理疑难杂症方面能提供更好的医疗服务[①]。

(2)评价数据来源:美国最佳医院评价体系采用的数据主要来自美国医院协会(American Hospital Association,AHA)。AHA 利用医院数据库每年从各医院获取数据,若缺少当年数据则用前 2 年的平均值替代。目前,该评价体系的数据已涵盖全美 6000 多家医院数据库。还有部分数据来自美国国家癌症研究院(National Cancer Institute,NCI)、美国护士认证中心(American Narses Credentialing Center,ANCC)、细胞治疗认证基金会(Foundation for the Accreditation of Cellular Therapy,FACT)、国家老年学研究所(National Institute on Aging,NIA)、国家癫痫中心协会(National Association of Epilepsy Centers,NAEC)和美国医疗保障与医疗救助服务中心(Centers for Medicare and Medicaid Services,CMS)等社会组织。

(3)评价方法:美国最佳医院的评价首先确定了 16 个待评价专科,即肿瘤、心脏病、糖尿病和内分泌、耳鼻喉科、消化科、老年病、妇科、肾脏病学、神经内科和神经外科、眼科、骨科、肺病学、精神病科、康复科、风湿科、泌尿科,其中有 12 个专科是通过计算医院质量指数(index of hospital quality,IHQ)进行医院评价的。IHQ 分为 4 个方面,以 Donabedian[②] 模型的结构(structure)、过程(process)和结果(outcome)为主体,辅以患者安全指数(patient safety index),所占权重依次为 30%,32.5%,32.5% 和 5%。因为眼科、精神病科、康复科和风湿科 4 个专科以门诊患者为主,且死亡病例极少,尚未找到敏感且有意义的结构和结果指标,所以采取基于过程的唯声誉排名法。IHQ 原始总分转换成百分制形式,各专科第一名即为 100 分,再根据得分情况,得到最终排名,并区

---

① 侯胜超,秦方,张士靖.美国几种医院评价方法介绍及启示[J].中华医院管理,2012,28(7):556-558.
② Donabedian 是美国医疗系统质量研究领域最具权威的学者之一。其通过一生中的 8 本专著、50 多篇论文以及无数次学术报告,改变了人们关于医疗服务系统的整个思想。早在 20 世纪 60 年代,他就开始把注意力集中在医疗服务的质量上。他的所有著作都围绕着一个核心问题——"你如何知道自己是否获得了高质量的医疗服务?"在他 1966 年的一篇开创性论文中,他第一次提出了医疗质量概念的三维内涵,即结构-过程-结果,从而建立了各国沿用至今的医疗质量评估范式。

分平均标准差大于 3 或 4 的医院。在专科排名中,平均标准差大于 3,且拥有此类专科达到 6 个以上的医院则进入综合荣誉榜。

(4)主要评价指标:美国最佳医院的评价指标分 4 类,即基础建设、过程、结果和患者安全指数。

基础建设指标(structure index):要求考察专科的基础建设情况。考察指标包括以下两大方面。①医疗技术项目指标:根据不同专科需求,配以相应的医疗技术设备和服务,如肿瘤科应配以 CT、磁共振、肿瘤宣教服务等 7 项指标。②收容量指标:包括护患比例指标、创伤救治中心等级指标、患者/社区服务指标、老年服务指标、妇产科服务指标、监护病床数指标、国家癌症研究所等级指标、安宁护理指标、护士技术等级指标、癫痫中心等级指标。不同专业的学科,选取的考察指标不尽相同。基于各自专科考察指标得到基础建设的得分。

过程指标(process index):采用考察医院专科的声誉来评价。通过调查问卷的方法,在每个专科内随机抽取 150 名注册的执业医生,要求被调查医生列出本专业领域内水平最高的 5 家医院。过程指标得分通过被调查者所选医院比例计算权重,再将计算权重根据美国的 4 个地区(北部、中部、南部、西部)和学科分层进行校正,得出最终得分。

结果指标(outcome index):用校正后的死亡指数作为结果指标。利用 APR-DRG(all patient refined diagnosis related group)方法计算专科死亡率,再根据专科的收容量和护患比等指标进行校正,得到死亡指数。由于计算方法比较复杂,因此在此不赘述。

患者安全指数:所含指标较为具体,有外科住院患者因严重可愈并发症死亡数、医源性气胸、术后出血或血肿、术后呼吸衰竭、术后切口裂开、意外穿刺或裂伤等。不难看出,医疗技术和服务质量是该评价唯一关注的重点,这也体现了其服务公众的评价目的。

2. 汤森路透百佳医院

汤森路透百佳医院(Solucient 100 Top Hospitals)评价体系是由美国 Solucient 公司根据医院规模和教学功能分组进行评价的。数据来源于美国医保局和 Solucient 公司。评价指标和方法如下所述。

(1)评价目的与主体:汤森路透百佳医院致力于创立行业标准,利用公开数据源,帮助医院和卫生系统领导人客观地比较类似医院之间的绩效表现,制定均衡发展规划。该评价体系由美国 HCIA-Sachs 研究所于 1993 年创立,研发者每年会依据情况变化对个别指标做出调整,目前主要由汤森路透公司实施完成并发布。

(2)数据来源:汤森路透百佳医院从可获取的公开信息得到数据,主要包括医疗提供者分析与总结(Med PAR)数据集、医疗保险成本报告(Medicare Cost Report)和 CMS 医院对比数据集。此外,还用到了医疗供方系统的医院消费者评估(Hospital Consumer Assessment of Healthcare Providers and System,HCAHPS)调查数据、住院医师项目信息(来自美国医学会和美国骨病协会)等。

(3)评价方法:首先建立医院数据库,包含入选特例和排除标准,然后将这些医院按规模和类型分为 5 个对照组,即大型教学医院组、教学医院组、大型社区医院组、中型社区医院组和小型社区医院组。接着使用含 10 个绩效指标的平衡计分卡对医院打分。在打分过程中,通过利用四分位间距法、排除死亡率及并发症指数异常医院、排除运营利润率较差医院 3 种手段进行处理。在指标的权重赋值上,将除 30 天死亡率和 30 天再入院率以外的其他指标赋权重为 1,再将这 2 项指标包含的 3 种疾病,即急性心肌梗死、心力衰竭和肺炎,每种赋权重为 1/6,进而计算得出最终的分组排名。

(4)主要评价指标:汤森路透百佳医院的评价指标分为 3 类,即临床质量、效率与财务状况、患者保健感知。临床质量包括 6 个指标,即风险调整死亡率指数,风险调整并发症指数,风险调整患者安全指数,核心措施平均值百分率,急性心肌梗死、心力衰竭和肺炎 30 天风险调整死亡率,急性心肌梗死、心力衰竭和肺炎 30 天风险调整再入院率等。效率与财务状况包括病情严重调整平均住院时间、调整的住院患者次均医疗费用、调整运营利润率等指标。患者保健感知则通过 HCAHPS 得分(医院总体绩效和患者评级部分)来测度。该评价的目的是创立行业标准,所以评价内容显得相对全面一些,除医疗质量外,还涉及医院管理内容,如效率、财务等。

3. JCI 评审标准

美国医疗机构评审联合委员会(Joint Commission on Accreditation of Health-Care Organizations,JCAHO)是美国国内实施医疗机构评审的专业组织,也是美国乃至世界上历史最悠久的、最大的医院评审机构。JCAHO 的宗旨是通过对医疗服务提供评审以及为支持医疗机构绩效提高提供相关服务,使对公众提供的医疗服务的安全和质量得以持续地改进。国际医疗卫生机构认证联合委员会(JCI)作为 JCAHO 的下属机构,负责对外联络与交流,为美国以外的国家和地区提供医院评审标准,并以促进全球卫生保健质量与患者安全的改善为宗旨。从社会影响方面来看,JCI 是 WHO 认可的医疗认证机构,已成为世界各国医疗机构走向国际市场参与国际竞争的"通行证",只有通过 JCI 评审和认证的医院才能优先获准进入美国国家医疗保险体系。JCI 由美国外科学会、内科学会、医院协会、医学会以及加拿大医学会联合成立。JCI 理事会自 1982 年以来吸收公众代表加入理事会,以促进理事会更好地履行职责。公众代表中有法律教授、律师、基金会主席、大学校长等。任何医疗机构都可自愿申请 JCI 评审,但必须符合下列要求:该机构是目前正在所在国开业的医疗服务提供者并且拥有执照(若需要);该机构承担或愿意承担改善其医疗质量和服务质量的责任;该机构以 JCI 标准为指导提供服务。评审包括 3 个步骤:调查、资料汇总和做出决定。

(1)评价目的与主体:JCI 评审的目的是应对全球医疗领域不断增长的以标准为基础的评价需求,改善医疗服务的质量与安全,为国际社会提供标准化的、客观的评价医疗机构的流程。JCI 鼓励医疗机构应用国际公认的标准、国际患者安全目标和各种可衡量指标等来展现其不断的、可持续发展的改进。其主要由美国医疗机构评审联合委员会(JCAHO)下属的国际部提供评审服务。在美国,如果一家医院在JCAHO 检查中能够获得较高分数,就代表其达到国家标准且能够提供高质量的医疗服务。因此,JCI 的认证结果在客观上对患者形成了一种评价和判断的认知。

(2)数据来源:对员工和患者的访谈和其他口头信息;检查员现场观察医疗流程;医疗机构提供的规章制度、程序及其他文件;作为评审过程一部分的自我评估结果等[①]。

(3)评价方法:由 JCI 总部向申请评审的医疗机构派驻检查员,检查员在现场使用追踪检查法进行评审。追踪检查法是利用真实患者来分析医院医护服务系统的一种方法,并作为遵守国际标准方面的评估框架。其主要内容包括:①结合使用评审检查申请书中提供的信息;②追踪一定数量患者对医疗机构整个医疗流程的体验;③允许检查员检查医疗流程中一个或多个环节,或环节衔接处的表现。评审委员会将综合考虑被评机构的单项得分和总分对照评审规则得出结论(通过评审、未通过或是有条件通过),并出具评审报告,必要时对被评机构进行跟踪随访。在具体评审过程中,调查方法包括访谈、观察和文件回顾。调查员在现场使用追踪检查法进行评审。例如根据追踪检查法,调查员选择一个患者,并把他的医疗记录作为一个路线图,以此评估医疗保健系统的医

---

① 王羽.美国医疗机构评审国际联合委员会医院评审标准[M].北京:中国协和医科大学出版社,2012.

疗服务。JCI往往跟踪一个患者从门诊、入院、手术、出院的全过程，来现场观察医院各相关部门的规范管理和符合标准情况，且较多地使用约见普通职工、与患者交谈等方式获取信息，相对来说比较真实、可靠和客观。

（4）评价指标：分为"以患者为中心的标准"和"医疗机构管理标准"两个部分。"以患者为中心的标准"部分主要考察医疗可及性和连续性、患者与家属的权利、患者评估、患者治疗、麻醉和外科治疗、药品管理和使用、患者与家属的教育、麻醉和外科治疗等方面。"医疗机构管理标准"部分则侧重于评估质量改进与患者安全，感染预防与控制，治理、领导与管理，设施管理与安全等方面。可见，JCI的具体指标涉及医院的方方面面，显然，这是出于其认证目的的需要。JCI标准（第5版）见表2-8。

表 2-8　JCI 标准（第 5 版）

章　节	内　容	条　款
第一部分	**以患者为中心的标准**	**共 8 章**
第一章	国际患者安全目标	共 10 款标准
第二章	可及且连续的医疗护理服务	共 26 款标准
第三章	患者与家属权利	共 19 款标准
第四章	患者评估	共 38 款标准
第五章	患者医疗护理	共 26 款标准
第六章	麻醉与外科医疗护理	共 16 款标准
第七章	药品管理和使用	共 19 款标准
第八章	患者与家属教育	共 5 款标准
第二部分	**医疗机构管理标准**	**共 6 章**
第一章	质量改进与患者安全	共 12 款标准
第二章	感染预防与控制	共 20 款标准
第三章	管理部门、领导和指导	共 33 款标准
第四章	设施管理与安全	共 23 款标准
第五章	员工资格与教育	共 24 款标准
第六章	信息管理	共 16 款标准
第三部分	**教学医疗中心标准**	**共 2 章**
第一章	医学专业教育	共 7 款标准
第二章	以人为对象的研究项目	共 10 款标准

（5）评审特点：第一，JCI评审标准体现了多种管理理念及方法，如对医疗机构全体员工参与的要求，体现了全员质量管理和民主决策的管理理念；对医疗护理质量和各项保障服务开展全面的信息采集、分析，质量、效率及效果评估，体现了对全面质量管理的要求。第二，以患者为中心的核心思想。JCI评审的核心是患者安全和医疗质量的持续改进，把患者、家属和医疗机构员工的

安全问题作为医疗机构评审的重要内容。该标准用 5 章内容来要求医院做到"以人为本",保障患者和家属的权利,体现了对患者权益和服务获得程度的关注。第三,评审是自愿性质的。JCI 评审最具权威性与影响力,其标准可适用于不同规模的医疗机构进行评审。第四,吸收社会力量参与医院评价。现在 JCI 理事会的成员共 29 位,其中公众代表 6 位,占席位近 1/5。

4. IQIP 医疗质量评价

(1)评价组织:国际医疗质量指标体系(International Quality Indicator Project,IQIP)是美国绩效科学研究中心(Center for Performance Sciences,CPS)开发的用于监测和评价医院医疗质量的指标体系。目前,该指标体系是在世界范围内应用最广泛的、以注重医疗服务结果(outcomes)为主要特征的医疗质量评价指标体系。

(2)评价指标:IQIP 标准共有 25 类 285 项指标,按医院类型可分为急性病治疗(如综合医院)、慢性病治疗(如疗养院、护理中心)、精神病康复治疗(如精神病院)和家庭保健(如社区卫生服务中心)4 类指标,其中用于评价综合医院的指标共有 21 类 267 项。一级指标包括:重症监护室使用医疗器械相关的医院感染发生率、重症监护室医疗器械使用天数、手术部位感染率、手术前预防性使用抗菌药物的时间、住院患者死亡率、新生儿死亡率、围手术期死亡率、剖宫产率、因相同或相关疾病非计划再入院率、门诊诊疗后非计划入院率、非计划重返重症监护室发生率、非计划重返手术室发生率、患者身体约束使用率(身体约束的原因与持续时间)、患者在医院内的跌倒发生率及其伤害程度分级、重症监护室中镇静和镇痛药物使用率、压疮发生率、因相同或相关疾病非计划重返(急)诊科发生率、已挂号患者在(急)诊科的停留时间及处置、因(急)诊科医师与放射科医师的 X 线报告差异导致(急)诊患者调整诊疗的比例及已挂号患者完成诊疗前离开(急)诊科比例、已挂号患者取消当日门诊诊疗安排发生率。

(3)评价方法:IQIP 属于动态监测型评价,由美国绩效科学研究中心和霍普金斯大学联合开展监测。参与评价的医院定期上传数据,由评价机构分析数据,通过自身纵向比较和医院间横向对比反馈个性化的评价报告,指导医院持续改进医疗质量。IQIP 以健康结果为导向,关注医疗安全(不良)事件,特别强调指标的可测量性和可比性,因此既可用于医院自身质量评价与持续改进,又可用于同类医疗机构间的横向对比。正是基于这些特点,IQIP 成为目前国际上应用最广泛的医疗质量监测体系之一。

5.美国退伍军人医院考核评估体系

美国退伍军人事务部(Veterans Affairs,VA)是美国联邦政府的第二大部，仅次于美国国防部。其下设 3 个职能部门——负责退伍军人及其符合条件的家属健康医疗的 VHA、负责退伍军人福利的 VBA、负责典礼仪式等事务的 NCA。VHA 人员最多，资金投入最大。VHA 各级医疗机构在 VA 的监管下协同运作，在提供医疗服务的可及性与公平性、参与科研教学、参与应对突发性事件救助等 3 个方面充分体现了公立医院机构应承担的公益性职能。

VHA 的 6 个价值范畴是 VHA 各项活动成功的关键：①临床质量(clinical quality)；②医疗可及性(access)；③患者满意度(patient satisfaction)；④临床功能(clinical function)；⑤社区健康(community health)；⑥成本效益(cost-effectiveness)。对 VHA 的考核就是围绕这些价值范畴进行的，具体体现为外部考核与内部考核。

(1)外部机构对 VHA 的考核。

1)美国国会对 VHA 的考核：根据美国 1993 年颁布的《政府绩效与结果法案》(*Government Performance and Results Act*)，作为内阁组成部门的 VA 每一财政年度应向白宫和国会提交绩效和责任年报(Annual Performance and Accountability Report,PAR)，详细汇报前一财政年度对所定工作目标的完成情况。VHA 作为 VA 的重要成分，对其绩效的评价考察是报告的重要组成部分。规定特别要求对于没有实现的目标，在汇报中要做出详细的解释。年报会及时公布在 VA 官方网站，接受公众监督。

2)监察办公室(VA Office of Inspector General,VAOIG)对 VHA 的考核：根据 1978 年颁布的《监察员法案》(*Inspector Act*)，VA 作为联邦政府的重要机构，设有监察长办公室，作为一个独立的、客观的机构，每半年向国会提交有关 VA 活动的工作报告(Semiannual Congress Report)。VAOIG 下设的几个办公室都分别从不同角度对医疗进行监管。医疗监察办公室(Office of Healthcare Inspection,OHI)负责监察医疗质量问题；审计办公室(Office of Audit,OA)负责医疗提供有效性(efficacy)与效率(effectiveness)的平衡协调；调查办公室(Office of Investigation,OI)负责调查犯罪或行政管理上的过失行为，包括医务人员对患者的犯罪，对医疗用品、药品的偷窃行为等。

3)外部同行评估(External Peer Review Program)：相比较行政机构的考核，外部同行评估的专业性更强，评估的项目也比较具体。例如，其考核项目包括以下几个方面。①如下疾病的诊断准确度：阑尾炎、急性心肌梗死、肺癌及直肠癌。②对以下疾病已制订的治疗措施的遵照程度：急性心肌梗死、上胃肠道出血、下胃肠道出血、肠梗阻及严重抑郁。③以下手术并发症的发生率：胆囊切除术、前列腺切除术、心脏搭桥手术、颈动脉内膜切除术及腹腔主动脉动脉瘤修复。

（2）VHA 内部机构考核。

作为对外部考核的积极响应，同时也为了提供高效、高质、及时、公平、以患者为中心的医疗服务，VHA 设定了一套完整的"质量管理体系"，该体系对增进质量的具体措施以及相应的考核办法、指标都有所规定。考核体系的重点是强调对高层领导的责任，对 VHA 组织中上至 VHA 总负责人，下至普通医务人员的主要工作要求、职能范围都做了明确规定，要求在每一医疗机构的管理中予以贯彻。

围绕战略目标，VHA 设置了一系列绩效考核指标。指标设定的原则可以概括为如下几点：①客观，可测，建立在数据与事实的基础上；②可计量；③更加注重最终结果而非过程；④尽量避免指标过多；⑤可比性，即指标能够与同社区的私营医疗机构进行比较，以及可同按照医疗机构认证联合委员会（JCAHO）所指定的一些指标进行比较。具体指标见表 2-9。

表 2-9　围绕战略目标 VHA 设置的绩效考核指标

（1）患者满意度的具体考核指标	Ⅰ.患者满意度综合指标	你对在这个机构接受的医疗服务的满意程度是多少
		你如何评价其医疗水平
		你是否愿意再次到这里进行治疗
		你是否得到了应有的尊严与尊重
	Ⅱ.及时性	加入初级保健的天数
		与初级保健诊所预约所需要的天数
		与特殊诊所预约所需要的天数
		登记后受到医疗提供者接待的等待时间
		得到门诊处方所需的时间
	Ⅲ.到社区医疗机构就医的方便程度	是否有 30 分钟内可以到达的社区诊所
		是否有 30～60 分钟可以到达的重症住院医疗机构
		是否有 30～60 分钟可以到达的长期护理机构
	Ⅳ.满足患者的需要	患者偏好，如患者是否感到他们对诊断或治疗的选择权受到了医护人员的尊重
		提供情感支持，如患者是否感到可以放心与医护人员讨论他们所关心的事情
		护理协作，如患者是否感到其护理团队成员之间，以及与患者之间存在交流
		提供舒适，如患者是否感到医护人员在多大程度上对患者要求减轻病痛做了回应
		转到其他形式的治疗，如患者是否感到这样的改变是有充分计划的

续表

（2）住院与门诊医疗质量的考核指标	患者在30天之后再次就诊的百分率 风险调整后的心脏手术死亡率 疗养院获得性压力疼痛的发生 门诊患者中超过2次得到安定药物处方的人数 对严重心肌梗死的患者开始进行溶解血栓治疗的平均时间 计划外重返手术室的次数 风险调整后的12个VHA最普遍的诊断病种的住院天数 住院患者与门诊患者医疗成本比率 每一次住院的实际成本 每一次门诊的成本 退伍军人得到门诊医疗服务的比例 疗养院每位患者的直接成本和间接成本 多次得到急救室治疗的患者百分比 手术实施前的住院时间 重症医疗服务的平均住院时间 门诊患者接受手术治疗的百分比 医疗成本收取项目的拒付百分比

（三）澳大利亚公立医院考核评估体系

1. 澳大利亚联邦政府对公立医院的考核评估

1984年，澳大利亚建立了全民医疗服务制度，即澳大利亚全体公民和居民均可获得由公立医院提供的免费服务。澳大利亚卫生部设立的公立医院提供服务的核心原则是：①免费；②保证医疗可及性及依据诊疗需要安排等待时间；③保证地理位置上医疗可及的公平性。2008年，联邦政府出版了《健康与养老体制绩效指标》（*A Set of Performance Indicators Across the Health and Aged Care System*），评估医疗体系状况以及指导政策改革计划。

（1）考核指标设计的原则。考核指标需要能够评估医疗服务体系的表现。具体考核内容包括：指标发布的适用性；全面反映卫生体系活动及联邦政府与州政府的责任；侧重公平性，及医疗服务的最终结果。除此之外，还有些需要优先考核的问题，包括：反映改革方向的指标；注意评分结果的分布不至于太大，以"鼓励"积极的改变；指标对于变化环境的可适应性和可改变性。

（2）考核指标设计过程。澳大利亚卫生福利研究所（Australian Institute of Health and Welfare，AIHW）负责于2008年6月前设计完成考核指标。设计的过程如下：确立指标设计原则；回顾现有的正在使用的指标；新设计指标草案；

与政府相关部门切磋讨论指标合理性;提交最后正式的指标设计报告。

(3)考核指标的内容。现在这套体系包括 40 个指标,分别属于 9 个大类,见表 2-10。

表 2-10　澳大利亚公立医院考核指标

健康水平	预防程度	可及性
• 预期寿命 • 婴儿死亡率 • 可预防疾病的患病率 • 可避免死亡的死亡率	• 流行病风险因素 • 进行全面发育健康检查的孩童数 • 癌症筛查率 • 低出生重婴儿比例 • 免疫接种率 • 公共卫生支出	• 医疗服务使用差价 • 可避免的住院 • 等候时间 • 精神病治愈比例 • 居民社区养老服务 • 住院日 • 总成本中个人支付比例 • 因贫穷而延期治疗的患者
医疗服务质量——适宜性	医疗服务质量——安全性	医疗服务的一体化及连续性
• 糖尿病患者 HbA1c 低于 7% 的比例 • 怀孕期前 3 个月产前探视的百分比 • 患癌症 5 年的患者存活率 • 住院死亡率 • 接受哮喘治疗的患者中患者哮喘发作的百分比 • 外科/精神科入院 28 天内计划外再入院的人数 • 服务被认可的百分比	• 选择性不良事件 • 独立同行评议 • 潜在的静脉血栓栓塞患者中被确诊的成人患者	• 有电子记录出院 1 日状况的患者百分比 • 出院 5 日内的出院综合护理计划 • 慢性患者拥有的全科医生百分比 • 精神病患者出院后社区护理
患者至上	卫生费用的有效性	持续性
• 以患者为中心(基于对患者而言重要的方面)	• 急性病医院的调整病例组合的每分离成本 • 每专科医生医疗服务的总成本	• 医疗保健/养老保健的从业人员流入/流出人数占医疗从业人员的百分比 • 联邦/州/特区政府的医疗支出占 GDP 的百分比 • 经认可的培训岗位数 • 资本支出占总医疗保健/养老保健支出的比例 • 医疗研究所占 GDP 或卫生费用的百分比

2. 澳大利亚医疗服务标准委员会(ACHS)评价认证

(1)评价组织:澳大利亚卫生部门认可 ACHS,QIC,AGPAL 等多项认证制度,其中 ACHS(Australia Council on Healthcare Standards,澳大利亚医疗服务标准委员会)的认证最具代表性,是国际公认的医疗服务认证机构,旨在持续评估医疗机构服务表现,促进和提升医疗机构服务质量与安全。该委员会成立于 1974 年,是一个独立的、非营利性的机构,至今已为全球超过 1450 家医疗服务机构提供了优秀的管理和服务模式。ACHS 的主要任务是制定卫生服务标准和评价医疗服务质量。在质量评价方面,ACHS 主要聚焦于机构服务质量和临床技术质量两个方面:机构服务质量评价是通过开展评估和质量改进项目(Evaluation and Quality Improvement Program,EQuIP)实施的,覆盖澳大利亚2/3以上的卫生服务机构;临床技术质量评价是通过"临床指标项目"(Clinical Indicators,CI)实施的。其医疗机构认证分为3年期认证(符合认证标准)和1年期认证(基本符合标准)。

(2)评价标准:2003 年第 3 版《EQuIP 评估认证标准》包括服务连续性、领导力和管理能力、人力资源管理、信息管理、医疗技术操作、环境设施等方面内容。

(3)评价方法:ACHS 的认证过程主要包括如下 3 个阶段。①医疗卫生机构为认证做准备,医疗卫生机构与该委员会联系,该委员会通过其出版物、培训项目帮助医疗卫生机构准备认证。②该委员会派出调查组进行现场调查,医疗卫生机构申请认证调查的时间长短由机构的规模决定,通常为2～5天。调查组由经过特殊培训的医疗、护理和管理委员组成,由主要成员主持总结会和讨论调查结果,并由调查人员完成调查报告。③调查报告提交给该委员会进行投票表决,并将认证结果通知医疗卫生服务机构,然后为其颁发证书。认证结果有如下 3 种。①3 年期认证:表明该机构符合认证标准。②1 年期认证:表明该机构没有充分达到认证标准。若该机构遵照标准,那么可以授予另外 2 年期的认证证书。③未通过认证。ACHS 认证评估具体分为 5 个评审等级,也就是LA,SA,MA,EA 和 OA,分别表示具有基本认识、尚未达标、基本达标、优异杰出和可做示范 5 个水准。这些不同的等级可以让医院意识到问题所在,并持续改进。ACHS 认证指南为澳大利亚卫生服务机构提供标准,包括医疗卫生服务机构提供的行政管理和所有主要职能服务的标准,反映的是已经建立的职业性标准,并在不断地改进和完善,其目的同样是为了获得高质量的医疗服务,它强调评估一个组织内部结构和程序以及为患者提供服务的情况。标准包括医疗和护理标准、社区卫生服务标准、外科服务标准、环境服务标准等,有关质量保证的规定是强制性标准,并把临床指标应用于认证过程中。临床指标的测定是关于服务过程和服务数量的目标量度,能使 ACHS 认证围绕服务的管理和产出以及医疗卫生机构的结构和程序展开。

(四)英国医院考核评估体系

1.星级医院评审制度

(1)评价组织:20 世纪 80 年代,英国国家卫生服务制度下的卫生服务是卫生部通过地区和地方卫生主管部门所实施的直线管理。但是,效率低下以及由此引起的排队现象,一直困扰着英国的国家卫生服务系统。英国国家卫生部为了提高医疗卫生机构的工作效率,在卫生单位开展"企业文化"建设,制定了 21 项指标,开展星级医院评审(Star Ratings),并在 2001 年开始实行。

(2)评价指标:该制度制定了 21 项指标,其中 9 项关键的指标分别为:等待预约住院患者的数量少、门诊等待的时间减少、无预约住院等待 18 个月以上的患者、无被(急)诊全科医生怀疑为乳腺癌等待门诊治疗大于 2 周的患者、满意的财政情况、在推车上等待 12 小时以上的患者少、当天取消的手术小于 1%、改善员工生活条件的承诺及医院清洁状况。

(3)评价方法:9 项指标全部达标的医院,被视为三星级医院;有 1 项或 2 项未达标的,被视为二星级医院;再有 1 项显著未达标的,被视为一星级医院或最差的医院。达到三星级标准的医疗机构将不受政府控制,获得自由奖励员工和开设新技术服务公司的权利。而无星级的医疗机构会受到卫生机关的严密监督,并限期 3 个月改正,否则,医疗机构的首席执行官将被解除职务。星级医院评审不考虑医院规模大小与技术高低,主要看服务水平。在英国,这项评审制度对改进医院服务质量起到了一定的促进作用。

2. NHS 系统绩效评价

(1)评价组织:1999 年,英国以平衡计分卡理念为借鉴,建立 NHS 绩效评价框架(NHS Performance Assessment Framework),旨在通过提供快速、高质量、更优整合的医疗服务,减少不平等的健康服务,以更好地确保大众健康。其绩效评价指标除效率指标外,还包括了质量指标、患者对医疗服务的感受和评价,并首次在英国全国范围内开展了"患者和公众体验调查"。该评价框架包括 6 个维度:①患者的健康改进;②卫生服务的可及性;③医疗服务的有效性;④效率;⑤患者/治疗人群对 NHS 的感受;⑥NHS 医疗服务的结果。2008 年及 2009 年的英国医疗服务年报指出,英国未来 2 年内的卫生工作重点是在全国范围内解决绩效低下的问题。英国卫生部发布了英国国民卫生服务体系绩效评价框架(NHS Performance Assessment Framework:Implementation Guidance),绩效评价结果由卫生部门在其发行物 *The Quarter* 上公布,并由战略医疗局(Strategic Health Authorities,SHAs)和初级保健信托委员会(Primary Care Trust,PCT)对绩效达不到最低标准的医疗机构采取措施。

(2)评价指标:NHS 绩效评价框架建立在国家已有的指标和强制报告数据

的基础上,应用于 NHS 所有医疗机构。其主要目标是通过应用绩效框架,保障持续绩效低下的医疗机构能及时采取措施改进绩效;利用可获得的数据,制定系列的评价指标来评价绩效。医院绩效依据绩效框架中的指标体系和指标评价结果可分为以下 3 种类型:完成(performing)、待定(performance under review)与表现不佳(under performing)。服务质量指标是 NHS 绩效体系的核心部分,主要包括整体绩效评价(integrated performance measures)、患者感受(user experience)和 CQC 注册标准(CQC registration status)等部分。具体见表 2-11。

表 2-11　英国 NHS 系统绩效评价体系

核心维度	次级维度
整体绩效评价	质量(安全性、有效性及患者感受),资源(财务、员工数量、服务能力),改革(服务供给、伙伴关系建设、患者优先、公共卫生基础设施建设)
患者感受	入院和等待;医疗服务安全和质量;更好的信息公开和沟通,供患者选择;构建更加紧密的医患关系;干净、舒适的就医环境
CQC 注册标准	参与信息;个性化护理;治疗和支持;保护与安全;员工匹配度;质量与管理;管理适宜性
财务绩效评价	初步规划;年度财务运行状况;服务量预算;潜在财务状况;财务处理和财务平衡表效益

(五)德国公立医院 KTQ 评审体系

(1)评审组织:1997 年,H. D. Scheinert 博士和 F. W. Kolkmamn 教授(KTQ 现任名誉主席)在德国联邦卫生部的资助下,启动了第一个医院评审项目。2001 年,KTQ 责任有限公司以"德国医院评审透明及合作组织"的名义正式实施医院评审。2002 年 6 月,颁发了第一份 KTQ 证书。2004 年,经过前期测试阶段后,由德国医院协会、德国医师协会、德国护理协会、全德医学会、联邦健康保险公司及德国医疗保险公司等德国所有重要医疗保险公司正式联合成立了德国医疗透明管理制度与标准委员会(KTQ),旨在为医院、门诊、牙科治疗室、心理治疗中心、康复中心以及住院患者(包括部分住院患者)健康护理机构、门诊护理服务、收容所等机构提供自愿认证。其目的是为了促进管理,并促进以上机构实施和不断改善以患者为中心的内部质量管理系统。

(2)评价指标:KTQ 以 PDCA 循环为基本模式设置认证标准,通过 P

(plan,计划)、D(do,实施)、C(check,检查)、A(action,处理),持续改进和提高医院整体质量,为广大患者提供更加优质的医疗服务和更加舒适的就医体验。KTQ认证标准涵盖"以患者为中心""以员工为导向""安全""沟通与信息管理""医院领导""质量管理"6大方面内容,共有25个子目录63条次级标准(包括31条核心标准和32条非核心标准),满分为1413分。

(3)评审方法:KTQ评审完全采取自愿的形式,评审有效期为3年。评审的主要程序有内部评审和外部评审。内部评审是由申请评审的医院按照KTQ标准进行自我评估,由医院成立KTQ专项工作组,根据KTQ评审标准按照PDCA循环的宗旨进行自查,完成自查后由KTQ专项工作组严格按照KTQ要求的格式书写自我评估报告,并建立数据库提交申请。在申请经KTQ责任有限公司同意后,医院可以选择一家KTQ认证代理机构进行外部评审。外部评审由3名评审调查员进行,所有评审调查员均通过KTQ评审的培训和认证,一般由1名主任医师或高年资医师、1名护士长或护理部主任和1名行政主管组成。KTQ评审调查员从内部评审自我评估报告中得到的信息选择检查区域,与申请评审医院共同制订现场调查计划,进行现场调查。现场调查包括现场检查、文件审查和访谈。现场调查时间为5~8天。KTQ评审调查小组会充分考虑评审医院所在国家法律、文化、宗教和习俗的差异。完成现场调查后,评审调查员根据自我评估报告结合现场调查报告形成KTQ质量报告,决定能否通过评审。通过评审后,质量报告发布在KTQ官方网站上,供所有人员查看该医院在质量管理领域的综合情况,真正体现了KTQ评审的公开和透明。

德国KTQ医院评审与我国等级医院评审都是在医疗机构合法执业前提下的一种更高层次的评估,均是通过评审这种"外力"来帮助医院不断找出自身问题,并督促改进以符合评审标准,最终促进医疗质量持续改进和医院绩效的提高,故两者有着诸多相同点。①均为不同国家或地区根据自身特点建立的医院管理质量评价体系。②均看重医院内部管理的科学性、标准化、规范化。例如,两者均强调将质量管理的基本工具PDCA循环作为质量管理运行的基本框架。PDCA循环在评审条款和评审过程中的固化和细化,是这两大评价体系最鲜明的特征。③均强调患者的安全与质量的持续改进。④主要评审方法相同。KTQ的现场调查主要评审形式是现场检查、文件审查和访谈;我国等级医院评审的现场评价主要评审形式是文档查阅、调查访谈、实地访视、抽查考核、案例追踪,其中"文档查阅、调查访谈、实地访视"基本等同于KTQ的"现场检查、文件审查和访谈"。⑤均重视医院信息化建设对医院管理的促进作用。KTQ有一专门目录信息,依托医院信息系统(HIS)对医院管理提出要求;我国等级医院评审标准也强调借助医院信息管理系统,运用信息自动采集与追踪方法学等方法对管理的各个流程进行准确和客观的评估。⑥均由具有丰富经验的专家组成的考察小组对医院进行实地考核。德国公立医院KTQ评审指标体系见表2-12。

表 2-12　德国公立医院 KTQ 评审指标体系

维　度	子目录
以患者为导向	患者护理的一般条件、(急)诊入院、门诊治疗、住院治疗、其他部门转诊、临终和死亡
以员工为导向	个人计划、个人发展、员工调整
安全	安全和保卫系统、患者安全
信息与交流	信息交流技术的发展和使用、患者数据的保存、记录和归档、医院的信息管理、总机和接待以及数据保护
领导	政策和医院文化、策略和目标计划、组织发展、营销及危险管理
质量管理	系统、访谈、投诉管理、质量相关数据的管理

三、国内外研究存在的问题及启示

(一)国内外研究存在的问题

综述国内外医院评价指标的研究发现,美国、英国、澳大利亚等发达国家对公立医院考核的最显著特点是指标的设置体现了医院基本定位、公益性与履行社会责任的大小。没有一个国家把医院的收入、服务量作为考核指标,各国考核的主要范畴是体现公立医院公益性服务的质量、患者安全和资源的使用效率等。国内对公立医院的考核与评价研究主要体现在对绩效、社会责任、社会功能、公益性的评价,考核的指标均集中体现在医疗服务质量、医疗服务效率、政策指令性任务、满意度等内容。值得指出的是,国内外医院评价指标的研究均未考虑不同评价主体的选择与评价指标构建的相互影响。由于公立医院具有多维性的社会职责,不同的评价主体所处的层面和角度不同,因此在公立医院社会评价中发挥的作用也不同,即使是对同一评价内容或评价指标进行评价,不同评价主体也会得出不同的评价结果。笔者认为,公立医院社会评价主体是一个多元的结构,不同评价主体在公立医院社会评价中的权重比例并没有固定的标准和模式,需要根据具体的评价目的、评价内容、评价对象来具体设置。

国内外对医院评价治理主体的阐释,可归纳为以下 3 种。①政府评价,或由政府卫生管理部门聘请社会各界有关专家学者,协同政府对医院进行评价,如我国开展的医院等级评审活动。②独立于项目执行方(医院)和监管方(卫生行政部门)之外的第三方(社会舆论、行业组织等)组织开展的评价,如美国 JCAHO、澳大利亚 ACHS 认证。③半官半民性质的评价主体,具有一定权威的社会第三方学术团体受政府卫生管理部门的独立委托开展评价。

上述国内外公立医院社会评价相关研究基础和文献成果,对本项目的深入研究有重要的帮助和参考作用。我国现行的公立医院评价体系仍然缺乏根本的制度保证,忽视了政府对公立医院的投入与保障机制;评价主体主要体现了政府及医院管理者的角色;评价指标对公立医院的社会职责与公益性的体现不足,且忽视了评价指标选择易受到评价主体利益角色的影响,这在一定程度上导致了我国社会公众对医疗卫生系统的评价偏低。故以实现公立医院社会职责为核心内容,以激活和利用社会系统参与治理为研究视角,探索建立与现阶段我国社会主义市场经济相适应的公立医院社会评价主体及指标体系理论方法等的相关研究,对实现公立医院的科学化、规范化、标准化管理,有效配合和推动公立医院可持续健康发展具有重要意义。

由于多数患者并不了解及知晓等级医院评审制度,也不明白等级医院评审制度实施后对患者自身的影响,因此患者对于等级医院评审制度实施的参与度不高。新的等级医院评审制度时刻体现以患者为中心,处处体现以人为本的理念。可是患者对于就医医院的选择,主要还是停留在医院规模、硬件设施、专家力量上,其次才会关注医院服务。患者并不清楚地知道,医院评审制度会带来医疗质量的提高,能保障患者安全、优化医疗服务。由于等级医院评审制度仍停留在卫生评卫生、自己评自己的基础上,虽然有第三方平台进行了患者满意度调查,但是患者对于等级医院评审制度实施参与度仍然不高,所以导致制度实施结果的可信度不够。

(二)国内外研究的思考与启示

1. 公立医院社会评价体系的建立

从社会视角来考察和评定新时期公立医院应承担的社会职责,以"社会身份"反映其社会价值,探索并建立一套公立医院的社会评价体系,确立明确的评价目的、构建科学的评价指标、选择适宜的评价主体、研制合理的评价方案、搭建有效的评价结果发布平台等组成的相互联系、相互制约、相互作用、相互渗透的有机整体,为适时开展公立医院评价工作提供理论依据,必将对政府和社会加强对公立医院改革与发展具有引导和监督作用,促进和检验其履行社会职责的进度和效果,同时引导社会多方直接或间接参与公立医院治理评价为依托的基本路径,实现有效互动、高度沟通,实现政府主导的公共治理与公众主导的社会自治有机衔接和良性互动,促进构建和谐的医疗秩序、医患关系,帮助决策者制定新时期公立医院的社会政策、公立医院的发展战略,适时衡量整个公立医院系统的发展程度,实现公立医院的科学化、规范化、标准化管理,有效配合和推动公立医院可持续健康发展,促进医院与社会的和谐发展。

2. 公立医院社会评价指标的构建

公立医院是政府为人民群众提供公共服务的重要窗口,政府肩负对公立医院的管理、监督和引导责任,保障其履行社会职责,实现其社会价值。公立医院社会评价指标不仅要体现公立医院社会职责的行为表现,还要体现社会参与且反映政府及相关部门对公立医院的保障、管理、监督和引导职责的测评,最终促进实现医患双方以及全社会的协同满意状态。公立医院社会评价指标体系的构建,需要渗透社会治理理论及策略思维,侧重评定公立医院存在的社会价值,遵循社会公民健康需求及利益诉求发生到不断满足实现的循环回路逻辑,包含支持、过程和结果 3 个维度的层层相互递进及关联互动与影响。支持维度作为过程和结果维度的基础保障和充分条件,确保公立医院履行社会职责的可能性。其过程维度主要反映公立医院履行社会职责的行为表现,应主要包括确保向患者提供优质、高效、可及的基本医疗保健服务,控制管理医药费用及成本,进行医学生实习培养、医务人员规范化培训和进修教育以及科学研究,接受完成政府指令性任务,举办社会公益及慈善活动,规范处理医疗废弃物等内容。结果维度集中反映公立医院治理及社会职责履行的综合效果,体现在医患双方及社会系统关联互动的综合满意度的评价上。

3. 公立医院社会评价主体的选择

评价主体是公立医院社会评价及管理实践的核心要素,选择适宜的评价主体是确保评价效果的关键环节之一。评价主体的选择,首先应遵循独立性原则,只有保持独立才可能不受其他相关利益角色的影响和意见的干扰,从而真实、客观地反映公立医院履行社会职责的实际水平。其次要考虑评价主体的专业性,科学专业地设计、构建并深度解读评价体系及治理目的,有利于掌握并获取真实的数据资料,且能够根据评价结果从专业的视角提出有针对性的治理策略和措施。再次,需分析评价主体的权威性。只有秉公行事、以身作则及勇于承担责任,才会具有社会普遍信服的权威性角色,才能从广大公众的利益诉求出发开展组织评价活动。最后,评价主体选择需要结合个人主观意愿。一般情况下,评价主体参与的主动性越高,其评价活动的组织、过程和结果就越客观和规范。不同的评价主体有其特定的评价优势与劣势,只有综合多元化的评价主体评判结果,才能有效中和或削减不同利益相关主体利益角色的影响及专业性的不足。系统纳入公立医院利益相关主体参与社会评价,根据其独立性、专业性、权威性、主动性的原则,基于评价指标构建与评价主体选择相互影响、相互约束的理论逻辑,根据具体的评价内容配置契合的不同评价主体,以利于公立医院社会评价结果的科学性、客观性、可靠性,以及获得社会普遍的认可和治理效应。

本章小结 本章在总结国内外公立医院评审或评价研究及实践经验的基础上,重点指出了当前我国公立医院评价存在的问题,主要表现在以下几个方面:评价主体主要体现政府及医院管理者的角色;评价指标对公立医院的社会职责与公益性体现不足,且忽视了评价指标选择易受评价主体利益角色的影响。借鉴国外先进管理理念及具体做法,主要得出了以下几点启示:第一,公立医院社会评价指标体系的构建需要渗透社会治理理论及策略思维,侧重评定公立医院存在的社会价值,还要体现社会参与且反映政府及相关部门对公立医院的保障、管理、监督和引导职责的测评,最终促进医患双方以及全社会协同满意状态的实现。第二,公立医院社会评价主体应系统纳入利益相关主体参与,根据其独立性、专业性、权威性、主动性的原则,基于评价指标构建与评价主体选择相互影响、相互约束的理论逻辑,根据具体的评价内容配置契合的不同评价主体,以利于公立医院社会评价结果的科学性、客观性、可靠性,以及获得社会普遍的认可和治理效应。

第三章

研究方案设计与研究方法

★★★ **本章摘要**　本章基于国内外公立医院评价理论及实践经验研究的系统综述,提出了本研究的基本思路及技术路线,主要包括公立医院社会评价理论构建与阐释、利益相关主体对公立医院社会评价的认知及态度、公众参与公立医院社会评价的意愿及形成机制、公立医院社会评价的适宜主体选择及组成构架、公立医院社会评价指标体系与操作方案、医患满意度测评等研究内容;具体介绍了研究设计中所运用的文献资料法、专题小组讨论法、问卷调查法、Delphi专家咨询法、数理统计法、综合评价法、缺失数据处理、正态性检验、调查问卷的信度和效度、结构方程模型等技术与方法。

一、研究的基本思路

围绕我国当前公立医院的社会职责逐渐退化、医患社会矛盾突出、医院等级评审或管理评价及治理效果未能得到全社会的普遍认可等问题,运用社会治理、社会评价等公共管理理论,定性和定量、理论研究和实证研究相结合的方法,梳理国内外公立医院评价研究及实践进展与经验借鉴,科学界定现阶段公立医院社会评价及社会职责的概念及内涵,运用系统分析技术构建公立医院社会评价及治理理论模型。通过现场调查掌握不同利益相关主体对公立医院社会评价的认知及态度、参与评价的主观意愿,重点深入分析公众参与公立医院社会评价意愿的主要影响因素及相互逻辑关系与作用机制,为激活和开发公众参与公立医院社会评价及治理路径和策略提供依据。本研究从反映公立医院社会职责的相关构成要素出发,探讨建立新时期公立医院社会评价的适宜主体及评价指标体系,为探索建立科学规范的公立医院社会管理制度,适时开展公立医院社会评价工作以及政府决策和政策制定提供依据。

二、研究的主要内容

(一)公立医院社会评价及治理理论研究

本研究在社会治理、利益相关者、社会选择、有限理性、社会评价等公共管理理论的指导下,运用系统论及系统分析技术,深入研读国家系列配套文件和实施方案,绘制不同时期我国公立医院社会政策-社会职责-治理路径-社会效果分析路径图表,在现场调研、专家访谈、专题组讨论及相关利益集团分析的基础上,科学界定现阶段公立医院社会职责的概念及内涵,辨析公立医院的公益性、社会功能、社会职能及社会责任等概念的区别与联系,构建公立医院社会评价系统理性模型,阐释其评价目的、评价原则、评价主体、评价指标及评价方法等构成要素,梳理对比分析其履行的社会职责变迁及趋势。

(二)利益相关主体对公立医院社会评价及治理的认知、态度与影响因素研究

本研究通过对文献资料进行整理、归类和分析,梳理公立医院关键利益相关主体,剖析当前公立医院社会职责以及公众参与公立医院监督、评价的权利、责任和义务,研制利益相关主体对公立医院社会评价的认知测评问卷,掌握其对公立医院社会职责、参与公立医院社会评价权利与责任、公立医院社会职责及履行情况、公立医院社会评价的必要性、公立医院社会职责的行为表现、公立医院社会评价纳入政府投入及管理制度等内容的必要性、选择评价主体应遵循的原则、公众参与公立医院社会评价的必要性等内容的认知或态度,以及各类利益相关主体参与评价活动的主观意愿与影响因素。

(三)公众参与公立医院社会评价及治理意愿与形成机制研究

本研究基于理性行为理论、知信行理论、理性行为、计划行为理论及公众参与阶梯理论,分析公众参与公立医院社会评价的主要影响因素及相互逻辑关

系,构建了包括认知、态度、主观规范、知觉行为控制、意愿的公众参与公立医院社会评价意愿的理论框架模型,提出研究假设。通过大量文献资料及深入定性访谈分析,研制公众参与公立医院社会评价的意愿测评问卷,设计公众参与公共事务管理的阶梯分布筛选题项,将公众参与划分为逐渐上升的阶梯参与类型。同时开展现场调查,掌握处于不同阶梯水平的公众参与公立医院社会评价的意愿现状,验证理论框架模型及研究假设对公众参与公立医院社会评价意愿的解释力,探寻公众参与公立医院社会评价的主要障碍因素,并提出对策和建议。

(四)公立医院社会评价及治理主体的选择与组成构架研究

本研究在社会评价适宜性主体选择理论指导及国内外研究述评的基础上,结合公立医院利益相关主体视角下社会评价认知、态度及意愿的问卷调查结果,初步筛选出政府相关人员、医务工作者、社会专业组织、患者及家属、社会公众代表及社会媒体代表等 6 类评价主体,构建公立医院社会评价主体适宜性判断标准,系统分析初选的评价主体的特点以及在评价活动组织实施、评价能力、评价结果运用等方面的优缺点。再通过两轮 Delphi 专家咨询,对初选的评价主体在何种程度上符合适宜性判断标准进行评分,运用综合评价方法对初选 6 类评价主体的评分结果进行排序,筛选出支持-过程-结果三维度最适宜的评价主体,构建公立医院社会评价主体-评价指标的契合匹配模型。

(五)公立医院社会评价及治理指标体系研究

本研究以公立医院履行社会职责的治理效果为导向,在科学界定公立医院社会职责的基础上,从政府投入(支持)、履行社会职责(过程)和社会结果(结果)三维度构建公立医院社会评价指标逻辑模型框架。在文献研究、专题小组讨论以及问卷调查的基础上,初选公立医院社会评价指标并进行指标解释;运用专家咨询法,筛选出反映社会治理要素机制作用下的公立医院履行社会职责的分类指标体系及指标之间的相互关系,结合专家咨询意见,确定核心关键指标;最终确定公立医院社会评价的指标标准值、指标权重、指标采集及测量技术。

(六)公立医院社会评价及治理核心指标——患者满意度测评研究

本研究系统综述了顾客及患者满意度测评体系研究现状,运用定性和定量研究相结合的方法,遵循"理论分析→模型构建→指标筛选→实证优化"的研究范式,从理论层面对当前患者满意度研究及实践应用中普遍存在的问题进行重新审视与分析,试图引入有限理性理论,并在其内涵、外延、适用性条件及相关领域经验借鉴分析的基础上,探索构建医疗服务患者满意度研究策略及框架;从实践层面,基于有限理性理论,筛选出反映医疗服务患者满意度的评价指标,结合专家咨询意见,确定核心关键指标,设计并优化医疗服务患者满意度调查问卷及现场调查方案。

(七)公立医院社会评价及治理核心指标——医务人员工作满意度测评研究

本研究综述了国内外医务人员工作满意度研究进展及趋势,在医务人员工作满意度形成机制及发挥各组成要素对公立医院治理体系和治理能力作用分析的基础上,科学界定医务人员满意度的概念及内涵,探讨工作本身、工作压力、人际关系、工作条件、工作回报及组织管理等因素对医务人员工作满意度的影响,提出研究假设,构建了医务人员工作满意度测评初始逻辑模型和指标体系。运用专家咨询、模糊综合评判法筛选并确定核心关键指标,根据 5 级李克特量表编制要求设计医务人员满意度测评问卷。确定医务人员工作满意度测评调查方案并开展现场实证调查,收集样本数据。运用 Cronbach's α 系数、分半信度系数、探索性与验证性因子分析法,分别分析了医务人员工作满意度调查问卷的信度及效度。

(八)公立医院社会评价及治理策略与政策建议

本研究在公立医院社会评价理论模型构建→利益相关主体的认知及态度→公众参与意愿形成机制→评价主体的选择组成构建→评价指标体系的构建等系统研究的基础上,从政府的职能转变,社会专业组织的发展与培育,社会系统的多元参与监督,社会公众精神培育和参与意识及能力建设,评价结果的发布、申诉、应用等角度,提出由政府委托、社会专业组织主导、公众广度参与的公立医院社会评价有序治理体系的策略与政策建议,并结合当前我国公立医院改革及发展趋势,就下一步需要深入研究的问题及方向进行展望。

三、研究方法与技术路线

(一)文献资料法

以"治理""社会治理""公立医院""社会评价""社会职责""社会责任""公益

性""患者满意度""工作满意度""医生工作满意度"等为检索关键词在中国知网、万方医学网资源、维普、ISI Web of Knowledge、PubMed 等数据库检索2000—2016 年的期刊文献,及《医院管理评价指南(2008 版)》《医院评价标准(征求意见稿)》《二级综合医院评审标准(2012 年版)》《三级综合医院评审标准实施细则(2011 年版)》《关于推进县级公立医院综合改革的意见》(国卫体改发〔2014〕12 号)和《国务院办公厅关于城市公立医院综合改革试点的指导意见》(国办发〔2015〕38 号)等政策文件,对检索文献或资料进行阅读、分析与归纳:①学习社会治理、社会评价理论的发展、内涵及意义;②综述国内外公立医院评审或评价研究及实践经验,分析公立医院评价当前存在的问题,根据国内外教育、环境等领域的社会评价前沿理论或实践,提出研究思考与启示。

(二)专题小组讨论法

通过专题小组讨论,获得公立医院社会评价初选的 6 类评价主体及指标体系初步框架,为进一步开展专家咨询奠定基础。选择政府相关人员、医院工作人员、社会专业组织人员、患者及家属、社会媒体代表等相关人员进行专题小组访谈,探讨其对公立医院社会评价的认知、态度及参与意愿,为《基于社会治理视角的公立医院社会评价主体及指标研究专家咨询表》的设计及修正提供依据。邀请患者及其家属、社会公众代表、医院管理者参与患者满意度测评问卷的设计与讨论,根据预调查的结果及专家咨询的意见筛选评价指标体系,最终形成测评问卷。焦点群体访谈对象组成见表 3-1。

表 3-1　焦点群体访谈对象组成

群体类型	人　数	群体背景	访谈地点
患者及其家属	30	住院患者及部分陪同家属	浙江、湖北、陕西三省某三家公立医院
社会公众代表	10	政协委员或人大代表	浙江、湖北、陕西三省的政协、人大部门
公共媒体代表	20	报社记者及相关负责人员	浙江、湖北、陕西三省各两家主流公共媒体
医务人员	30	医师及少量护士、医疗辅助人员	浙江、湖北、陕西省某三家公立医院
医院管理者	15	医院中层以上干部	浙江、湖北、陕西省某三家公立医院
社会专业组织人员	15	医院协会、医师协会工作人员	浙江、湖北、陕西三省省会城市的医学会
卫生行政部门	6	省卫计委、市卫计委有关处室工作人员	浙江、湖北、陕西三省的卫计委
医保部门	6	市医保中心工作人员	浙江、湖北、陕西三省的人力资源与社会保障部门
物价部门	6	市物价部门有关工作人员	浙江、湖北、陕西三省的物价部门

(三)问卷调查法

1. 运用问卷调查法探索利益相关主体对公立医院社会评价的认知及态度。

面对面问卷及访谈调查的对象主要选取人群:政府相关部门及卫生行政管理人员、医务工作者、患者及其家属、社会公众代表、社会媒体代表等。调查及访谈的内容主要包括公立医院利益相关主体对社会评价的认知、意愿、态度、行为及社会治理预期与医患满意度测评等。其问卷发放及回收情况见表 3-2。

表 3-2　利益相关主体对公立医院社会评价的认知、态度及意愿调查问卷回收情况

调查对象	调查范围	调查内容	发放问卷	回收问卷	回收率/%
政府相关公务人员	浙江、湖北、陕西三省共 9 家省(市)级卫生行政部门或爱国卫生运动委员会	①对公立医院社会评价的认知与态度;②公立医院开展社会评价的必要性;③公立医院社会评价适宜性主体及构成;④公立医院社会职责的行为表现;⑤参与公立医院社会评价的行为意愿	340	331	97.4
医务工作者	浙江、湖北、陕西三省共 8 家公立医院	①对公立医院社会评价的认知与态度;②公立医院开展社会评价的必要性;③公立医院社会评价适宜性主体及构成;④公立医院社会职责的行为表现;⑤参与公立医院社会评价的行为意愿;⑥医务人员工作满意度	550	531	96.5
社会专业组织人员	浙江、湖北、陕西三省医师协会工作人员和医学会工作人员	①对公立医院社会评价的认知与态度;②公立医院开展社会评价的必要性;③公立医院社会评价适宜性主体及构成;④公立医院社会职责的行为表现;⑤参与公立医院社会评价的行为意愿	200	180	90.0
患者及其家属	浙江、湖北、陕西三省共 8 家公立医院	①对公立医院社会评价的认知与态度;②公立医院开展社会评价的必要性;③公立医院社会评价适宜性主体及构成;④公立医院社会职责的行为表现;⑤参与公立医院社会评价的行为意愿;⑥医务人员工作满意度	220	212	96.4

调查对象	调查范围	调查内容	发放问卷	回收问卷	回收率/%
社会公众	浙江、陕西两省共6家公立医院及附近辖区的社区公民	①公众对公立医院社会职责及参与公立医院社会评价的权利和责任的认知;②公立医院开展社会评价的必要性;③公立医院社会评价适宜性主体及构成;④公立医院社会职责的行为表现;⑤参与公立医院社会评价的行为意愿、主观规范、知觉行为控制;⑥参与公共事务管理的情况	1200	1075	89.6
公共媒体	浙江、湖北、陕西三省共6家主流公共媒体	①对公立医院社会评价的认知与态度;②公立医院开展社会评价的必要性;③公立医院社会评价适宜性主体及构成;④公立医院社会职责的行为表现;⑤参与公立医院社会评价的行为意愿	85	81	95.3
合计			2595	2410	92.9

2. 运用问卷调查法测评患者满意度

系统分析国内外患者满意度研究进展及趋势,从医疗服务患者满意度的形成机制出发,科学界定患者满意度的概念及内涵,并在专家咨询的基础上从医疗服务环境、服务效率、服务态度、服务技术和医疗费用5个维度分别设计门诊患者满意度测评问卷和住院患者满意度测评问卷,问卷内容包括以下几个方面。①基本情况,包括性别、年龄、户籍、文化程度、就诊频率等。②医疗服务患者满意度,包括服务环境、服务效率、服务态度、服务技术和医疗费用5个维度,得分为百分制;每个维度分别有4道题,采用5级评分制,每维度即20分制。③患者对服务环境、服务效率、服务态度、服务技术和医疗费用5个维度的重要性排序以及回答的把握程度。调查地点及问卷发放回收情况见表3-3。

3. 运用问卷调查法测评医务人员工作满意度

通过文献综述及现场访谈医务人员,并借鉴员工满意度量表发现,国内外医务人员工作满意度的影响因素、测评量表的构建以及条目筛选,可以从工作本身、工作压力、人际关系、工作条件、工作回报、组织管理六维度设计医务人员工作满意度测评问卷。6个维度为工作本身(2个条目)、工作压力(2个条目)、人际关系(4个条目)、工作条件(4个条目)、工作回报(4个条目)和组织管理(4个条目)。量表采用Likert 5级评分法,从左到右依次为"完全不赞同""不赞同""一般""赞同""完全赞同",得分依次为1～5分,满意度越高,评分越高。其调查地点及问卷发放回收情况见表3-3。

表3-3 满意度测评问卷回收情况统计

医院名称	门诊患者满意度测评问卷			住院患者满意度测评问卷			医务人员工作满意度测评问卷		
	有效问卷份数	发放问卷份数	有效率/%	有效问卷份数	发放问卷份数	有效率/%	有效问卷份数	发放问卷份数	有效率/%
A	51	60	85.00	58	60	96.67	54	60	90.00
B	52	60	86.76	55	60	91.67	52	60	86.67
C	55	60	91.67	51	60	85.00	56	60	93.33
D	52	60	86.67	52	60	86.67	54	60	90.00
E	53	60	88.33	57	60	95.00	53	60	88.33
F	51	60	85.00	55	60	91.67	54	60	90.00
G	53	60	88.33	57	60	95.00	59	60	98.33
H	54	60	90.00	56	60	93.33	54	60	90.00
合计	421	480	87.71	441	480	91.88	436	480	90.83

(四)Delphi专家咨询法

向该领域有丰富知识经验的专家咨询,并对专家的积极程度、权威程度、协调程度进行量化计算。专家咨询共有两个部分。

第一部分为公立医院社会评价主体的选择。在文献研究的基础上,拟定"独立性、专业性、权威性、主动性"为评价主体"适宜性判断标准",初步筛选了政府相关公务人员、医务工作者、社会专业组织(第三方研究机构、医学会、医院协会、医师协会等)、患者及家属、社会公众、公共媒体代表共6类评价主体。运用Delphi专家咨询法,邀请24位国内从事基本医疗卫生服务与管理评价研究及实践的具有副高级职称及以上的专家参与咨询,专家分别集中在医疗卫生管理与政策、临床及预防医学、卫生信息统计及管理、社会保障及基层治理等领域,平均工作年限为15年。请专家对初步拟定的6类评价主体在何种程度上符合"适宜性判断标准"进行重要性评分,打分标准为5级评价:很重要=5,重要=4,一般=3,不重要=2,很不重要=1;再对初筛的评价主体在何种程度上符合其"适宜性判断标准"进行评分,评分范围由弱到强为1～10分。

第二部分为公立医院社会评价指标的选择。在前期文献研究和专题小组讨论的基础上,评价指标体系由初始的96个删减到39个,包括3个一级指标、11个二级指标和39个三级指标。整理分析专家对初选指标的结构、内容、权重评议及指标删减建议。依据 Likert 5 分量表法赋值打分情况,最终修正并确立评价指标及权重系数。专家咨询表的主要内容包括:①引言,说明研究背景、目的和填写说明等;②专家的一般情况,包括职务、职称和工作领域等;③指标体系的重要性与可操作性评分;④专家的熟悉程度和判断依据自评表。在咨询过程中,专家对指标的重要性与可操作性进行打分,打分标准为五级评价:很重要/很好=5;重要/较好=4;一般/一般=3;不重要/较不好=2;很不重要/很不好=1。请专家对二级指标是否属于一级指标、对三级指标是否属于二级指标做出"是"或"否"的判断。均值表示所有专家对指标评价的平均分值,其值越大,表明该指标越重要,操作性越好;标准差与变异系数反映专家意见的集中程度,其值越小,表明专家对该指标的评价意见越集中,协调性越好。具体计算过程如下:

(1)计算全部指标评价等级的算术平均值。按专家对各指标的评价等级递减排队,给每个指标赋予相应的秩次,对 j 指标评价的专家分别给出等级(秩次)求和就是 j 指标的等价总和。

$$S_j = \sum_{i=1}^{m_j} R_{ij}$$

式中,S_j 为 j 指标的等级和;R_{ij} 为 i 专家对 j 指标的评价等级。很明显,S_j 越小,该指标越重要。

$$M_{sj} = \frac{1}{n} \sum_{j=1}^{n} S_j$$

式中,M_{sj} 为全部评价指标评价等级的算术均数。

(2)计算指标等级和的离差平方和。

$$d_j = S_j - M_{sj}$$

式中,d_j 为 j 指标的离均差。

$$\sum_{j=1}^{n} d_j^2 = \sum_{j=1}^{n} (S_j - m_j)^2$$

式中,$\sum_{j=1}^{n} d_j^2$ 为全部 n 个指标等级和的离均差平方和。

(3)协调系数 W 的计算。

$$W = \frac{12}{m^2(n^3 - n)} \sum_{j=1}^{n} d_j^2$$

式中,W 为所有 m 个专家对全部 n 个指标的协调系数;m 为专家总数;n 为指标总数。

当等级相同时,上式中的分母要减去修正系数 T_i,此时 W 的计算如下:

$$W = \frac{12}{m^2(n^3-n) - m\sum_{i=1}^{m}T_i}\sum_{j=1}^{n}d_j^2$$

式中，T_i 为相同等级指标。

$$T_i = \sum_{i=1}^{L}(t_i^3 - t_i)$$

式中，L 为 i 专家在评价中相同的评价组数；t_i 为在 L 组中相同的等级。

协调系数 W 在 $0\sim1$，W 越大，表示协调程度越好；反之，意味着专家协调程度越低。

（4）协调程度的显著性检验。

$$\chi_R^2 = \frac{12}{mn(n+1) - \frac{1}{n-1}\sum_{i=1}^{n}T_i}\sum_{j=1}^{n}d_j^2$$

$$d_f = n-1$$

根据自由度 d_f 和显著性水平 a，从 χ^2 值表中查得 χ^2 界值。如果 $\chi^2 > \chi^2$ 界值，则可认为协调系数经检验后有显著性，说明专家评价或预测意见协调性好，结果可取。反之，χ^2 值很小，如果 $P > 0.05$，则认为专家意见评价或预测的结论的可信度差，结果不可取。

（五）数理统计法

本研究主要运用的数理统计方法有频数分析、构成比、χ^2 检验、t 检验、克朗巴哈 a 系数、因子分析和聚类分析，每种方法的具体分析内容见表 3-4。

表 3-4　数理统计方法及其分析的内容

方　法	分析内容
频数分析、构成比	描述利益相关主体对公立医院社会评价的认知、态度及意愿情况
χ^2 检验/秩和检验	不同利益相关主体对公立医院社会评价的认知、态度及意愿差异分析
均数、标准差、变异系数	公立医院社会评价指标筛选
回归分析	利益相关主体对公立医院社会评价的认知水平的影响因素分析；公众参与公立医院社会评价的意愿影响因素分析
Cronbach'α 系数、分半信度系数	患者医疗服务满意度测评问卷的信度分析
探索性因子分析、验证性因子分析	患者医疗服务满意度测评问卷的效度分析

(六)综合评价法

1. Topsis 法

Topsis 法是系统工程中有限方案多目标决策分析常用的一种方法,它是用归一化后的原始数据矩阵找出有限方案中的最优方案和最劣方案(分别用最优向量与最劣向量表示),然后通过计算与最优方案和最劣方案之间的欧氏距离,获得各评价对象与最优方案的相对接近程度,并以此作为评估优劣的依据。相对接近程度取值在 $0\sim1$。该值越接近 1,表示越接近最优水平;反之,该值越接近 0,表示越接近最劣水平。

(1)原始数据的收集:设有 n 个评价对象,m 个评价指标,得到一个 $n\times m$ 的原始数据矩阵。

(2)评价指标同趋势化。在用 Topsis 法进行评价时,要求所有指标变化方向一致,即将高优指标转化为低优指标,或将低优指标转化为高优指标,通常采用后一种方式。转化方法常用倒数法,即令原始数据中低优指标 $x_{ij}(i=1,2,\cdots,n;j=1,2,\cdots,m)$,通过 $x'_{ij}=1/x_{ij}$ 变换而转化成高优指标,然后建立同趋势化后的原始数据表。

(3)对同趋势化后的原始数据矩阵进行归一化处理,建立归一化矩阵 $\boldsymbol{Z}$。归一化公式如下:

$$Z_{ij}=\frac{x_{ij}}{\sqrt{\sum_{i=1}^{n}x_{ij}^{2}}}(原始数据为高优指标)$$

$$Z_{ij}=\frac{x_{ij}^{2}}{\sqrt{\sum_{i=1}^{n}(x'_{ij})^{2}}}(原始数据为低优指标)$$

经归一处理后的矩阵 $\boldsymbol{Z}$ 为

$$\boldsymbol{Z}=\begin{bmatrix} z_{11} & z_{12} & \cdots & z_{1m} \\ z_{21} & z_{22} & \cdots & z_{2m} \\ \vdots & \vdots & & \vdots \\ z_{n1} & z_{n2} & \cdots & z_{nm} \end{bmatrix}$$

(4)归一化矩阵 $\boldsymbol{Z}$ 的最优向量和最劣向量,即正理想解和负理想解。

正理想解 $\boldsymbol{Z}^{+}=(z_{i1}^{+},z_{i1}^{+},\cdots,z_{im}^{+})$

负理想解 $\boldsymbol{Z}^{-}=(z_{i1}^{-},z_{i1}^{-},\cdots,z_{im}^{-})$

式中,$i=1,2,\cdots,n;j=1,2,\cdots,m$。$Z_{ij}^+$ 和 Z_{ij}^- 分别表示评价对象在第 j 个指标的最大值和最小值。

（5）计算各评价对象指标值与正理想解和负理想解的距离 D_i^+ 和 D_i^-。

$$D_i^+ = \sqrt{\sum_{j=1}^m \left[w_j (Z_{ij} - Z_j^+) \right]^2}$$

$$D_i^- = \sqrt{\sum_{j=1}^m \left[w_j (Z_{ij} - Z_j^-) \right]^2}$$

式中,w_j 表示指标 j 的权重系数。若各指标权重相等,则 $w_j=1$。

（6）计算各评价对象指标值与正理想解和负理想解的相对接近程度 C_i 值。

$$C_i = \frac{D_i^-}{D_i^+ + D_i^-}$$

（7）依据相对接近程度系数 C_i 的大小对评价对象的优劣顺序进行排序。C_i 的取值范围为 $[0,1]$,C_i 值越接近 1,表明评价对象越接近正理想解;C_i 值越接近 0,表明评价对象越接近负理想解。

2. 秩和比法

秩和比法是把各评价指标按其指标值的大小进行排序得到秩次,再用秩次作为变量进行加权综合为秩和比,最后以秩和比的大小对各单位进行排序。同时也以秩和比为基础,运用统计分布、概率论及回归分析等理论和方法对各单位按效益的优劣进行分类。其具体计算步骤如下:

（1）根据评价目的,选择适当的评价指标。

（2）确定各指标权重。

（3）列原始数据表。将 n 个评价对象的 m 个评价指标排成 n 行 m 列的原始数据表,如各个指标不等权,则各指标权重系数单独列一行。

（4）编秩。正指标以最大指标值为 1,次大为 2,余类推;反指标以最小指标值为 1,次小为 2,余类推。正指标为指标值越大、效益越好的指标,反指标为指标值越小、效益越好的指标。

（5）计算秩和比。当各评价指标权重相同时,根据公式 $RSR_i = \frac{1}{m \cdot n} \sum_{j=1}^m R_{ij}$ 计算秩和比。式中,$i=1,2,\cdots,n;j=1,2,\cdots,m;R_{ij}$ 表示第 i 行第 j 列元素的秩。当各评价指标权重不同时,计算加权秩和比 $WRSR$,其计算公式为 $WRSR_i = \frac{1}{n} \sum_{j=1}^m W_j R_{ij}$。式中,$i=1,2,\cdots,n;j=1,2,\cdots,m;R_{ij}$ 表示第 i 行第

j 列元素的秩，W_j 为第 j 个评价指标的权重，$\sum_{j=1}^{m} W_j = 1$。按 $WRSR$ 值对评价对象的优劣进行直接排序。

（6）确定 $WRSR$ 的分布。$WRSR$ 的分布是指用概率单位 Probit 表达的 $WRSR$ 值特定的向下累计频率。其方法为：编制 $WRSR$ 频数分布表，列出各组累计频数 $\sum f$；确定各组 $WRSR$ 的秩次 R 及平均秩次 $\bar{R}$；计算向下累计频率 $p=\bar{R}/n$；将百分率 p 换算为概率单位 Probit，Probit 为百分率 p 对应的标准正态离差 u 加 5。

（7）计算回归方程。以累计频率所对应的概率单位值 Probit 为自变量，以 $WRSR$ 值为因变量，计算回归方程：$WRSR=a+b$Probit。

（8）分档排序。根据 RSR 值对评价对象进行分档排序，分档依据为标准正态离差 u。依据各分档情况下概率单位 Probit 值，按照回归方程推算所对应的 $WRSR$ 估计值对评价对象进行分档排序。具体分档数由研究者根据实际情况决定。

3. 灰色关联分析法

关联度是表征两个事物的关联程度，是因素之间关联性大小的量度。灰色关联分析是灰色系统理论提出的一种系统分析方法[1]。灰色系统理论把一般系统理论、信息论、控制论的观点和方法延伸到社会、经济、生态、医学等抽象系统，结合数学的方法，发展为一套解决信息不完备系统的理论和方法。其基本思路是：根据各比较数列构成的曲线与参考数列构成的几何相似程度来确定比较数列与参考数列之间的关联度。关联分析是发展态势的量化比较分析，实质上是几何曲线间几何形状的分析比较，即几何形状越接近，则发展变化态势越接近，关联度越大[2]。设有 n 个评价对象，m 个评价指标，原始数据见表 3-5。其计算基本步骤具体如下：

表 3-5 原始数据

评价对象	指标 1	指标 2	……	指标 m
对象 1	X_{11}	X_{12}	……	X_{1m}
对象 2	X_{21}	X_{22}	……	X_{2m}
……	……	……	……	……
对象 n	X_{n1}	X_{n2}	……	X_{nm}

① 张惠芳,昌齐.灰色关联分析法在医院管理中的应用[J].中国医院统计,2007,14(1):8-9.
② 杜栋,庞庆华.现代综合评价方法与案例精选[M].北京:清华大学出版社,2005.

(1)确定参考数列$\{X_0(j)\}$。根据研究目的,指定一个参考数列$\{X_0(j)\}$ $(j=1,2,\cdots,m)$,参考数列可表示为$X_0(1),X_0(2),\cdots,X_0(m)$,可取各个指标的最小值、最大值、均数或者一个标准值作为参考数列。

(2)确定比较数列$\{X_i(j)\}$。将各评价对象的诸评价指标作为比较数列$\{X_i(j)\}(i=1,2,\cdots,n;j=1,2,\cdots,m)$,表示为$X_i(1),X_i(2),\cdots,X_i(m)$ $(i=1,2,\cdots,n)$。

(3)对参考数列和比较数列做无量纲化处理。由于各指标之间存在量纲上的差异性,数据之间也不存在运算关系,因此需要对这些原始数据进行生成处理,将其化为[0,1]区间内的数。对数据进行生成处理可采用以下公式:

$$X_i(j)=\frac{X_i(j)-\min X_i(j)}{\max X_i(j)-\min X_i(j)} \quad i=1,2,\cdots,n;j=1,2,\cdots,m$$

$$X_i(j)=\frac{\max X_i(j)-X_i(j)}{\max X_i(j)-\min X_i(j)} \quad i=1,2,\cdots,n;j=1,2,\cdots,m$$

式中,$\min X_i(j)$和$\max X_i(j)$分别表示第j项指标在m方案中的最小值和最大值。

(4)求差数列$\Delta i(j)$。$\Delta i(j)=\mid X_0(j)-X_i(j)\mid$,$\Delta i(j)$表示第$i$个评价对象第$j$个指标数据与参考数据中第$j$个指标的数据绝对差。

(5)计算关联系数$\gamma_i(j)$。$\gamma_i(j)$表示第i个评价对象第j个指标数据与参考数列中第j个指标数据的关联系数。

$$\gamma_i(j)=\frac{a+\rho b}{\Delta_i(j)+\rho b}$$

式中,$a=\min\limits_{1\leqslant i\leqslant n}\ \min\limits_{1\leqslant j\leqslant m}\{\Delta_i(j)\}$,即取各个评价对象各个评价指标差数列中的最小值为$a$;$b=\max\limits_{1\leqslant i\leqslant n}\ \max\limits_{1\leqslant j\leqslant m}\{\Delta_i(j)\}$,即取各个评价对象各个评价指标差数列中最大值为$b$;$\rho=0.5$,为分辨系数。

(6)计算第i个评价对象的灰色关联度γ_i。

$$\gamma_i=\frac{1}{m}\sum_{j=1}^{m}\gamma_i(j)$$

(7)排序。将i个评价对象的灰色关联度γ_i根据大小排序,得出评价对象的优劣顺序。

4.加权累加综合评分法

将各评价指标所得评分值与相应的权重系数相乘后所得的分值相加,然后按总分高低确定各评价对象的优劣顺序。

5.综合指数法

综合指数法是指根据指数分析的基本原理,在确定权数后用加权算术平均数指数公式对评价对象进行综合评价分析的一种方法。通过综合指数评价法建立指数分析模型,目的是将多项指标通过指数分析模型综合成一项指标,并能科学、全面地反映调查对象的客观事实[①]。其主要步骤包括以下几步。

(1)建立一套科学的评价指标体系,合理确定各个指标的目标值及权重。

(2)指标值标准化。正向指标按公式 $Y=X/M$,负向指标按公式 $Y=M/X$ 计算(Y 为标准化值,X 为指标值,M 为参考值)。

(3)确定权重系数。参与综合评价的各个指标在评价中的重要程度被称为权重,必须给每个指标赋予相应的权重系数(W),使权重数量化。权重系数值在0~1。本研究采用德尔菲法与秩和比法相结合的方法。排定各项指标标准化值按大小给顺序号(称为秩次,符号为 R),根据公式 $RSR = \sum R/mn$(m 为指标个数,n 为评价主体的类别数)和 $SR = RSR/\sum RSR$,分别计算各个指标的秩和比(RSR)和分比(SR)。由 10 位专家小组成员各自给每个指标赋予权重值,然后计算其算术平均数作为经验权数(W'),计算各指标的分比值与经验权数的乘积($SR \cdot W'$),进而根据公式 $W = (SR \cdot W')/\sum(SR \cdot W')$,确定各项指标的权重系数($W$)。

(4)综合评价结果:按公式 $I=WY$,得到各评价指标的综合指数(I)。

(七)缺失数据处理

1.缺失数据产生的原因、模式和机制

(1)缺失数据产生的原因。问卷调查中出现缺失数据的现象比较普遍,而数据缺失将对统计分析造成较大的影响,在统计分析之前应加以处理。产生数据缺失的原因主要有两个方面:调查中的无回答和调查中的不可使用信息。调查中的无回答分为单位无回答和项目无回答两种情况。单位无回答是指调查中没有从样本单位获得任何调查问卷中所需要的信息,如调查人员没有找到被调查者、被调查者拒绝接受或无法接受调查等;项目无回答是指调查虽然进行,但被调查者只提供了调查问卷中的一部分信息,而没有提供调查问卷中的另一

---

① 孙振球.医学综合评价方法及其应用[M].北京:化学工业出版社,2006.

些信息。调查中的不可使用信息主要指在数据录入过程中出现错误或者调查过程中的记录错误等所造成的明显的错误信息,常表现为异常数据,这些错误在数据的逻辑审核中被发现后直接剔除,造成数据缺失。多数情况下,调查中的不可使用信息通过单位或项目剔除后可以转化为调查中的无回答。

(2)缺失数据的模式。缺失数据的模式描述了在整个数据集中,哪些数据被观测到了,而哪些数据缺失了。它有助于我们认识数据集中不同变量之间的相互关系,为寻找更好的解决方法提供有价值的线索。缺失数据的模式主要有单变量缺失模式、多变量缺失模式、单调缺失模式和一般缺失模式 4 种。本研究调查中出现的项目无回答属于一般缺失模式。

(3)缺失数据的机制。缺失数据的机制描述了缺失数据与数据集中变量值之间的关系,从本质上说明数据是如何缺失的。不同学者对缺失数据机制有不同的划分:金勇进将缺失数据机制划分为 6 种类型,分别为完全随机缺失(missing completely at random,MCAR)、随机缺失(missing at random,MAR)、取决于协变量缺失(covariate-dependent missing,CDM)、非随机缺失(not missing at random,NMAR)、取决于随机影响的缺失(random-effect-dependent missing)和取决于前期数据的缺失(early-data-dependent-missing)[1]。

2. 异常数据的辨别与处理

在处理缺失数据之前,应进行异常数据的辨别与处理,本研究主要采用 Bollen 方法进行异常数据辨别。Bollen 方法是一种不依赖于模型的异常值辨别方法,具体过程:设 X 是一个 $n \times k$ 的数据表,其中,n 为观测值个数,k 为显变量个数;令 a^{ii} 为矩阵 A 主对角线上的元素,其中 $A = X(X'X)^{-1}X'$;a^{ii} 的取值范围为 0~1,反映了第 i 个观测值偏离所有变量均值的"距离"。若 $\sum a^{ii} = k$,则平均距离为 k/n。如果某个观测值的 a^{ii} 取值靠近 1,则说明该观测值是个典型的观测值;如果 a^{ii} 取值靠近 0,则说明该观测值很可能是个异常值。对异常数据采用直接剔除的方法,然后按缺失数据进行统一处理[2]。

3. 缺失数据的处理方法

缺失数据的处理方法主要有加权调整法、插补法、参数似然法以及纵向或层次数据的处理方法等。常用的加权调整法有 Politz-Simmons 调整法、加权组

---

① 金勇进.满意度评估系统应用研究[M].北京:中国统计出版社,2007.

② 茅群霞.缺失值处理统计方法的模拟比较研究及应用[D].成都:四川大学,2005.

调整法、再抽样调整法、事后分层调整法、迭代分层法、校准法和双重稳健加权法等;传统的插补法有均值插补、演绎插补、比率插补、回归插补、最近距离插补、热卡插补、冷卡插补、随机插补等;多重插补法主要有预测均数匹配法(predictive mean matching,PMM)、趋势得分法、马尔柯夫链蒙特卡罗法(Markov Chain Monte Carlo,MCMC)、判别分析和 Logistic 回归法、MI 算法等。参数似然法主要有 EM 算法。

本研究无论是在预测试阶段还是实证研究阶段,调查中都出现了一定程度的数据缺失,对缺失数据的处理所采用的主要方法有 2 种:序贯热卡插补法和分层均值插补法。

(1)序贯热卡插补法:首先对数据分层,确定插补的类型,然后在每层中按照某种顺序对单元排序。对于有数据缺失的单元,用同一层中最后一个被计算机读取的数值插补。

(2)分层均值插补法:在进行插补之前,利用辅助信息对总体进行分层,使各层中的各单元尽可能相似,然后在每一层中,用该单元有回答的均值插补该层无回答的缺失值。

(八)正态性检验

正态分布是非常重要的分布,它能描述许多随机现象。总体服从正态分布是许多统计方法应用的基础。因此,进行数据的正态性检验是大部分统计分析的第一步[1]。

1. 正态分布图形检验

正态分布的图形检验主要有频数分布图、P-P 概率图和 Q-Q 概率图 3 种形式。频数分布图可以用来直观地描绘样本数据的分布特征;P-P 概率图即百分位数图(percent percent plot,简称 P-P 图),是根据变量的累积比例对所指定的理论分布累积比例绘制的图形;Q-Q 概率图即分位数图(quantile quantile plot,简称 Q-Q 图),是根据变量分布的分位数对所指定的理论分布分位数绘制的图形。通过 Q-Q 图和 P-P 图都可以直观地探查样本数据是否与某个概率分布的统计图形相一致,如果被检验的数据符合所指定的分布,则代表样本数据的点簇在一条直线上。当描绘的分布其尾部有偏离时,Q-Q 图的拟合效果要优于

---

① 梁小筠.我国正在制订"正态性检验"的新标准[J].应用概率统计,2002,18(3):269-276.

P-P 图。图形检验虽然不是严格的检验方法,但是能够提供直观的信息,这对于任何一种正态分布的检验都是一种必要的补充。

2. 正态假设检验

正态假设检验根据备择假设的不同可分为两种:当备择假设中指定对正态分布偏离的形式时,检验称为有方向检验;当备择假设中未指定对正态分布偏离的形式时,检验称为无方向检验。如果关于偏离正态分布的形式的假设已有设定,如与正态分布具有不同的偏度和峰度,则应该使用有方向检验,有方向检验基本上是单侧的;当不存在关于正态分布偏离形式的实质性信息时,推荐使用无方向检验。

有方向检验主要有偏度检验、峰度检验以及偏度峰度联合检验。其中,偏度是用于衡量分布的不对称程度或偏斜程度的指标;峰度是用于衡量分布的集中程度或分布曲线的尖峭程度的指标。无方向检验主要有 Kolmogorov-Smirno(KS)检验、Shapiro-Wilk 检验、Anderson-Darling(A-D)检验、Cramer-von-Mises 检验、Pearson's chi-square 检验等。有研究认为,对于总体参数未知时的样本数据,KS 检验方法的准确性不高,不建议采用;当样本量小于等于 30 时,A-D 检验很有效,但在大样本时可能被拒绝正态性。本研究对调查所得数据进行正态性检验,主要采用图形检验和假设检验相结合的办法。其中,假设检验主要用于基于峰度和偏度的 Jarque-Bera 检验以及 Shapiro-Wilk 检验。

(九)调查问卷的信度和效度

本研究通过信度和效度分析,对调查问卷的可靠性和有效性进行检验。只有通过高信度和高效度的问卷获得的数据,才能保证满意度测评结果的可靠性[①]。

1. 信度检验

信度(reliability)即可靠性,是指测量工具对所测指标测量的一致性和稳定性。其中,一致性表示测评内部是否相互符合;稳定性表示在不同的测评时点下,测评结果前后一致的程度。前者测量的是外在信度,后者测量的是内在信度。信度指标多以相关系数表示,信度系数介于 0~1,数值越大,信度越高,说明测评越可靠。具体评价方法主要有以下几种。

(1)重测信度。重测信度又被称为稳定性系数,是指用同样的问卷对同一

---

① 方积乾. 医学统计学与电脑实验[M]. 上海:上海科学技术出版社,2012.

组访问对象间隔一定时间的重复测试,计算两次测试结果的相关系数。它反映两次测验结果有无变动,也就是测验分数的稳定程度,主要用 Kappa 系数和内部相关系数(interclass correlation coefficiont,ICC)来评价。在满意度测评中,被调查的是顾客,而调查的最终目的是为了提高顾客的满意度。如果对其进行两次同样的调查,可能会使被调查者不耐烦,违背调查的初衷,所以这种信度在满意度测评中不适用。

(2)复本信度。复本信度又被称为等值系数,即让被测对象一次填写两份问卷复本,计算两个复本的相关系数。这种方式要求除表达方式不同外,两份问卷的内容、格式、难度和对应题项的提问方式等方面都要完全一致。但在实际的问卷调查中,很难达到这种要求。因此,这种方法在满意度测评中也不适用。

(3)内部一致性信度。内部一致性考察的是测评的一致性,即反映测评的各项内容之间的相关程度,检验这些项目是否反映了同一独立概念的不同侧面,主要包括分半信度和 Cronbach'α 系数。

1)分半信度法(Black & Poter,1996)是将测量项目分成两部分,分别测算出相关系数,再用斯布(Spearman-Brown)公式确定整个测量的信度系数。在折半分析法中,可以采用多种拆分方法将一份问卷分成两组,通常使用随机法或奇偶法。由于拆分的方法很多,因而也就有多种不同的结果,这也是此方法的不足之处。

2)Cronbach'α 系数是由美国教育学家 Lee Cronbach(克伦巴赫)于 1951 提出的,是目前社会研究中最常使用的信度指标。Chuichill(1979)指出,Cronbach'α 系数是评价内部一致性信度的首选,这种方法是用一组变量来测量同一信息的信度。该系数将任一项目的结果同其他项目的结果做了比较,避免了折半信度法的缺点,对测评问卷的内部一致性做了更为慎重的估计。系数的值在 0~1,值越接近 1,表示信度越高。这种方法适用于态度、意见式问卷(量表)的信度分析。美国统计学家小黑尔(Joseph F H)、安德林(Rolph E A)等指出,Cronbach'α 系数大于 0.7,则表示数据的可靠性比较高;也有一些学者认为 Cronbach'α 系数达到 0.6 就可以接受[①]。

---

① Tenenhaus M，Vinzi V E，Chatelin Y M，et al. PLS path modeling[J]. Computational Statistics & Data Analysis,2005,48(1):159-205.

2. 效度检验

量表的效度(validity)主要指测量数据与理想值的差异程度,以检验量表工具是否能真正测量出想要测量的内容,以此判断测量结果是否真正是研究者所预期的结果。通过效度评价可以对问卷进行有针对性的修改。效度主要有以下几种[①]。

(1)表面效度:是指测量项目书面表达的意思是否为真正要测定的内容。这是一个主观指标,常由专家评阅确定。

(2)内容效度:是指组成问卷的项目是否包括了想要测量内容的各个方面,如果包括了各个方面,则内容效度较好。与表面效度一样,内容效度也是一个主观指标。

(3)校标效度:是指问卷测量结果与特定校标之间的一致程度,通常用测量结果和特定校标之间的相关系数来表示。相关系数越高,则校标效度越好,一般认为相关系数在 0.4~0.8 比较好。在实际评价的时候,根据所选择校标和所得结果在时间上的不同可分为同时效度和预测效度。在满意度测评中,主要考查的是预测效度。

(4)结构效度:是指问卷是否有理论上期望的特征。其又包括以下几个方面。①问卷测量结果与理论上测量结果的平行程度。②问卷评价的现象与其他现象之间的独立性。③问卷结果是否符合该问卷要评价现象的有关理论的预测。评价问卷结构效度常用的方法是因子分析法。

3. 影响信度和效度的因素

影响信度和效度的主要因素分别是测量误差和偏差,在满意度测评中主要是问卷设计、样本选择和实际访问过程中造成的误差。①问卷设计:在进行问卷设计时,如果量表级数太少就会导致信息的丢失;而如果级数太多,则会超出受访者的判断能力。Nishisato 和 Toriz 认为,七级式和十级式量表的信度较实际信度相比损失最少。同时,问卷的项目数越多,信度和效度越高。②样本选择:在其他条件不变的情况下,样本量越大,估计出的信度就越高。③测量过程:通过对访问员进行严格的培训、选择良好的访问环境、尽量保证受访者能够认真作答等方式确保高质量的访问过程。

本研究采用的是李克特十级量表,测评所用的问卷都是经过专家认可并小

---

① 方积乾.生存质量测定方法及应用[M].北京:北京医科大学出版社,2000.

范围预测试过的,且预测试和正式调查的样本量均有一定的保证;调查人员也都是经过统一培训的,从而保证了测试结果具有较高的信度和效度。

(十)结构方程模型

结构方程模型(structural equation modeling,SEM)是从微观个体出发探讨宏观规律的统计方法,简而言之是利用联立方程组求解,能处理测量误差,又可分析潜在变量之间的结构关系。与传统的统计分析方法相比,结构方程模型没有严格的假定限制条件,同时允许自变量和因变量存在测量误差,并且无须所得数据之外的任何先验信息;可以将一些无法直接观测而又欲研究探讨的问题作为潜变量,通过一些可以直接观测的变量反映这些潜变量,从而建立起潜变量间的关系,也就是结构。结构方程模型是反映潜变量之间关系的因果模型(结构模型)与反映指标潜变量之间关系的因子模型(也叫测量模型)的组合。这种方法功能相对强大,能同时处理多个因变量,或者既是因变量,又是自变量的潜变量。但注意因果模型不是用于探索变量间的因果结构关系,而是需要事先假设变量间的结构关系,利用数据验证这种假设[1]。

结构方程模型包括测量模型(measurement model)和结构模型(structural model)。测量方程模型是分析指标和潜变量之间的关系,结构方程模型是分析潜变量之间的关系。内生变量是指那些在模型或假设中,受其他变量(包含外生和内生变量)影响的变量,即在路径图中,有箭头指向它的变量;它们也可以影响其他变量。外生变量指在模型或假设中,只假设解释作用的变量,只影响其他变量,不受其他变量的影响;在路径图中,只有指向其他变量的箭头,没有箭头指向它。结构方程模型应用流程及分析框架如图 3-1,其评价参考见表 3-6。

1. 测量模型

测量方程描述了内、外生潜变量与观测变量之间的关系。

$$Y = \Lambda y \eta + \varepsilon \tag{1}$$

$$X = \Lambda x \xi + \delta \tag{2}$$

式(1)中,$Y = (y_1, y_2, \cdots, y_p)$为内生显变量构成的向量,是 η 的观测指标;

---

[1] 林嵩. 结构方程模型原理及 AMOS 应用[M]. 武汉:华中师范大学出版社,2008.

式(2)中,$\mathbf{X}=(x_1,x_2,\cdots,x_q)$为外生显变量构成的向量,是$\xi$的观测指标;$\mathbf{\Lambda}y(p\times m)$和$\mathbf{\Lambda}x(q\times m)$为载荷矩阵;$\mathbf{\varepsilon}(p\times 1)$和$\mathbf{\delta}(q\times 1)$为残差向量。

2. 结构模型

结构方程描述了外生潜变量和内生潜变量的关系。

$$\mathbf{\eta}=\mathbf{B}\mathbf{\eta}+\mathbf{\Gamma}\mathbf{\xi}+\mathbf{\zeta} \tag{3}$$

式(3)中,$\mathbf{\eta}=(\eta_1,\eta_2,\cdots,\eta_n)$为内生潜变量构成的向量;$\mathbf{\xi}=(\xi_1,\xi_2,\cdots,\xi_n)$为外生潜变量构成的向量;$\mathbf{B}(m\times m)$为内生潜变量的路径系数矩阵,描述的是潜变量之间的彼此影响;$\mathbf{\Gamma}(m\times n)$为外生潜变量的路径系数矩阵,描述的是外生潜变量对内生潜变量的影响;$\mathbf{\zeta}(m\times 1)$为残差项构成的向量,反映了$\eta$在方程中不能解释的部分。

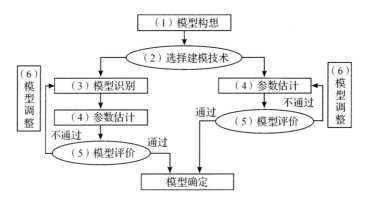

图 3-1　结构方程模型应用流程

表 3-6　结构方程模型评价参考

适配度衡量指标	判断准则
χ^2(卡方检定)	卡方值越小越好
CMIN/DF(卡方值/自由度)	<3
RMSEA(渐进误差均方根)	<0.05 God fit;$[0.05,0.08)$ Reasonable fit;$[0.08,0.1)$ Medeiocre fit;$\geqslant 0.1$ Poor fit
CFI(比较适配度指标)	>0.09
RMR(标准化残差均方根)	$\leqslant 0.08$
GFI(适配度指标)	>0.9
AGFI(调整后适配度指标)	>0.9
NFI(基准适配度指标)	>0.9

四、质量控制

(一)研究设计阶段

本研究在查阅大量相关公立医院公益性、社会责任、社会功能、绩效评价、患者满意度,以及相关教育、管理领域评价主体选择、评价指标构建的文献资料,并且在多次专家咨询、专题小组讨论的基础上,完成公立医院《利益相关主体对社会评价认知、态度及意愿的调查问卷》《公立医院社会评价主体选择专家咨询表》《公立医院社会评价指标专家咨询表》《门诊患者医疗服务满意度测评问卷》《住院患者医疗服务满意度测评问卷》,确定研究方案。

(二)数据收集阶段

(1)调查员选择:本研究的调查员主要由社会第三方来担任,主要从杭州师范大学青年志愿者协会中选取具有一定社会调查经验的大学生志愿者。

(2)调查工作:现场调查由经过培训的调查员担任,主要采用现场自填式回答,对不能独立完成问卷的由调查员面对面询问调查,对自填式问卷在回收时进行初步审核,有疑问的当场予以询问并纠正。

(3)质检工作:在调查时,质检人员均对调查表进行集中审核,当发现逻辑错误、填写错误或不完整问题时,要求调查者及时改正或补充调查,保证质量。

(三)资料分析阶段

调查完成后,问卷统一编号后采用 Epidata 3.1 软件以双人双录的方式录入数据,并进行实时校对,当发现两次录入不符时,及时更改;数据输入完毕后对变量间进行逻辑纠错,发现离群值。

公立医院社会评价路径与治理策略研究技术路线如图 3-2 所示。

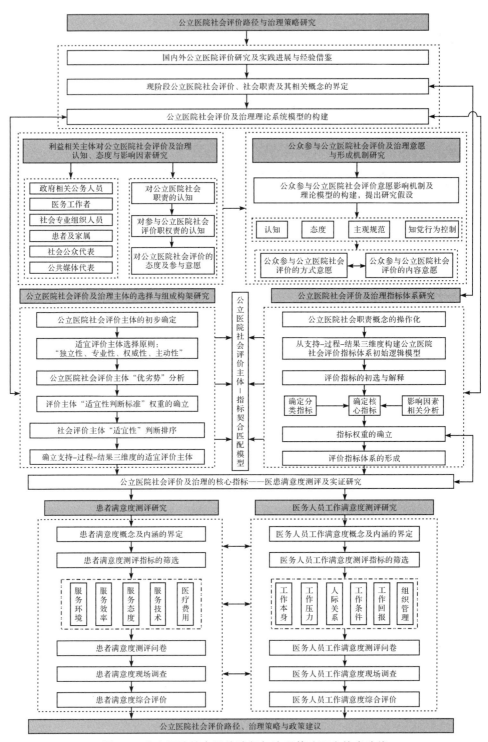

图 3-2 公立医院社会评价路径与治理策略研究技术路线

第四章

公立医院社会评价及治理理论
模型与实现路径研究

本章摘要 社会治理及其创新是由政府、市场、社会及公众等多元主体共同管理并解决社会事务的公共治理模式。社会评价是基于社会治理理论,对公众利益和责任表达、解决突出社会矛盾问题的一种有效实现载体和手段,在公共管理领域已得到普遍促进和应用。本研究试图引入社会评价及治理策略,探索公立医院社会管理路径,在阐释社会治理及社会评价理论内涵、辨析公立医院社会评价相关概念及关系逻辑、开展公立医院社会评价政策情境分析的基础上,探索构建了公立医院社会评价及治理理论逻辑模型,并围绕其评价目的、评价指标、评价主体、评价方法及评价结果发布和运用等实现路径提出了前瞻性的思考建议,为配合政府治理和推动公立医院社会管理制度发展提供新视野。

自党的十八届三中全会首次提出"推进国家治理体系和治理能力现代化"以来,公立医院作为当前医药卫生体制改革克难攻坚的重点领域,无疑已是中国社会聚焦关注的公共治理问题[①]。纵观新医改以来针对公立医院改革的理论与实践问题,多聚焦于政府治理及公立医院强化内部管理的视野[②]。公立医院是由政府举办并向人民群众提供公益性、社会性基本医疗服务的载体,其角色定位及目标决定了其应具有的社会职能和负有的社会责任。如何尽快监督

---

① 戴长征.中国国家治理体系与治理能力建设初探[J].中国行政管理,2014,(1):10-11.
② 王虎峰.用公共治理的理念推进医改[J].中国卫生,2014,(9):29.

并引导和规范公立医院较好地履行其社会职责,化解医疗卫生服务领域突出的社会矛盾,实现公立医院与社会和谐发展,已是当前各级政府、社会各界及广大群众普遍关注的焦点治理问题①。本章试图引入社会评价治理策略,探索公立医院社会管理路径,在阐释社会治理及社会评价理论内涵、辨析公立医院社会评价相关概念及关系逻辑的基础上,提出了构建公立医院社会评价及治理理论逻辑模型和实现路径的思考,为配合政府治理和推动公立医院社会管理制度发展提供新视野。

一、公立医院社会评价及治理的理论基础

(一)社会治理理论

"治理",原意是控制、引导和操纵。全球治理委员会将治理定义为:"各种公共或私人的个人和机构管理其共同事务诸多方式的总和,包括有权迫使人们服从的正式制度和规则,也包括各种人们同意或以为符合其利益的非正式制度安排。"目前,公共管理领域对治理的研究主要有 3 种形式。①政府治理:侧重从政府部门角度来理解公共管理改革,基于政府也是"经济人"假设,强调政府内部分权和共治②。②公众参与途径:认为治理是社会公众的"自组织网络",研究在没有政府干预的情况下,公众的自组织过程和公共利益的实现途径③。③社会治理:强调社会多元主体共同参与公共事务的管理,通过多元合作网络实现共治,相互合作,取长补短,以寻求合作共赢,实现共同利益。

自党的十八届三中全会提出创新社会治理以来,社会治理问题已成为我国学术界持续关注的热点和焦点问题。社会治理理论源自于社会系统整合的思想,其核心要义就是如何在社会系统各个组成部分之间建立起有序关系。其主要构成要素包括治理主体、治理客体、治理目标及治理手段。治理主体是治理行为的实施或操作者,是具有自由的治理意识和治理意志且具有一定治理行为能力的自然人及其组成的集合。社会治理的主体具有多元化的特征,它并不强

---

① 王小合,黄仙红,李瑞,等.基于社会治理视角的公立医院社会评价策略及研究框架构建[J].中华医院管理,2011,27(4):241-245.
② 朱纯华.基于新公共服务理论的政府治理模式变革[J].黑龙江对外经贸,2008(11):136-137.
③ 刘红叶.治理视野下公众参与社会管理的途径探索[J].前沿,2012(7):115-117.

调政府是唯一的权力中心,而是由单纯的政府管理转变为政府、市场、社会等系统结合的多元治理①。治理主体是社会治理的核心和关键,社会治理主体对社会治理的最终效果起决定性作用。治理客体是社会治理的前提与基础,其作为社会治理行为的客观存在,具体表现为社会发展过程中产生的社会问题或者社会矛盾②。社会治理目标是通过人与人、人与组织、人与社会之间的互动、交往、沟通,充分调动社会系统中多方成员参与社会活动的积极性,激发整个社会系统的活力,化解社会突出矛盾,促进社会公平正义,最终实现社会的和谐发展③。社会治理手段是为了达到治理目标的具体方法或举措,主要包括法、情、理3种社会控制手段,但社会的转型发展又对社会治理提出了更高层次的要求,我们必须创新社会治理手段,不断促进社会治理体系和社会治理能力的现代化。

从社会学视角来看,社会治理是指政府、市场、社会组织、普通公众运用法、理、情3种社会管理手段解决社会矛盾或问题,以达到化解社会矛盾、实现社会公正、激发社会活力、促进社会和谐发展目的的协调性社会行动④。根据社会治理的概念及内涵,公立医院社会治理应包含以下3层含义。一是多主体参与,由政府相关公务人员、医务工作者、社会专业组织人员、患者及家属、社会公众代表、公共媒体代表共同参与治理和监督。二是分权,公立医院社会治理的参与者应该共享权利。各个参与主体均拥有自己的利益角色和权利,并基于自己的角色和权利对治理结果施加影响。三是合作互惠,公立医院社会治理中各主体基于共同利益相互合作与监督,以实现共赢⑤。

(二)社会评价理论

社会评价,也被称为社会影响评价或社会分析,起源于 20 世纪 60 年代末期的美国,作为项目综合管理评价被许多国家或国际组织采用,并广泛应用于社会政策规划等领域。从社会学角度来看,社会评价是基于社会治理理论的一种有效实现载体和手段,是指从具有某种权威和影响力的社会"第三方"角度来

---

① 陈成文,赵杏梓.社会治理:一个概念的社会学考评及其意义[J].湖南师范大学社会科学学报,2014(5):11-18.

② 彭贤鸿.社会治理的要素分析[J].中共南昌市委党校学报,2008,6(2):57-60.

③ 高祖林.论社会管理的终极目标[J].学术界,2013(4):58-65.

④ 谢岳,党东升.草根动员:国家治理模式的新探索[J].社会学研究,2015(3):1-22.

⑤ 姜晓萍.国家治理现代化进程中的社会治理体制创新[J].中国行政管理,2014(2):24-28.

考察和评定现象的社会价值,判断其对社会的作用之善恶、美丑、功过及其程度[①]。简而言之,社会评价是以社会身份反映现象的社会价值。这里的"社会身份",表明评价者不论是代表社会的权威机构、公众还是个人,都以该社会公认的价值标准为评价准则,站在一定社会整体的立场做出评论。其对公众利益和责任表达、解决公众利益突出的社会问题、提高公众满意度等均具有针对性和优越性。

社会评价的主体,即具有某种权威和影响力的社会"第三方"或团体,以社会身份按照一定的社会价值标准评价事物或现象的社会价值。按照组织形式,社会评价主体可分为 3 种,即代表社会的普通个人、社会组织及社会公众。社会评价的现实形式分为直接方式和间接方式两种。所谓直接方式的社会评价就是直接对全体社会成员的评价进行某种方式的集结。间接方式的社会评价是指社会委托某一个或若干个机构代表社会进行社会评价[②]。笔者认为,社会委托某一个或若干个机构代表共同作为公立医院社会评价的主体,比较适合我国现阶段实际。社会评价客体是整个社会生活中存在的与社会有价值关系的所有人物、事物、组织系统等的社会价值。社会评价的目的在于抑恶扬善、激浊扬清,批评和否定与社会根本利益相违背的事物或现象,肯定和鼓励符合社会根本利益和需要的事物或现象,以利于和推动社会健康和谐发展。它广泛和深刻地影响着人们的社会生活,对社会实践有巨大的指导性。社会评价的合理和科学化应遵循以下原则[③]。

(1)主体原则。在对各种事物、现象及其价值进行社会评价时,应依据社会价值准则和价值关系的主体性特点,将社会系统中所涉及多元主体的利益诉求或需要置于核心位置,以社会多元主体的尺度作为评价标准来评估事物的社会价值。

(2)实效原则。依据价值与评价的主体性特征,以一定的价值关系中现实的或必然的客观结果为评价对象,以社会实践为最高标准去评判客观事物的价值,即以实际结果为依据,注重实际效益。

(3)综合原则。针对社会评价客体具有满足社会主体多方面、多层次需要的特点,应从多视角来评价事物的价值。它要求全面、完整、系统地反映出事物的社会价值。

---

① 阮守武,梁樑.社会评价模型研究[J].运筹与管理,2005,14(4):147-153.
② 阮守武,陈来.关于构建公共政策评估机制的理论思考[J].经济研究参考,2009(29):55-56.
③ 靳安广.社会评价探析[J].黔东南民族师范高等专科学校学报,2003,21(1):23-24.

（4）发展原则。在评价客观事物的社会价值时，保持评价及其标准对价值与价值关系运动变化的追踪和预见功能。它表明价值及其评价是根植于社会实践，并随着社会实践的发展而相应地发展变化的。评价及其标准不是凝固不变的框架，而是一个发展变化的动态系统。

（三）利益相关者理论

利益相关者理论是自 20 世纪 60 年代在美国、英国等长期奉行外部控制型企业治理模式的国家中逐步发展起来的。该理论认为，任何企业的发展均离不开各种利益相关者的投入或参与。从这个意义上讲，企业是一种治理和管理专业化投资的制度安排，它理所当然地要为利益相关者服务。随着利益相关者理论日渐兴盛，理论界对企业社会责任应由利益相关者来共同评价的观点达成了共识。公共管理学科从经济学和管理学领域借鉴了这种理论，并将其进行适应性调整，再应用于公共管理与政策分析活动及研究中。实践证明，利益关系是一切社会关系的基础，要实施科学的公共管理，就必然要涉及对利益相关者理论的关注。利益相关者理论适用于对复杂社会经济系统的研究，为综合绩效评价提供了一个科学全面的评价框架。

利益相关者是指能够影响组织目标实现或被组织目标实现影响的个体或群体。公立医院是政府实现特定社会目标的公益性服务组织，是政府的政策工具，其不但要承担国家所赋予的为民防病治病的使命，还必须响应对社会的义务和承诺，关系到不同相关个体和群体的利益。公立医院的利益相关者是能够影响公立医院目标或社会职责的实现，或受到实现其目标过程影响的所有个体和群体[1]，其主要包括患者、医务工作人员、医疗机构、政府部门、社会公众、社会媒体代表等。利益相关者理论可以应用于公立医院社会评价的主要原因有两点[2]。第一，在不同评价主体对特定评价对象进行评价时，其客观性受到利益相关性的影响，即评价主体和评价对象之间的利益相关性越小，其评价结果越客观。第二，构建利益相关者共同参与公立医院社会评价的机制是医院管理的内在需要。选择对公立医院社会职责熟悉的利益相关主体作为社会评价主体，保证了公立医院处在社会有效监督之下，有利于体现评价客观、公正、公开的原则，也有助于对公立医院以及政府进行全方位的监控。

---

① 寿康泰.综合评价原理与应用［M］.北京：电子工业出版社，2003.

② 吴建南，岳妮.利益相关性是否影响评价结果客观性：基于模拟实验的绩效评价主体选择研究［J］.管理评论，2007(3)：58-62.

(四)公众参与理论

随着社会政治文明、经济建设的不断发展,公众参与公共事务管理的方式及渠道会呈现出层次性的上升过程,公众的自治性也会随之呈阶梯式地渐进发展。公众参与阶梯理论揭示了公众参与过程中的范围、程度以及自治性不断深入与提高的规律。

谢瑞·阿恩斯坦(Sherry Arnstein)对多个国家公众参与公共事务管理制度的演变进行归纳、探究及综合后发现,公众参与的推进存在层级性的上升规律。他于1969年将该规律总结提炼为公众参与阶梯理论,依据公众的自治程度、对信息的理解与把握以及参与途径等因素,由低到高、由粗放到完善将公众参与划分为三大不同参与程度的8层参与类型,并对公民参与的可操作性和具体的参与方法进行了详尽阐述,见表4-1。

表 4-1 谢瑞·阿恩斯坦的公众参与阶梯理论(1969年)[1][2]

参与层次	参与类型	含 义	参与程度
1	操纵 (manipulation)	操纵和治疗都是旨在"教育"或"治愈"公民,往往通过运用公共关系的技术,达到使公民放弃实际权利的目的	假参与
2	训导/治疗 (therapy)		
3	通知/告知 (informing)	可能是参与的第一步,但往往只是一个单向过程,没有真正地反馈给那些掌握权利的人	表面参与 (象征性参与)
4	咨询 (consultation)	是发现人们的需要和表达其关切的重要尝试,但往往只是一个假装倾听的仪式	
5	安抚/展示 (placation)	给予公民提出建议的机会但没有实际权利	高层次表面参与
6	伙伴关系/合作 (partnership)	通过协商和责任的联合承担重新分配权利	深度参与
7	授权 (delegated power)	赋予公民决策和问责的权利和权威	
8	公众控制 (citizen control)	赋予公民完全的决定和控制执行资金的责任	

阿克兰的参与阶梯理论与谢瑞·阿恩斯坦的参与阶梯理论有很大不同,阿克兰的参与阶梯理论主要体现在:一是去除了非参与阶段的"操纵"和"治疗",

---

① 杨亚东.建构公共决策中公众参与的有效治理模型[D].北京:中共中央党校,2013.

② 武小川.论公众参与社会治理的法治化[D].武汉:武汉大学,2014.

鼓励真正有效的参与,将公众参与理论进一步简化,更易操作。二是每一层次都通过发起者、公众、第三方3个视角解释设计、管理及参与的过程[①],见表 4-2。

表 4-2　阿克兰的公众参与阶梯理论(2009 年)

参与层次	参与类型	含　义	3 个视角的解释	
1	研究/数据收集	公众参与的最常用方法,但就他们是否应被算作公众参与仍有争论	发起者	负责对相关的观点、认识、喜好等重要信息进行搜寻,从而形成政策、建议
			公　众	促成一个某一公众认识的群体描述,最低限度的个人参与或好处
			第三方	促使政策或建议建立在了解公正观点的基础之上
2	信息供给	对于只是提供信息就能够形成有效公民参与仍具有可争议性。公众参与是从信息发布之后开始形成的,这需要后续的行动来支持	发起者	对公众认识政策和建议起到增进作用
			公　众	对相关政策和建议有所了解以便在有条件时发挥其作用
			第三方	对于公众认识并参与到可能对他们相关利益的决策和内容进行指导和交流,授权他们进一步参与
3	咨询	向公众收集针对某些具体问题的反馈信息或对某项政策建议而做的努力。如果过程涉及公众用自己的话回答,则可视为"咨询",否则是"研究"	发起者	在具体政策或建议上获得反馈
			公　众	对其进行反馈,从而在一定程度上影响决策
			第三方	利用可能涉及的利益相关人来审查和完善公民参与相关内容
4	参与	这是一个相对公开、透明的过程,在对决策形成、制定、建议的全过程中都积极投入进去	发起者	促使相关公众积极投入,对于决策的质量以及参与所有权尽最大努力
			公　众	在过程中积极投入而且尽最大可能对其他相关决策加强作用
			第三方	对决策的质量、决策的持续性尽可能提高
5	合作/协议	形成积极参与的模式,公众同发起者呈伙伴关系而不是单纯由发起者设计和负责提供的过程	发起者	保证相对更为有条件使用的人来对资源进行共享,同时实施公共决策
			公　众	在不用承担所有责任的情况下参与公共决策
			第三方	为整体利益的实现而承担协同责任
6	委派/指定权威	决定权全部属于公众,由公众对决策结果进行承担,改变协作和平等的伙伴关系	发起者	接受公众转移给他们的资源和决策,同时使公众承担相应责任
			公　众	承担责任和职掌权威
			第三方	对于将权利移交给最为合适并善于发挥权利效用的人进行鼓励

---

① 安德鲁·弗洛伊·阿克兰.设计有效的公众参与[M].苏楠译.北京:法律出版社,2009.

由于不同国家和地区的政治、经济、文化发展及社会模式存在差异,不同背景下的公众参与方式、内容及深度根据公众参与阶梯理论也会有显著不同,参与者的政治素养、技术能力等因素也均会导致参与水平的高低不平。因此,政府、社会组织等在推动公众参与制度的过程中,有必要对不同层级的公众进行理性的甄别,分别采用适宜的途径及方式进行宣传和指导,对不同阶梯的公众给予与之相对应的有效标准,以期能最大限度地发挥整个社会的公众参与力量。

人类的活动领域包括了政治、经济及社会等多个领域,由于参与领域、特点的不同,因此个体也存在人民、群众、居民、公民、大众及公众等不同的称谓。

1. 人民 vs. 公众

人民是一个政治概念,是对社会发展起到推动作用的众多个体的集合体,具有一定的阶级性和历史性。现阶段,一切赞成、拥护和参加社会主义建设事业的阶级、阶层和社会集团,都属于人民的范围①。可见,人民主要强调的是意识形态和阶级特征。

2. 群众 vs. 公众

群众一词源于群体的观念,我国的文化自古以来都强调要重视群体、国家的利益,在社会主义现代化建设时期,更是鼓励要形成全民族的凝聚力,推动民族繁荣发展伟业的实现②。因此,群众有很强的政治性、民族性含义,而公众则没有这样的含义。

3. 居民 vs. 公众

居民是指在本国长期从事生产和消费的人或法人,符合上述情况的他国公民也可能属于本国居民③,主要强调地理特征。公众不存在这种地域上的局限性。

4. 公民 vs. 公众

公民是一个法学概念,指具有某一国国籍,依照该国法律规定享有权利、承担义务,并受该国法律约束和保护的自然人。我们通常在进行公众参与研究时所选取的调查对象,严格意义上来讲就是调查地的公民,而具有他国国籍但在其居住国的公众同样可以参与居住国的公共事务管理活动。公众较公民概念而言,更强调参与公共事务管理的意愿和能力,而非特别强调法律关系。

---

① 谷军.毛泽东的矛盾理论对解决转型时期社会矛盾的意义[J].马克思主义学刊,2015(2):99-107.
② 朱伟.政策制定过程中官员、专家与公众的互动模式研究[D].南京:南京大学,2012.
③ 罗晓春,曹永强.论"百姓"一词的存在[J].黑龙江工业学院学报,2011,11(4):114-116.

5. 大众 vs. 公众

大众这个概念具有分散、异质、无组织等典型特点。大众社会学理论认为，工业革命和资产阶级的胜利使原有的社会等级和价值体系被打破，于是出现了独立、分散、流动的，以个体方式存在的社会成员。与大众相比，公众是一个社会学概念，强调与政府相对应的意志，体现出相关性、共同性、公开性等特点，以社会群体的方式维护社会的公共利益①。

综合以上对公众相关概念的比较，本研究所涉及的公众指基于社会良知及责任感，对关乎公众利益的社会问题、政策或建议有着共同的关注，具有一定的价值判断基础，并愿意通过公开、理性的讨论或辩论等方式，在决策进程中积极反映合理利益诉求的社会群体。

（五）有限理性理论

理性通常用以表示推导逻辑结论的认识阶段及认识能力的哲学范畴，一般是指运用概念、判断、推理等形式进行的思维活动，它区别于情感、意志等其他心理活动。理性评价与决策必须满足主体知识的全面性、占有信息的完备性及价值取向的中立性②。完全理性假设是传统经济管理学的逻辑起点，但随着决策评价环境复杂化和信息海量化，人们的认知判断能力出现了"理性不及"现象，因此对经济、管理及行为学家提出了挑战③。著名经济学家西蒙提出了有限理性理论，该理论认为人类行为理性是在复杂环境和有限信息资源条件下的有限理性，其并没有全盘否定传统理性，而是放大了传统理性的研究视角，在继承对传统经济中深层经济规律探讨的基础上，结合行为学寻找影响"理性不及"的潜在认知、心理及环境因素④。理性的有限性包括两个方面的含义：一是客观外界环境模糊性与理性分析所需材料精确性存在矛盾，使得行为主体决策的准确性有限⑤；二是人对环境的认知能力、记忆能力及信息处理能力是有限的，同时在决策评价及管理实践活动中必然受到情绪、感情、欲望、意志及社会心理等非理性因素的影响⑥。

---

① 朱伟. 政策制定过程中官员、专家与公众的互动模式研究[D]. 南京：南京大学，2012.

② Arthur WB. Inductive reasoning and bounded rationality[J]. The American Economic Review，1994，84(2)：406-411.

③ 李广海、陈通. 基于有限理性行为决策机制与评价研究[J]. 中国地质大学学报：社会科学版，2008，7(6)：29-32.

④ Aviad B，Roy G. A decision support method, based on bounded rationality concepts, to reveal feature saliency in clustering problems[J]. Decision Support Systems，2012，54(1)：292-303.

⑤ 王春福. 有限理性利益人——公共政策学的人性假设[J]. 理论探讨，2006(3)：35.

⑥ 卢现祥. 西方新制度经济学[M]. 北京：中国发展出版社，1996.

有限理性理论对人类决策及评价的科学性打了折扣,建立在全知全能理性基础上的决策评价也是人类无法遵循的。因此,任何决策评价主体都必须假定自己的理性是有限的①。一个有限理性主体与其他有限理性主体进行有效的互动合作,在相互批判、监督、交流、制约的过程中才会形成具有公共性、民意性的公共理性。这意味着在经济体制不断变革、社会结构不断变化、利益格局不断调整的现代社会,倡导社会合作,运行共赢思维,发展社会治理逻辑,是促使各种社会行为主体在有限理性基础上不断深化追求更加"接地气"的公共理性的重要策略。公立医院利益相关主体涉及患者、医院工作人员、医疗机构、政府部门及社会公众等。目前,我国正处在社会转型期,亟待引入社会公共治理及创新。因此,如何将公立医院相关有限理性利益主体组织起来,特别是引入社会公众理性参与评价组织,实现医疗信息共享和医疗服务共同管理、监督的社会机制,是推动公立医院治理由有限理性逐步走向公共理性的优选策略。

二、公立医院社会评价的内涵及相关概念辨析

公立医院社会评价指具有某种权威和影响力的社会"第三方"来考察和评定公立医院的社会价值,遵循科学、客观、公开、公正的原则判断其社会职责的履行程度,并调和有序发挥社会系统参与公共治理的积极作用②。回顾国内公立医院评价研究的相关文献,多见对公立医院"公益性""社会功能""社会职能""社会责任"的评价表述。公益性是指公立医院的行为和目标与政府意志相一致,进而与社会福利最大化的目标相一致③。社会功能一般定义为在整个社会系统中各个组成部分具有的一定的能力、功效和作用。公立医院社会功能即向社会提供的疾病预防和保健、医学科研和医学教育等公共卫生服务,以及向贫困人口提供的免费或低收费的基本医疗服务④。其社会职能除有社会功能的含义外,还含有一定职位或职权之意。社会责任通常是指组织承担的高于组织自己目标的对社会应负的社会义务。公立医院的社会责任主要体现在对政府、员工、患者以及社会公众相关利益和诉求表达的公共责任。

---

① 钱宇,王小合,谷雨,等.基于有限理性理论的患者满意度研究策略及框架构建[J].中国医院管理,2016,36(2):40-43.

② 李瑞,王小合,赵红,等.医疗卫生领域社会治理理论研究及应用概述[J].中国医院管理,2010,30(10):1-3.

③ 姚中进.公益性视阈下的公立医院共同治理研究[M].武汉:武汉大学出版社,2013.

④ 石光,张勇,栗克清,等.公立医院社会功能的定量评价[J].中国卫生资源,2003,6(2):57-63.

公立医院的公益性、社会功能、社会职能、社会责任均具有从社会角度来判断公立医院社会价值的含义。但是公益性侧重于从学术界及政府与医疗卫生管理系统的角度来诠释公立医院的社会价值,在一定程度上明显存在难以被社会公众、患者及家属普遍认知、理解和接受的可能[①]。社会功能、社会职能和社会责任则侧重于从医院系统及产出的角度来思考和表达公立医院的社会价值或责任,一般不包含对公立医院在实现自身社会价值过程中政府的领导、保障、管理、监督和引导职责的表达[②]。公立医院是政府举办的,其系统功能及职权责无疑均是政府赋予的。公立医院也只有在政府对其特定职责到位的基础上,才能确保具有一定的职位或职能,以有效履行提供基本医疗卫生服务、费用控制、社会公益等社会责任。从社会系统的角度来看,相对于公益性、社会功能、社会职能和社会责任4个词的表达来说,社会职责的"职"体现了政府对公立医院社会职位或职能的保障与监管等责任,"责"则体现了公立医院应承担或负有的社会责任,该诠释表达更易于被社会系统及公众所广泛理解、互动和接受,如图4-1所示。基于公立医院与政府之间的权责角色关系和目标定位,笔者认为公立医院社会职责是在政府领导、保障、管理、监督及引导的基础上,为满足特定的社会需求,在维护公共卫生、保证基本医疗服务质量和可及性、完成政府指令性任务及其他提高社会的公共效益等方面所应履行的责任[③]。

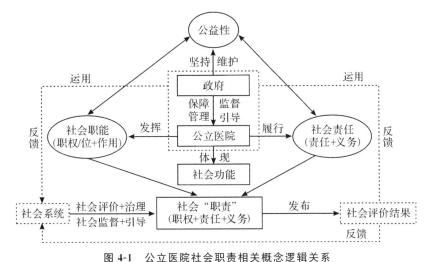

图 4-1　公立医院社会职责相关概念逻辑关系

①　谈志林.关于社会治理创新的思考[J].中国民政,2014,(5):23-26.

②　王虎峰,李蔚.社会创新管理与公立医院改革[J].行政管理改革,2012,(12):63-66.

③　戴长征.中国国家治理体系与治理能力建设初探[J].中国行政管理,2014,(1):10-11.

三、公立医院社会评价及治理政策情境分析

纵观当前国际上基于社会治理的新型公共管理的视野及借鉴,特别在医疗服务质量评价及管理领域,离不开患者及社会公众的广泛参与。基于患者及公众的就医或模拟体验通常是考量社会医疗服务质量的重要指标。倡导社会机构、患者及公众民意代表等社会系统参与医改和公立医院的治理,更是增进社会医患达成共识、协调医患和谐管理的重要途径。因此,当前在我国尽快引入、创造、激活和发挥社会系统参与其外部社会评价及治理路径的权利、机会和渠道,培育公民意识和公众善于参与公共事务管理的能力,谋求社会系统＋政府＋公立医院的多元管理主体,并通过社会公众参与其中表达公共责任及利益,构建政府及卫生行政与医疗保障部门、公立医院、社会专业或行业组织、公共新闻媒体、患者及居民等社会多方的持续互动＋沟通＋理解＋信任机制,增强彼此间信息交流及改善信息明显不对称性,以重点督促政府对公立医院投入保障及监管、公立医院落实及履行其社会职责为重点内容,以协同帮助政府和公立医院提高管理效率和质量,以达到预防、缓和与化解医患及社会突出矛盾的目的[12]。社会系统参与公立医院社会评价治理路径如图 4-2 所示。

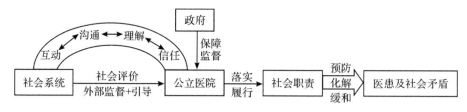

图 4-2　社会系统参与公立医院社会评价治理路径

我国在改革开放之前及初期,政府对各级公立医院实行"举办社会主义福利事业"财政补助、派遣城市医疗队下乡、群众集资建立以村为自治单位的合作医疗站、培训"半农半医"赤脚医生等社会政策,与社会民意回应之间良好互动,确保较好地履行与自身利益不矛盾的"以医疗为中心,扩大预防保健,提供低收费的基本医疗卫生服务"等社会职责。随后,即推行了适应经济规律的公立医院管理体制改革,从此淡化了有效落实社会职责的明确公共政策,且对其社会

职责阐释未见明确,公立医院发展在很大程度忽视或弱化了向社会公平均等地提供基本公共医疗服务这一社会职责及其互动关系。由于社会职责体现具有间接、潜在和长期性及难以定量评估等特征,加之医疗管理体制及调控政策偏差和滞后,导致整个医疗服务系统扭曲、公益性质淡化、基本医疗保健服务质量和可及性较差、社会普遍感受到的满意度评价较低等问题,医患冲突已成为日益凸显的社会矛盾[①]。新医改以来,尽管各级政府试图不断要求公立医院加强内部管理并强化外部的行政监管治理,但并未获得预期的社会效应,矛盾也未见有缓解的倾向。

党的十八届三至五中全会多次提出社会治理的概念,并明确把"加快形成科学有效的社会治理体制""创新社会管理"、推进"社会治理精细化"及"国家治理体系和治理能力现代化"作为"四个全面"战略布局的理念[②]、目标及路径设计的选择,重点强调了公民权利的回归及吸纳公众参与的意识和行动,激发社会系统的活力,形成自下而上社会治理与自上而下传统政府管理相结合的治理体系,实现政府、社会、公众既上下互动又协同发展的多元主体合作治理能力现代化的突破性表述,这无疑为当前着眼于医患对立冲突的社会矛盾、亟待动员社会力量参与支持深化医改,侧重于医患社会交互联动、化解矛盾,再到致力于协同治理形成有序和谐的我国现代医院管理体系提供了理论支撑和政策支持[③]。国务院《关于全面推开县级公立医院综合改革的实施意见》(国办发〔2015〕33 号)《关于城市公立医院综合改革试点的指导意见》(国办发〔2015〕38 号)也已明确提出,探索对公立医院实行社会第三方评价机制,聚焦公益性质及职责履行、社会满意度等核心要素,以强化和发挥社会各方面对公立医院的监督作用[9]。近两年,上海市率先在全国组织发动社会支持系统参与公立医院改革,探索构建医务社会工作者、志愿者和医务人员三方携手,政府、医院、高校、社团多方合力推进的社会治理模式。实践证明,这在预防化解医患社会矛盾方面起到了"春风化雨、润物无声"的显著作用[④],已引起各地各界的关注。

基于上述路径及政策情境分析,笔者认为,尽快探索建立与社会主义市场经济相适应的公立医院社会评价治理理论及操作体系,必将有助于政府和社会

① 陈祥槐.公益导向的公立医院治理机制研究[M].北京:经济科学出版社,2013.

② 汪青松.中国特色社会主义视域下的"四个全面"战略布局与中国梦[J].思想理论教育,2016(2):27-31.

③ 王虎峰.用公共治理的理念推进医改[J].中国卫生,2014,(9):29

④ 王彤.上海:精心构建医改社会支持系统[J].中国卫生,2015,(1):20-21.

协同推动对公立医院以履行社会职责为核心的治理改革及监督引导,促进和检验政府及公立医院实现社会职责的进度和效果,实现公立医院的科学化、规范化、标准化社会管理,有效配合政府和推动公立医院可持续健康发展,促进医院与社会系统的有序和谐及善治发展。

四、公立医院社会评价及治理逻辑模型构建

从公立医院的内涵来讲,公立医院是由政府代表社会系统并守护公共利益,向公民举办并承担提供基本公共医疗服务职责的事业组织;政府、公立医院以及公民角色应分别为基本公共医疗服务的提供者、生产者和使用者。在公民社会的基本公共医疗服务市场中,政府应是主要责任者、安排者、服务者及监管者;公民作为使用者,有权、有责对公立医院供给及政府安排的基本公共医疗服务和管理进行评价与监督。政府需选择且独立委托权威的且能较好地代表社会身份的适宜评价主体,代理社会系统,重点从政府对公立医院的投入及监管等责任保障、公立医院服务过程及服务结果三方面维度,研制社会评价指标、评价方案并组织实施,同时经政府授权向全社会发布评价结果。政府随即会根据社会评价结果及发现的主要问题,及时反馈、调整并制定针对性的公共政策及管理制度;公立医院则会反馈减少非理性医疗服务的供给,强化不合理医药费用的控制,加强和改善服务过程的效率和质量,持续改善公众的就医体验和感受;社会系统则据此反馈增强公众意识及参与程度,提高医疗理性认知及理性行为或需求。

公立医院社会评价及治理逻辑模型如图 4-3 所示。此逻辑模型不仅反映了政府、公立医院及社会三方面系统的良性沟通、理解和信任的互动关系,而且给出了以社会公众为核心代表的社会系统参与公立医院履行社会职责的外部评价治理路径,避免了传统自上而下往往流于形式的政府及公立医院自我评价模式,使社会评价结果更为客观且易于被公众及社会系统理解和接受,更有益于从外部督促公立医院及政府各自角色的精准担当,引导并促进公立医院切实为公民履行应有的社会责任,以配合政府治理和推动公立医院治理体系与治理能力的现代化建设。

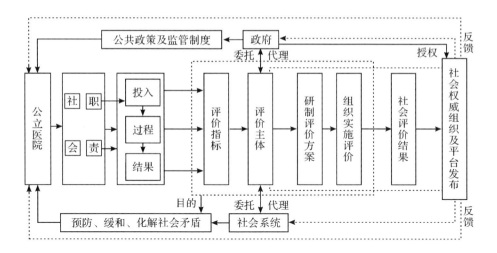

图 4-3　公立医院社会评价及治理逻辑模型

五、公立医院社会评价及治理路径与思考

(一)社会评价及治理目的

公立医院的社会评价是基于社会治理理论的一种由社会系统主导参与其治理的有效工具,通过社会专业组织、患者及家属、社会公众、公共媒体、医务工作者及政府相关人员等直接或间接的公立医院利益相关主体,以社会公认身份协同参与考察和评定公立医院履行社会职责价值的大小及方向,以形成和强化公立医院的外部社会监督及反馈机制为治理手段,帮助和引导政府及公立医院科学决策其维护自身公益性的公共政策和发展战略,在社会系统、公立医院和政府系统间建立良性互动的平台及机制,实现增强沟通、增进了解及信任的社会网络关系,以协同治理最终达到有效预防、缓和与化解医患社会突出矛盾的最终目的[①]。

(二)社会评价及治理内容与指标

综述国内外公立医院绩效评价指标的研究发现,英、美、日等发达国家尽管对公立医院考核指标设置的侧重点有所不同,但其范畴多体现为基本医疗服务

---

① 王小合.对构建公立医院社会评价体系的思考[J].中国医院管理,2006,26(4):5-7.

定位、公益性医疗服务质量、患者安全和社会反应性内容等①；国内此领域的研究均集中在医疗服务效率及质量、政府指令性任务完成等社会责任方面，其社会评价指标也多仅局限于患者满意度层面，在一定程度上忽视了社会参与及反映政府和相关部门对公立医院的保障、管理、监督和引导社会职责的测评，也忽视了社会评价及治理策略的目的考量②。另由于我国现行政府对公立医院投入不足、分级诊疗缺乏、医疗保障不完善以及"以药养医"等体制机制弊端，加之医患信息不对称而存在非理性的认知、扭曲的需求和行为等差异，在某种程度上使处于生产基本医疗服务一线的医务人员及公立医院成为当前医患冲突矛盾加剧的"牺牲品"和"替罪羊"。值得学界思考的是，国内外文献均尚未考虑到评价指标构建与评价主体选择之间的相互契合及相符关系研究。笔者认为，由于公立医院社会评价内容具有多维性，不同的评价主体往往受所处角色和其利益的影响或限制，因此即使对同一内容或指标进行评价，其客观、理性的评价结果也会有差异。上述缺失及以公立医院有效履行社会职责的社会协同治理效果为导向的要素均应成为社会评价指标构建的重要内容。

(三)社会评价及治理主体与构成

选择适宜的多元评价主体及参与构成，是确保达到公立医院社会评价及治理目的，理性、准确、客观地驾驭评价指标并保证评价结果真实有效的关键要素。由于不同主体的社会经济地位、专业背景、利益取向以及心理情感不同，从其自身社会角色感知的视角看往往也存在不可替代的比较优势及自身难以克服的局限。因此，建议以独立、专业、权威为原则，构建体现社会第三方专业组织主导、不同利益者参与的多元化且合法的职权责结构角色，以及委托代理及契约协议关系的评价主体。综述学术界对社会评价的概念及在公共管理领域社会评价主体的研究阐释，一种评价主体是纯粹民间的、非官方的、非营利性的、代表社会身份的、具有一定权威的独立法人社会专业团体或机构，如美国早在1951年就创立了美国医院评审委员会(JCI)③；另一种评价主体是半官半民性质的，即由政府及卫生行政管理部门组织并独立委托相关的社会专业组织，

---

① Ken SC，Christopher DI. Implementing performance measurement innovations：evidence from government[J]. Accounting Organizations & Society，2004，29(3)：243-267.

② 王虎峰，李蔚. 社会创新管理与公立医院改革[J]. 行政管理改革，2012(12)：63-66.

③ 王小合，高建民. 新时期构建公立医院社会评价体系的思考[J]. 中国卫生事业管理，2006，22(6)：324-326.

邀请社会公众、社会观察员、公共媒体、医务工作者、公务员等代表协同参与对公立医院进行社会评价。笔者认为,半官半民性质的社会评价主体比较适合我国现阶段实际及有利于社会评价的治理效果,政府应在政策、资金及保障机制上支持社会专业组织发展,并在信息透明化上承担责任。

(四)社会评价方案及方法

为提高社会评价的科学、客观、公正性,且尽可能得到社会公众的普遍认可及接受,建议应从遵循利于多方交互沟通、体验医患换位关系、回应公众舆情关切、凝聚社会价值共识、引领社会治理新常态等促进医患社会关系理性调节及中介效应出发,研制上述已确定的社会评价指标的信息获取途径及具体操作方法[①]。例如,采用直接面对面公开以及间接体验与暗访非公开相结合的方法。直接面对面公开方法主要包括查阅相关政策及管理制度文件、政府投入进账凭证、医政及医务社会信息公开、医务社会及志愿服务活动、病历病案财务档案记录、服务质量与效率信息,对医务人员和患者行为进行现场观察、随机访谈和匿名问卷调查,邀请社会公众、资深专家、社会观察员、政府相关人员、公共媒体、行业等社会各界相关代表召开焦点话题圆桌讨论合并。间接非公开方法主要包括客观真实体验式购买医疗服务、现场模拟感知查验、患者及公民满意度和反应性随机调查等[②]。

(五)社会评价结果发布及运用

建议以区域年度周期性社会评价报告的呈现形式,及时公开,且要选择权威公共媒体或平台的发布方式。首先,应向公众客观说明并解读公立医院社会评价的目的、内容及指标体系,评价主体及客体,评价标准及程序方法;其次,重点应向公众展示公立医院和政府及相关部门履行社会职责的绩效及所做的努力,公布区域公立医院社会评价绩效排名;再次,重点应向公众阐述并剖析当前社会职责履行过程中存在的主要问题及原因,有针对性地给出社会各方面持续改进及努力的方向、策略及措施;最后,应开诚布公地接受公众监督,向公众征求意见或建议,向公众深入说明当前医、患、社会相关利益方所存在的认知、行为及面临的困难等问题,以获取缓解和消除公众对医务人员、公立医院、政府及

① 李金海,刘辉,赵峻岭.评价方法论研究综述[J].河北工业大学学报,2004,33(2):128-134.

② 喻倩.不同时期医疗机构等级评审办法及评审标准比较研究[D].济南:济南大学,2014.

相关部门的非理性偏见,赢得公众理解、信任和支持的机会。政府据此,以调整和完善公共财政投入及运行、医保筹资及支付、医疗服务定价、分级就医新秩序、公立医院及院长绩效考评及监管挂钩的激励和约束机制为策略重点[①];公立医院据此,以优化医疗服务流程、细化服务精细化管理、维护医务人员合法权益、建立医务社会工作及志愿者服务体系建设、改善患者就医环境和就医体验等为重点改进工作。总之,通过发布形式及内容的关注度和实用性,以及发布与运用的长效机制建设,使得社会评价真正发挥公立医院改革"助推器"的治理功效。

本章小结 本章通过阐释社会治理、社会评价、利益相关者理论、公众参与理论、有限理性理论,对公立医院社会评价做了界定。公立医院社会评价是指由具有某种权威和影响力的社会"第三方"来考察和评定公立医院的社会价值,遵循科学、客观、公开、公正的原则判断其社会职责的履行程度,并调动发挥社会系统参与公共治理的积极作用。通过对公立医院社会职责、公益性、社会功能、社会责任等概念的辨析,指出政府也只有在对公立医院特定职责到位的基础上,才能确保公立医院具有一定的职位或职能,以有效履行提供基本医疗卫生服务、费用控制、社会公益等社会责任。基于对社会系统参与公立医院社会评价治理路径的分析,指出尽快探索和建立与社会主义市场经济相适应的公立医院社会评价治理理论及操作体系,必将有助于政府和社会协同推动对公立医院以履行社会职责为核心的治理改革及监督引导,促使和检验政府及公立医院实现社会职责的进度和效果,实现公立医院的科学化、规范化、标准化社会管理。系统构建公立医院社会评价及治理逻辑模型,重点阐释了公立医院社会评价实现路径的关键要素,即公立医院社会评价的目的是以社会公认身份协同参与考察和评定公立医院履行社会职责价值的大小及方向;公立医院社会评价指标构建应以有效履行社会职责的社会协同治理效果为导向;评价主体的构建应体现社会第三方专业组织主导、不同利益者参与的多元化且合法的职权责结构角色,委托代理及契约协议关系;评价方法采用直接面对面公开以及间接体验与暗访非公开相结合的方式;最终评价结果选择权威公共媒体或平台发布。

---

① 彭国甫.构建地方政府绩效评估体系的三个基本问题[J].湘潭大学学报(哲学社会科学版),2007,31(4):73-81.

第五章

利益相关主体对公立医院社会评价及治理的认知、态度与影响因素研究

本章摘要　　基于利益相关主体,对公立医院社会评价及治理认知态度及参与意愿进行调查,为开展社会评价工作提供依据。对公立医院利益相关主体——331 名政府相关公务人员、531 名医务工作者、180 名社会专业组织人员、251 名患者及家属、1075 名社会公众代表和 81 名公共媒体代表进行现场问卷调查。结果显示,利益相关主体对公立医院社会评价的认知测评问卷信效度良好。患者及家属对公立医院社会评价的知晓率最低(55.41%),其次是社会公众代表(63.29%)和公共媒体代表(74.45%),再次是政府相关公务人员(84.34%)和医务工作者(84.55%),社会专业组织人员的知晓率最高(88.66%)。76.74%(475/619)的利益相关主体认为有必要独立开展公立医院社会评价,评价主体选择应遵循专业性(83.8%)、独立性(67.7%)、权威性(55.6%)、主动性(46.1%)等原则。公立医院社会评价指标有必要补充和完善政府投入(80.2%)、社会监督(76.0%)、信息公开制度(71.1%)等内容。利益相关主体参与公立医院社会评价及治理的总体意愿率为 71.6%。综合提示,构建以公立医院核心社会职责为要素的指标体系及探究多元化评价主体,是建立和推进公立医院社会评价及治理理论与实践体系的关键问题。

引入社会力量协同参与公立医院的治理评价,是当前国家不断推进治理创新和医药卫生体制深化改革的重要手段。第四章"公立医院社会评价理论模型及实现路径研究"中对公立医院社会评价治理逻辑模型及具体实现路径的理论

阐释,探析利益相关主体对公立医院社会评价的认知及态度,无疑对公立医院社会评价指标的建立、评价主体的选择、评价制度的完善具有重要的指导意义①。本章通过现场问卷调查,探究利益相关主体对公立医院社会评价及治理的认知、态度及参与意愿,为完善、建立健全及适时开展公立医院社会评价提供参考依据。

一、利益相关主体对公立医院社会评价及治理的认知测评工具的研制

(一)问卷条目

以"公立医院""利益相关者""评价""认知""态度"等为关键词在中国知网、万方医学网资源、维普、ISI Web of Knowledge、PubMed 等数据库检索 2000—2016 年的期刊文献,通过对文献资料进行整理、归类和分析,剖析当前公立医院社会职责以及公众参与公立医院监督、评价的权利、责任和义务,为设计利益相关主体对公立医院社会评价的认知、态度及参与意愿的调查问卷提供文献支撑。经过专题小组专题讨论,设计了利益相关主体对公立医院社会评价的认知程度的测评指标体系,该指标体系由 14 个条目组成,见表5-1。根据测评指标

表 5-1 利益相关主体对公立医院社会评价及治理认知程度的测评指标体系

编 号	条 目
维度 1:对公立医院及其社会职责的认知	
A1	公立医院是政府举办的,不以营利为目的,向人民群众提供基本医疗服务的公益组织
A2	公立医院有对医疗质量安全、价格和费用、绩效考核、财务状况等信息进行公开的社会职责
A3	公立医院有向公众提供优质医疗服务,兼顾预防、保健、康复服务的社会职责
A4	公立医院有控制医药费用不合理增长的社会职责
A5	公立医院有承担紧急救治、救灾、援外、支边、支农和对口支援基层机构等政府指令性任务的社会职责
A6	公立医院有培养医学生,对医务人员进行规范化培训、提供进修及科研支持的社会职责
A7	公立医院有开展义诊、健康教育活动,对无力支付费用的弱势群体减免医疗费用的社会职责

① Boesso G, Kumar K. Examining the association between stakeholder culture, stakeholder salience and stakeholder engagement activities[J]. Management Decision,2016,54(4):815-831.

续表

编　号	条　目
维度2:对公众参与公立医院社会评价权利与责任的认知	
B1	公立医院社会评价应由有关社会组织［如省或市（县）地方医学会/医院协会、第三方评价机构等］主导,公众、患者或家属及公共媒体等社会多元力量参与
B2	公众参与公立医院社会评价是为了表达公众合理的利益诉求,增强公众与公立医院之间的信息交流与沟通,预防和化解社会矛盾
B3	公立医院履行社会职责的情况与公众的生命健康权息息相关
B4	公众享有对公立医院医疗服务项目、价格、质量、治疗方案及纠纷处理程序等信息的知情权
B5	公众享有对公共医疗事务管理的参与权
B6	公众享有对公立医院履行社会职责的监督权
B7	公众是社会的组成部分,是社会活动的主体,参与公立医院有关志愿服务及监督管理是公众的责任

体系,课题组根据 5 级李克特量表编制要求,设计了封闭式测评量表。并采用通俗易懂的语言将 20 个测评条目转化为题项,评价刻度 1,2,3,4,5 分别代表利益相关主体完全不清楚、较不清楚、不确定、较清楚、完全清楚。

(二)问卷的信度分析

采用分半信度与 Cronbach's α 系数来检验量表的信度。结果显示,测量问卷的分半信度为 0.914,见表 5-2。测量问卷各维度的 Cronbach's α 系数均在 0.85 以上,且问卷总体 Cronbach's α 系数为 0.9410,见表 5-3。以上综合说明了问卷信度很好,测量结果稳定可靠。

表5-2　门诊患者满意度量表折半信度

项　目	条目/个	Cronbach's α 系数	折半信度
部分1	7*	0.890	—
部分2	7**	0.886	—
量表总体	14	—	0.914

注:*表示条目 A_1、A_3、A_5、A_7、B_2、B_4、B_6;**表示条目 A_2、A_4、A_6、B_1、B_3、B_5、B_7。

表 5-3　调查问卷各维度及总体信度检验的 Cronbach's α 系数

维　度	条目/个	Cronbach's α 系数
对公立医院及其社会职责的认知	7	0.897
对参与公立医院社会评价权利与责任的认知	7	0.909
问卷总信度	14	0.941

(三)问卷的效度分析

1. 内容效度

分析各条目得分与认知总得分的相关系数均大于 0.700,相关性较强,相关系数的检验均具有统计学意义($P<0.01$),见表 5-4。量表总体得分与对公立医院及其社会职责的认知维度、参与公立医院社会评价权利与责任的认知维度得分的相关系数依次为 0.944,0.948,大于维度之间的相关系数 0.790,说明问卷的内容效度较好。

表 5-4　问卷各条目得分与总得分的相关系数

条　目	各条目得分与总分相关系数	条　目	各条目得分与总分相关系数
1	0.704**	8	0.768**
2	0.732**	9	0.766**
3	0.768**	10	0.760**
4	0.726**	11	0.792**
5	0.771**	12	0.738**
6	0.748**	13	0.763**
7	0.758**	14	0.745**

注: ** $P<0.01$。

2. 结构效度

以量表 20 个条目作为变量进行验证性因子分析,其中 KMO 统计量为 0.955>0.600,Barlett 球形检验显示 $\chi^2=9501.788$,$P<0.001$,差异具有统计学意义,提示量表各条目的相关性较强,适合做因子分析。运用主成分因子分析,采用方差最大正交旋转,以因子载荷大于 0.600 为标准,共提取 2 个公因子。2 个公因子累计方差贡献率达到 64.105%。每个条目在对应的公因子上的载荷均大于 0.600,在其他公因子上的载荷均小于 0.400,说明利益相关主体对公立医院社会评价的认知测评问卷具有良好的信效度,见表 5-5。

表 5-5　问卷条目 Vari~max~ 旋转后公因自载荷系数

条目编号	因子 1	因子 2
A1	0.728	0.241
A2	0.747	0.266
A3	0.797	0.272
A4	0.647	0.366
A5	0.731	0.347
A6	0.710	0.338
A7	0.615	0.453
B1	0.545	0.546
B2	0.520	0.571
B3	0.483	0.602
B4	0.416	0.717
B5	0.252	0.808
B6	0.265	0.833
B7	0.302	0.770

二、利益相关主体对公立医院社会评价及治理的认知情况

(一)政府相关公务人员

1. 政府相关公务人员对公立医院社会评价及治理的认知现况

根据公式:知晓率＝∑调查对象对该维度的评分/(条目数×5×调查人数),计算可得政府相关公务人员对公立医院社会评价的总知晓率为84.34%,对公立医院社会职责的知晓率为85.6%,对公众参与公立医院社会评价的职责和权利的知晓率为82.8%。借鉴满意度赋权法来计算各条目知晓率,知晓率＝(完全不清楚×0＋较不清楚×0.3＋不确定×0.6＋较清楚×0.8＋完全清楚×1)/331。结果显示,在对公立医院社会职责的认知维度上,政府相关公务人员对公立医院有医疗保健社会职责的认知度最高(88.07%),其次是对公立医院的定义(87.22%)、教育科研(86.40%)、完成政府指令性任务(86.16%)社会职责的认知度较高,对公立医院有费用控制社会职责的认知度最低(80.60%),见表5-6。在对参与公立医院社会评价权利与责任的认知维度上,政府相关公务人员对公众享有健康权的认知度最高(86.47%),其次是公众享有知情权(84.32%),对公众享有参与公共医疗事务管理参与权利的认知度最

低(77.22%),见表5-7。

表 5-6　政府相关公务人员对公立医院社会职责认知的基本情况

	条　目	知晓率/%	排　序
A1	公立医院是政府举办的,不以营利为目的,向人民群众提供基本医疗服务的公益组织	87.22	2
A2	公立医院有对医疗质量安全、价格和费用、绩效考核、财务状况等信息进行公开的社会职责	83.41	6
A3	公立医院有向公众提供优质医疗服务,兼顾预防、保健、康复服务的社会职责	88.07	1
A4	公立医院有控制医药费用不合理增长的社会职责	80.60	7
A5	公立医院有承担紧急救治、救灾、援外、支边和对口支援基层机构等政府指令性任务的社会职责	86.16	4
A6	公立医院有培养医学生,对医务人员进行规范化培训、提供进修及科研支持的社会职责	86.40	3
A7	公立医院有开展义诊、健康教育活动,对无力支付费用的弱势群体减免医疗费用的社会职责	84.47	5

表 5-7　政府相关公务人员对公众参与公立医院社会评价及治理的认知情况

	条　目	知晓率/%	排　序
B1	公立医院社会评价应由有关社会组织〔如省或市(县)地方医学会/医院协会、第三方评价机构等〕主导,公众、患者或家属及公共媒体等社会多元力量参与	80.27	6
B2	公众参与公立医院社会评价是为了表达公众合理的利益诉求,增强公众与公立医院之间的信息交流与沟通,预防和化解社会矛盾	82.48	3
B3	公立医院履行社会职责的情况与公众的生命健康权息息相关	86.47	1
B4	公众享有对公立医院医疗服务项目、价格、质量、治疗方案及纠纷处理程序等信息的知情权	84.32	2
B5	公众享有对公共医疗事务管理的参与权	77.22	7
B6	公众享有对公立医院履行社会职责的监督权	81.27	5
B7	公众是社会的组成部分,是社会活动的主体,参与公立医院有关志愿服务及监督管理是公众的责任	81.63	4

2. 政府相关公务人员对公立医院社会评价及治理认知的单因素分析

不同性别的政府相关公务人员对公立医院社会评价的认知差别有统计学意义($P<0.05$),男性的认知率高于女性;从工作时间来看,工作时间越久,其

利益相关主体对公立医院社会评价及治理的认知、态度与影响因素研究

对公立医院的社会职责的认知率越高($P<0.05$),见表5-8。

表5-8 政府相关公务人员对公立医院社会评价及治理认知的单因素分析

变量	属性	频数	维度1 M(Q)	维度1 Z/χ^2	维度2 M(Q)	维度2 Z/χ^2	总分 M(Q)	总分 Z/χ^2
性别	男	184	32.0(5.0)	-2.33^*	31.0(5.5)	-2.68^{**}	62.5(10.0)	-2.905^{**}
	女	147	30.0(7.0)		29.0(6.0)		59.0(11.0)	
学历	大专及以下	58	32.0(7.0)	4.83	31.0(8.0)	0.534	63.5(13.0)	2.045
	本科	211	31.0(6.0)		30.0(6.0)		60.0(10.0)	
	硕士研究生	62	30.0(3.0)		30.0(4.0)		60.0(6.0)	
职务	处级(正、副职)及以上	25	30.0(5.0)	7.48	29.0(5.0)	7.902	58.0(8.0)	8.276
	科级(正、副职)	134	31.0(5.0)		30.0(4.0)		61.0(9.0)	
	科员	118	32.0(6.0)		31.0(8.0)		62.0(12.0)	
	办事员	37	29.0(7.0)		28.0(5.0)		57.0(11.0)	
	其他	17	31.0(9.0)		28.0(6.0)		59.0(13.0)	
工作时间	<5年	50	30.0(8.0)	19.31**	31.0(7.0)	2.055	60.5(15.0)	8.701
	5~10年	82	30.0(5.0)		30.0(6.0)		59.0(12.0)	
	10~15年	62	30.0(5.0)		30.0(5.0)		59.5(9.0)	
	15~20年	36	32.0(4.5)		30.0(5.5)		62.0(9.0)	
	≥20年	101	32.0(6.0)		30.0(5.0)		61.0(10.0)	

注:$^*P<0.05$,$^{**}P<0.01$。

(二)社会专业组织人员

1.社会专业组织人员对公立医院社会评价及治理的认知现况

社会专业组织人员对公立医院社会评价的总知晓率为88.66%,对公立医院社会职责的知晓率为90.12%,对公众参与公立医院社会评价的职责和权利的知晓率为87.30%。在对公立医院社会职责的认知维度上,社会专业组织人员对公立医院有教育科研社会职责的认知度最高(92.67%),其次是对公立医院有医疗保健(91.39%)、承担政府指令性任务(91.22%)的社会职责及公立医院定义(90.00%)的认知度较高,对公立医院有费用控制(88.00%)、医疗信息公开(87.61%)社会职责的认知度相对较低,其中对公立医院具有义务开展健康医疗活动社会职责的认知度最低(87.56%),见表5-9。在对参与公立医院社会评价权利与责任的认知维度上,社会专业组织人员对公众享有知情权的认知度最高(88.28%),其次是公众享有监督权(88.17%),对公众享有公共医疗事务管理参与权利的认知度最低(84.44%),见表5-10。

表 5-9　社会专业组织人员对公立医院社会职责认知的基本情况

条　目	知晓率/%	排　序
A1 公立医院是政府举办的,不以营利为目的,向人民群众提供基本医疗服务的公益组织	90.00	4
A2 公立医院有对医疗质量安全、价格和费用、绩效考核、财务状况等信息进行公开的社会职责	87.61	6
A3 公立医院有向公众提供优质医疗服务,兼顾预防、保健、康复服务的社会职责	91.39	2
A4 公立医院有控制医药费用不合理增长的社会职责	88.00	5
A5 公立医院有承担紧急救治、救灾、援外、支边和对口支援基层机构等政府指令性任务的社会职责	91.22	3
A6 公立医院有培养医学生,对医务人员进行规范化培训、提供进修及科研支持的社会职责	92.67	1
A7 公立医院有开展义诊、健康教育活动,对无力支付费用的弱势群体减免医疗费用的社会职责	87.56	7

表 5-10　社会专业组织人员对公众参与公立医院社会评价及治理的认知情况

条　目	知晓率/%	排　序
B1 公立医院社会评价应由有关社会组织〔如省或市(县)地方医学会/医院协会、第三方评价机构等〕主导,公众、患者或家属及公共媒体等社会多元力量参与	86.50	5
B2 公众参与公立医院社会评价是为了表达公众合理的利益诉求,增强公众与公立医院之间的信息交流与沟通,预防和化解社会矛盾	85.17	6
B3 公立医院履行社会职责的情况与公众的生命健康权息息相关	87.89	4
B4 公众享有对公立医院医疗服务项目、价格、质量、治疗方案及纠纷处理程序等信息的知情权	88.28	1
B5 公众享有对公共医疗事务管理的参与权	84.44	7
B6 公众享有对公立医院履行社会职责的监督权	88.17	2
B7 公众是社会的组成部分,是社会活动的主体,参与公立医院有关志愿服务及监督管理是公众的责任	88.11	3

2. 社会专业组织人员对公立医院社会评价及治理认知的单因素分析

不同工作年限的社会专业组织人员对公立医院社会评价的认知差别有统计学意义:工作年限在 20 年内,工作时间越久,其对公立医院社会评价的认知率越高($P<0.05$);同时,工作年限在 20 年内,也是工作时间越久,其对公立医院社会职责的认知率越高($P<0.05$)。不同专业背景中,拥有医院管理背景的

利益相关主体对公立医院社会评价及治理的认知、态度与影响因素研究

专业组织人员对社会评价的认知率最高,健康管理专业背景的认知率最低(P <0.05)。从专业职称来看,副高级社会专业组织人员对公立医院社会职责和社会评价的认知率最高,无职称人员最低;在正高级以下,职称越高,认知率越高(P<0.05),见表5-11。

表5-11 社会专业组织人员对公立医院社会评价及治理认知的单因素分析

变量	属性	频数	维度1		维度2		总 分	
			$M(Q)$	Z/χ^2	$M(Q)$	Z/χ^2	$M(Q)$	Z/χ^2
性别	男	77	33.0(7.0)	−0.67	33.0(7.0)	−1.41	65.0(13.0)	−1.17
	女	103	32.0(6.0)		31.0(6.0)		64.0(11.0)	
学历	大专及以下	9	32.0(5.0)	3.90	28.0(6.0)	6.47	60.0(12.0)	5.66
	本科	94	32.5(7.0)		31.0(8.0)		64.0(14.0)	
	硕士	67	33.0(5.0)		32.0(7.0)		65.0(12.0)	
	博士	10	35.0(1.0)		35.0(6.0)		70.0(7.0)	
工作类别	行政管理人员	32	33.0(4.0)	1.34	32.0(8.0)	2.33	64.0(11.0)	1.41
	医师	83	33.0(7.0)		32.0(7.0)		64.0(13.0)	
	护士	44	32.0(6.0)		31.0(9.0)		64.0(14.0)	
	医技人员	21	34.0(6.0)		31.0(8.0)		65.0(13.0)	
工作年限	5年以内	82	31.5(6.0)	14.15**	30.0(6.0)	7.74	62.5(10.0)	11.13*
	5~10年	37	32.0(7.0)		30.0(9.0)		62.0(17.0)	
	10~15年	37	34.0(3.0)		33.0(5.0)		67.0(9.0)	
	15~20年	13	35.0(2.0)		34.0(6.0)		68.0(6.0)	
	20年以上	11	33.0(3.0)		32.0(4.0)		65.0(3.0)	
专业背景	卫生管理	39	33.0(6.0)	9.96	32.0(7.0)	10.46	63.0(13.0)	11.40*
	卫生经济	29	33.0(4.0)		32.0(7.0)		64.0(12.0)	
	公共卫生	23	33.0(3.0)		33.0(5.0)		65.0(8.0)	
	医院管理	26	33.5(6.0)		33.0(6.0)		66.0(12.0)	
	临床医学	46	32.0(7.0)		31.0(8.0)		63.5(14.0)	
	健康管理	17	30.0(3.0)		28.0(3.0)		58.0(9.0)	
专业职称	无职称	49	31.0(7.0)	18.46**	30.0(7.0)	5.82	60.0(12.0)	11.38*
	初级	47	32.0(6.0)		32.0(7.0)		63.0(12.0)	
	中级	64	33.0(5.0)		32.0(7.0)		64.5(14.0)	
	副高级	18	35.0(2.0)		33.5(4.0)		66.5(6.0)	
	正高级	2	31.5(7.0)		30.5(9.0)		62.0(16.0)	

注:* P<0.05,** P<0.01。

(三)医务工作者

1. 医务工作者对公立医院社会评价及治理的认知现况

医务工作者对公立医院社会评价的总知晓率为 84.55%,对公立医院社

会职责的知晓率为 86.05%，对公众参与公立医院社会评价的职责和权利的知晓率为 83.06%。医务工作者对公立医院有教育科研社会职责的认知度最高（88.40%），其次是对公立医院有承担政府指令性任务（88.12%）、医疗保健（88.08%）社会职责的认知度较高，对公立医院有费用控制社会职责的认知度最低（81.88%），见表 5-12。医务工作者对公立医院履行社会职责的情况与公众的生命健康权相关的认知度最高（85.99%），其次是对公众享有医疗信息知情权的认知度较高（85.84%），对公众享有参与权的认知度最低（77.23%），见 5-13。

表 5-12　医务工作者对公立医院社会职责认知的基本情况

	条　目	知晓率/%	排　序
A1	公立医院是政府举办的，不以营利为目的，向人民群众提供基本医疗服务的公益组织	86.01	4
A2	公立医院有对医疗质量安全、价格和费用、绩效考核、财务状况等信息进行公开的社会职责	82.96	5
A3	公立医院有向公众提供优质医疗服务，兼顾预防、保健、康复服务的社会职责	88.08	3
A4	公立医院有控制医药费用不合理增长的社会职责	81.88	7
A5	公立医院有承担紧急救治、救灾、援外、支边和对口支援基层机构等政府指令性任务的社会职责	88.12	2
A6	公立医院有培养医学生，对医务人员进行规范化培训、提供进修及科研支持的社会职责	88.40	1
A7	公立医院有开展义诊、健康教育活动，对无力支付费用的弱势群体减免医疗费用的社会职责	82.35	6

表 5-13　医务工作者对公众参与公立医院社会评价及治理的认知情况

	条　目	知晓率/%	排　序
B1	公立医院社会评价应由有关社会组织［如省或市（县）地方医学会/医院协会、第三方评价机构等］主导，公众、患者或家属及公共媒体等社会多元力量参与	81.26	4
B2	公众参与公立医院社会评价是为了表达公众合理的利益诉求，增强公众与公立医院之间的信息交流与沟通，预防和化解社会矛盾	81.47	3
B3	公立医院履行社会职责的情况与公众的生命健康权息息相关	85.99	1
B4	公众享有对公立医院医疗服务项目、价格、质量、治疗方案及纠纷处理程序等信息的知情权	85.84	2
B5	公众享有对公共医疗事务管理的参与权	77.23	7
B6	公众享有对公立医院履行社会职责的监督权	82.13	6
B7	公众是社会的组成部分，是社会活动的主体，参与公立医院有关志愿服务及监督管理是公众的责任	82.15	5

2. 医务工作者对公立医院社会评价及治理认知的单因素分析

不同学历、职务、在岗时间、职称的医务工作者对公立医院社会评价的认知差别有统计学意义($P<0.05$)。从学历上来看,博士研究生对公立医院社会职责及公立医院社会评价的认知率最高,大专及以下的认知率最低;从职务来看,行政管理人员对公立医院社会职责的认知度最高,医技人员的认知度最低;从在岗时间来看,随着在岗时间的逐渐增加,被调查者的认知得分呈现递增趋势,在岗时间越长,认知度越高;从职务来看,随着职务的升高,认知得分呈现递增趋势,中层干部及以上认知最高;从职称来看,随着职称的升高,认知得分呈现递增趋势,高级职称者认知最高,见表5-14。

表5-14 医务工作者对公立医院社会评价及治理认知的单因素分析

变量	属性	频数	维度1		维度2		总 分	
			$M(Q)$	Z/χ^2	$M(Q)$	Z/χ^2	$M(Q)$	Z/χ^2
性别	男	204	31.0(6.0)	-0.16	30.0(7.0)	-0.26	62.0(12.0)	-0.16
	女	327	31.0(6.0)		30.0(6.0)		62.0(11.0)	
学历	大专及以下	42	29.0(7.0)		28.5(8.0)		59.0(16.0)	
	本科	288	32.0(6.0)	9.91*	30.0(7.0)	6.02	62.0(11.0)	8.95*
	硕士	178	31.0(5.0)		29.0(5.0)		61.0(10.0)	
	博士	23	32.0(6.0)		31.0(4.0)		63.0(10.0)	
工作类别	行政管理人员	98	32.5(6.0)		30.0(7.0)		63.0(11.0)	
	医师	236	31.0(5.0)	9.96*	30.0(6.0)	1.12	61.0(11.0)	4.85
	护士	142	31.0(6.0)		30.0(8.0)		61.0(12.0)	
	医技人员	55	30.0(7.0)		30.0(9.0)		61.0(13.0)	
工作年限	5年以内	283	30.0(6.0)		29.0(7.0)		60.0(13.0)	
	5~10年	86	31.0(5.0)		31.0(7.0)		62.0(11.0)	
	10~15年	85	32.0(5.0)	10.65*	31.0(7.0)	7.79	63.0(11.0)	9.79*
	15~20年	30	32.5(5.0)		31.0(6.0)		63.0(10.0)	
	20年以上	47	33.0(4.0)		31.0(7.0)		64.0(8.0)	
职务	无职务	390	31.0(6.0)		30.0(7.0)		61.0(12.0)	
	一般行政管理人员	75	32.0(5.0)	10.86**	30.0(5.0)	4.40	62.0(10.0)	7.85*
	中层干部及以上	66	32.5(5.0)		31.0(6.0)		64.0(8.0)	
专业职称	无职称	168	30.5(7.5)		30.0(8.0)		61.0(15.0)	
	初级	159	31.0(6.0)		28.0(7.0)		60.0(12.0)	
	中级	135	32.0(4.0)	23.49**	31.0(7.0)	11.96*	63.0(10.0)	17.80**
	副高级	53	32.0(4.0)		31.0(5.0)		62.0(8.0)	
	正高级	16	33.5(3.5)		32.0(5.0)		64.5(5.5)	

注:*$P<0.05$,**$P<0.01$。

(四)患者及家属

1. 患者及家属对公立医院社会评价及治理的认知现况

患者及家属对公立医院社会评价的总知晓率为 55.41%,对公立医院社会职责的知晓率为 57.73%,对公众参与公立医院社会评价的职责和权利的知晓率为 53.08%。患者及家属对公立医院有医疗保健社会职责的认知度最高(56.37%),其次是对公立医院有承担政府指令性任务(56.18%)、教育科研(56.14%)、开展健康医疗社会活动(50.28%)社会职责的认知度较高;对公立医院有费用控制社会职责的认知度最低(45.10%),见表 5-15。患者及家属对公立医院履行社会职责的情况与公众的生命健康权相关的认知度最高(49.72%),其次是对公众享有医疗信息知情权的认知度较高(48.57%),对公众享有对公立医院履行社会职责的监督权(44.82%)、公众参与属于社会责任(44.02%)的认知度较低,对享有公共医疗事务参与权的认知度最低(39.36%),见表 5-16。

表 5-15 患者及家属对公立医院社会职责认知的基本情况

	条 目	知晓率/%	排 序
A1	公立医院是政府举办的,不以营利为目的,向人民群众提供基本医疗服务的公益组织	48.09	5
A2	公立医院有对医疗质量安全、价格和费用、绩效考核、财务状况等信息进行公开的社会职责	48.09	6
A3	公立医院有向公众提供优质医疗服务,兼顾预防、保健、康复服务的社会职责	56.37	1
A4	公立医院有控制医药费用不合理增长的社会职责	45.10	7
A5	公立医院有承担紧急救治、救灾、援外、支边和对口支援基层机构等政府指令性任务的社会职责	56.18	2
A6	公立医院有培养医学生,对医务人员进行规范化培训、提供进修及科研支持的社会职责	56.14	3
A7	公立医院有开展义诊、健康教育活动,对无力支付费用的弱势群体减免医疗费用的社会职责	50.28	4

表 5-16　患者及家属对公众参与公立医院社会评价及治理的认知情况

条　目	知晓率/%	排　序
B1 公立医院社会评价应由有关社会组织[如省或市(县)地方医学会/医院协会、第三方评价机构等]主导,公众、患者或家属及公共媒体等社会多元力量参与	46.41	3
B2 公众参与公立医院社会评价是为了表达公众合理的利益诉求,增强公众与公立医院之间的信息交流与沟通,预防和化解社会矛盾	45.14	4
B3 公立医院履行社会职责的情况与公众的生命健康权息息相关	49.72	1
B4 公众享有对公立医院医疗服务项目、价格、质量、治疗方案及纠纷处理程序等信息的知情权	48.57	2
B5 公众享有对公共医疗事务管理的参与权	39.36	7
B6 公众享有对公立医院履行社会职责的监督权	44.82	5
B7 公众是社会的组成部分,是社会活动的主体,参与公立医院有关志愿服务及监督管理是公众的责任	44.02	6

2. 患者及家属对公立医院社会评价及治理认知的单因素分析

不同性别、年龄、学历、职业、月收入、健康状况的患者及家属对公立医院社会评价及治理的认知差别有统计学意义($P<0.05$)。从性别来看,男性对公立医院社会职责的认知度高于女性;从年龄来看,随着年龄的增加,认知度随之递减,18～44 岁的中青年认知度最高;从学历来看,随着学历的逐渐增高,认知度也逐步递增,大专及以上学历的患者及家属认知度最高;从职业来看,公务员的认知度最高,商业/服务业从业人员认知度最低;从月平均收入来看,月平均收入在 2001～4000 元的认知度最低,月平均收入 6000 元以上的认知度最高;从健康状况来看,健康状况一般的患者及家属对公立医院社会评价的认知度最高,见表 5-17。

表5-17　患者及家属对公立医院社会评价及治理认知的单因素分析

变量	属性	频数	维度1 M(Q)	维度1 Z/χ^2	维度2 M(Q)	维度2 Z/χ^2	总分 M(Q)	总分 Z/χ^2
性别	男	125	21.4±8.0	2.389	19.2±8.1	1.116	40.5±15.3	1.832
	女	126	19.0±7.6	0.018	18.0±8.1	0.265	37.0±15.0	0.068
年龄	18～44周岁	146	21.0±8.0		20.7±7.7		41.6±15.1	
	45～59周岁	71	19.4±8.2	1.853	17.1±7.8	16.432	36.5±15.5	7.839
	60周岁及以上	34	18.5±6.8	0.159	12.9±6.5	0.000	31.4±11.7	0.000
学历	小学及以上	20	11.3±4.6		9.3±2.8		20.5±6.9	
	初中	52	16.1±5.1	25.544	13.4±5.6	33.576	29.5±9.1	33.618
	高中/中专/职高	42	19.8±7.2	0.000	18.4±7.1	0.000	38.2±13.0	0.000
	大专及以上	137	23.2±7.7		22.0±7.6		45.2±14.6	

续表

变量	属 性	频数	维度1 M(Q)	维度1 Z/χ²	维度2 M(Q)	维度2 Z/χ²	总 分 M(Q)	总 分 Z/χ²
职业	企事业单位管理人员	30	23.3±6.2		22.0±5.5		45.4±10.7	
	专业技术人员	19	19.8±7.2		17.1±8.9		36.9±15.2	
	工人	25	18.1±7.5		15.0±8.3		33.1±15.3	
	商业/服务业从业人员	14	16.3±9.4		14.5±8.8		30.8±18.0	
	自由职业者	23	21.2±7.3	6.970**	22.0±5.7	8.783**	43.2±12.2	8.106**
	公务员	8	29.6±4.9		21.6±6.0		51.3±9.0	
	在校大学生	62	23.3±7.6		22.5±7.4		45.7±14.5	
	外来务工人员	9	19.3±8.9		19.6±8.2		38.9±16.8	
	离退休人员	24	16.3±7.1		11.0±5.2		27.3±11.4	
	其他	34	15.0±5.8		15.3±7.0		30.2±11.8	
个人月均收入	≤2000元	79	23.2±7.8		22.6±7.5		45.8±14.7	
	2001~4000元	108	16.4±7.0	23.942**	15.0±7.5	16.915**	31.4±13.7	21.173**
	4001~6000元	44	20.9±5.6		19.7±6.4		40.6±11.2	
	>6000元	19	28.2±6.1		20.5±8.3		48.6±13.1	
健康状况	很差	6	8.5±1.8		9.2±3.9		17.7±4.9	
	较差	10	16.3±8.7		14.7±6.8		31.0±15.2	
	一般	72	21.3±7.2	6.310**	21.2±7.3	6.088**	42.5±13.9	6.535**
	较好	110	19.3±7.6		17.2±8.1		36.5±14.8	
	很好	53	22.6±8.3		19.8±8.0		42.4±15.4	

注:** $P<0.01$。

(五)社会公众

1. 不同阶梯公众构成情况

在对人民、群众、居民、公民、大众、公众等概念辨析的基础上,本研究所涉及的公众概念是指基于社会良知及责任感,对关乎公众利益的社会问题、政策或建议有着共同的关注,具有一定的价值判断基础,并愿意通过公开、理性的讨论或辩论等方式在决策进程中积极反映合理利益诉求的社会群体。公众参与阶梯理论[1][2]根据公众的自治程度、对信息的理解与把握以及参与途径等因素,将公众参与划分为多个逐渐上升的阶梯参与类型。本研究问卷中共设有4条公众参与公共事务管理条目,主要可以分为两大部分,一是公众对公共安全、教育、卫生及社会保障等关乎公众利益热点话题有关政策或建议的关注及了解程

---

① 杨亚东.建构公共决策中公众参与的有效治理模型[D].北京:中共中央党校,2013.

② 武小川.论公众参与社会治理的法治化[D].武汉:武汉大学,2014.

利益相关主体对公立医院社会评价及治理的认知、态度与影响因素研究

度;二是公众参与公共事务管理的可能程度。为方便研究,将公众对热点话题关注及了解程度的回答看作了解(包括很了解、较了解、一般了解)和不了解(包括较不了解、很不了解)两种结果,将公众对公共事务管理参与可能性题项的回答看作可能(包括很可能、较可能)和不可能(包括一般、较不可能、很不可能、说不清)两种结果,见表 5-18。

表 5-18　公众参与公共事务管理的阶梯分布筛选条目

1.针对公共安全、教育、卫生及社会保障等关乎公众利益热点话题的有关政策或建议,您平时关注及了解的程度是:
①了解　②较了解　③一般了解　④较不了解　⑤很不了解
2.若您身边存在上述政策或建议的某些具体问题,您基于社会良知及责任感,站在公众立场,通过发表网络言论或评论,参与政府及有关部门举办的座谈/论证会等,理性公开地反馈、发表观点以影响公共行政决策的可能性是:
①很可能　②较可能　③一般　④较不可能　⑤很不可能　⑥说不清
3.针对上述政策或建议的某些具体问题,为尽可能维护公众利益,您主动向有关管理部门反映并提出针对性意见或建议,与有关部门进行交流和互动,以探求解决办法的可能性是:
①很可能　②较可能　③一般　④较不可能　⑤很不可能　⑥说不清
4.针对上述政策或建议的某些具体问题,为达到维护公众利益的目的,让您通过与政府有关管理部门或有关社会组织的共同规划、商讨和合作的方式来寻求适宜的解决方案,您参与的可能性是:
①很可能　②较可能　③一般　④较不可能　⑤很不可能　⑥说不清

根据本研究对公众相关概念的界定,通过被调查者对社会热点话题有关政策或建议的关注及了解程度、主要的参与手段、自治管理程度等 4 个条目进行筛选,将研究对象从高到低划分为"大众""第一阶梯公众""第二阶梯公众""第三阶梯公众""第四阶梯公众"。调查结果显示,对社会热点话题不关注、不了解的大众共 309 人,占 28.74%;关注并了解社会热点话题的调查对象共 766 人,占 71.26%。其中,不愿意理性公开地反馈、发表观点以影响公共行政决策的,处在信息获取阶段的第一阶梯公众共 445 人,占 41.40%;愿意理性公开地反馈、发表观点以影响公共行政决策的共 321 人,占 29.86%。其中,不愿意主动向有关管理部门反映并提出针对性意见或建议,处在咨询阶段的第二阶梯公众共 110 人,占 10.23%;愿意主动向有关管理部门反映并提出针对性意见或建议,与有关部门进行交流和互动的共 211 人,占19.63%。但不愿通过与政府有关管理部门或有关社会组织共同规划、商讨和合作的方式来寻求适宜的解决方案的,处在参与阶段的第三阶梯公众共 34 人,占 3.16%;愿意通过与政

府有关管理部门或有关社会组织共同规划、商讨和合作的方式来寻求适宜的解决方案的,处在合作与协商阶段的第四阶梯公众共 177 人,占 16.47％。具体见图 5-1。

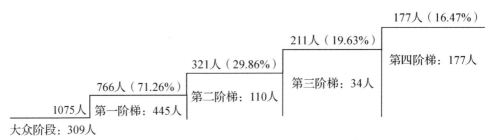

177人（16.47%）
第四阶梯:177人

211人（19.63%）
第三阶梯:34人

321人（29.86%）
第二阶梯:110人

766人（71.26%）
第一阶梯:445人

1075人

大众阶段:309人

图 5-1　公众参与公共事务管理的五阶梯分布情况

划分阶梯结果显示,处于第二、三阶梯的样本量不足,且问卷第 2,3 题项的关联性较强,因此将第二、三阶梯合并为一个阶梯进行分析。因此,本研究将调查对象共划分为 4 个阶梯:不关注社会热点话题的大众阶段共 309 人(占 28.74％);只关注和了解社会热点话题,不愿参与公共事务管理的第一阶梯公众 445 人(占 41.40％);关注且愿意理性公开地反馈、发表观点,主动提出意见或建议以影响公共行政决策的第二阶梯公众 144 人(占 13.40％);关注且愿意与有关部门以规划、商讨等方式参与公共事务管理的第三阶梯公众 177 人(占 16.47％),如图 5-2 所示。

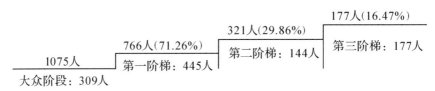

177人(16.47%)
第三阶梯:177人

321人(29.86%)
第二阶梯:144人

766人(71.26%)
第一阶梯:445人

1075人

大众阶段:309人

图 5-2　公众参与公共事务管理的四阶梯分布情况

总的来看,处在信息接收阶段的公众人数最多,前两阶段的人数(占 70.14％)远高于咨询参与和合作协作阶段的人数(占 29.86％),这说明目前公众仍处在以接受政策或信息为特征的参与公共事务管理低水平阶段。这在很大程度上归结于我国政府及有关部门对公众参与公共事务管理的重视程度不足,公众利益诉求表达机制不完善,公众产生即使参与也不会对政府及相关部门的决策起到影响作用的感受。长此以往,形成了公众对公共事务关注程度低,维护社会公共利益责任感缺乏,主动参与服务和管理意识及素养薄弱,产生了习惯于被动接受政府所做决策的顺从心理。

2. 公众对公立医院社会评价的认知现况

社会公众对公立医院社会评价的总知晓率为 63.29%，对公立医院社会职责的知晓率为 57.73%，对公众参与公立医院社会评价的职责和权利的知晓率为 53.08%。公众对公立医院有医疗保健社会职责的认知度最高（64.41%），其次是对公立医院有教育科研（64.37%）、承担政府指令性任务（64.15%）社会职责的认知度较高；公众对享有公共医疗事务管理的参与权的认知度最低（52.65%），其次是对公立医院有控制医药费用不合理增长的社会职责（54.18%）及多元社会评价主体（55.40%）的认知度较低，见表 5-19 和表 5-20。

表 5-19　社会公众对公立医院社会职责认知的基本情况

	条　目	知晓率/%	排　序
A1	公立医院是政府举办的，不以营利为目的，向人民群众提供基本医疗服务的公益组织	57.87	5
A2	公立医院有对医疗质量安全、价格和费用、绩效考核、财务状况等信息进行公开的社会职责	55.86	6
A3	公立医院有向公众提供优质医疗服务，兼顾预防、保健、康复服务的社会职责	64.41	1
A4	公立医院有控制医药费用不合理增长的社会职责	54.18	7
A5	公立医院有承担紧急救治、救灾、援外、支边和对口支援基层机构等政府指令性任务的社会职责	64.15	3
A6	公立医院有培养医学生，对医务人员进行规范化培训、提供进修及科研支持的社会职责	64.37	2
A7	公立医院有开展义诊、健康教育活动，对无力支付费用的弱势群体减免医疗费用的社会职责	60.48	4

表 5-20　社会公众对公众参与公立医院社会评价及治理的认知情况

	条　目	知晓率/%	排　序
B1	公立医院社会评价应由有关社会组织［如省或市（县）地方医学会/医院协会、第三方评价机构等］主导，公众、患者或家属及公共媒体等社会多元力量参与	55.40	3
B2	公众参与公立医院社会评价是为了表达公众合理的利益诉求，增强公众与公立医院之间的信息交流与沟通，预防和化解社会矛盾	57.13	4
B3	公立医院履行社会职责的情况与公众的生命健康权息息相关	63.40	1
B4	公众享有对公立医院医疗服务项目、价格、质量、治疗方案及纠纷处理程序等信息的知情权	60.05	2
B5	公众享有对公共医疗事务管理的参与权	52.65	7
B6	公众享有对公立医院履行社会职责的监督权	55.92	5
B7	公众是社会的组成部分，是社会活动的主体，参与公立医院有关志愿服务及监督管理是公众的责任	58.77	3

调查对象中筛选出 766 名公众。这 766 名公众对参与公立医院社会评价认知的知晓率为 66.72%,处于第一、二、三阶梯公众的知晓率分别为 64.55%,67.18%,71.80%。依据满意度赋权方法,分别计算 4 个不同阶梯公众对 14 个认知条目的知晓率,见表 5-21。随着公众参与阶梯的逐层提高,公众对参与公立医院社会评价各条目的知晓率也逐步提高,第三阶梯公众认知水平依次高于第二阶梯、第一阶梯、大众阶梯调查对象的认知水平。提示对于处在不同阶梯的公众,在提高认知时的宣传力度和渠道应有所不同。公众总体认知水平处在第一阶梯及大众阶段。大众、第一阶梯、第二阶梯的公众需要重点提高对信息公开、不合理医药费用控制、多元评价主体、参与及监督权方面的认知,如图 5-3 所示。

表 5-21　不同阶梯公众对公立医院社会评价及治理的认知情况[知晓率/%(排序)]

条　目	大　众	第一阶梯公众	第二阶梯公众	第三阶梯公众
A1 公立医院是政府举办的,不以营利为目的,向人民群众提供基本医疗服务的公益组织	46.31 (10)	58.29 (9)	63.06 (9)	72.77 (4)
A2 公立医院有对医疗质量安全、价格和费用、绩效考核、财务状况等信息进行公开的社会职责	45.44 (12)	56.11 (13)	62.71 (10)	67.85 (7)
A3 公立医院有向公众提供优质医疗服务,兼顾预防、保健、康复服务的社会职责	53.79 (3)	65.62 (1)	69.24 (2)	75.99 (2)
A4 公立医院有控制医药费用不合理增长的社会职责	43.50 (13)	56.54 (11)	54.10 (14)	66.95 (10)
A5 公立医院有承担紧急救治、救灾、援外、支边和对口支援基层机构等政府指令性任务的社会职责	53.01 (4)	65.15 (3)	69.86 (1)	76.44 (1)
A6 公立医院有培养医学生,对医务人员进行规范化培训、提供进修及科研支持的社会职责	54.66 (1)	65.03 (4)	69.03 (3)	75.88 (3)
A7 公立医院有开展义诊、健康教育活动,对无力支付费用的弱势群体减免医疗费用的社会职责	49.71 (5)	62.20 (5)	64.86 (6)	71.41 (5)
B1 公立医院社会评价应由有关社会组织[如省或市(县)地方医学会/医院协会、第三方评价机构等]主导,公众、患者或家属及公共媒体等社会多元力量参与	45.73 (11)	56.25 (12)	59.86 (11)	66.55 (11)
B2 公众参与公立医院社会评价是为了表达公众合理的利益诉求,增强公众与公立医院之间的信息交流与沟通,预防和化解社会矛盾	47.41 (8)	57.51 (10)	64.58 (7)	67.12 (9)
B3 公立医院履行社会职责的情况与公众的生命健康权息息相关	53.85 (2)	65.39 (2)	68.26 (4)	71.07 (6)

续表

条　目	大　众	第一阶梯公众	第二阶梯公众	第三阶梯公众
B4　公众享有对公立医院医疗服务项目、价格、质量、治疗方案及纠纷处理程序等信息的知情权	49.42 (6)	61.82 (6)	68.06 (5)	67.63 (8)
B5　公众享有对公共医疗事务管理的参与权	42.36 (14)	55.08 (14)	55.28 (13)	62.37 (14)
B6　公众享有对公立医院履行社会职责的监督权	47.18 (9)	58.36 (8)	57.50 (12)	63.73 (13)
B7　公众是社会的组成部分,是社会活动的主体,参与公立医院有关志愿服务及监督管理是公众的责任	49.35 (7)	61.69 (7)	63.13 (8)	64.35 (12)

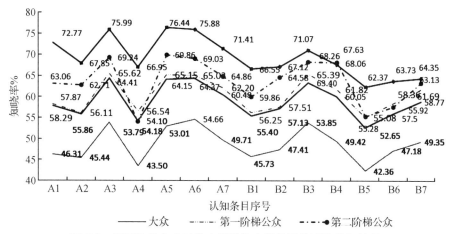

图 5-3　不同阶梯公众对公立医院社会评价及治理的认知情况

　　调查结果显示,大部分人对宪法赋予公民的参与权、监督权及其内涵并不清楚,对公立医院社会职责、多元评价主体及评价目的也一知半解,缺乏明确、理性的监管参与认知。公众认知不清楚可能是因为公立医院社会评价作为一个新生事物,公众对其内涵、范畴以及进行评价的原因及目的等问题在短时间内很难全面、准确地了解,可见要加强相关的宣传教育工作。同时,也反映出公众对参与医疗卫生事务管理的权责意识不足,关注度不高。

　　3.公众对公立医院社会评价及治理认知的单因素分析

　　将公众参与公立医院社会评价各认知条目的得分相加得到认知总得分,由正态性检验可知认知总得分为偏态分布。采用非参数 Mann-Whitney 检验对性别、地区、院外/院内等二分类人口学资料进行差异性检验;采用非参数 Kruskal-Wallis 检验对年龄、学历、职业、个人月平均收入、健康状况及阶梯等多分类人口学资料进行差异性检验。公众对公立医院社会评价的认知情况在性别、院外/院内上没有显著性差异，在年龄、学历、职业、个人月平均收入、健康状况、地区及参与阶梯上的差异具有显著性。18～44周岁的青年人参与公立医院社会评价的认知水平最高；学历越高，参与评价的认知水平越高；企事业单位管理人员、专业技术人员及在校大学生的认知水平较其他职业组高；个人收入在2000～4000元的公众认知水平较其他收入组低；健康状况很差的公众参与公立医院社会评价的认知情况在整体上最低；所选取的两个地区，西安市公众参与公立医院社会评价的认知水平高于杭州市公众；所处参与阶梯越高，公众的认知水平越高，见表5-22。

表5-22　公众对公立医院社会评价及治理认知的单因素分析

变量	属性	频数	维度1		维度2		总分	
			$M(Q)$	Z/χ^2	$M(Q)$	Z/χ^2	$M(Q)$	Z/χ^2
性别	男	535	23.0(10.0)	-0.30	22.0(9.0)	-1.33	46.0(16.0)	-0.61
	女	540	23.0(10.0)		23.0(11.0)		46.0(19.0)	
年龄	18～44周岁	586	24.5(9.0)	23.32**	24.0(9.0)	54.75**	49.0(16.0)	41.12**
	45～59周岁	354	22.0(9.0)		21.0(10.0)		42.0(17.0)	
	60周岁及以上	135	22.0(10.0)		20.0(11.0)		41.0(20.0)	
学历	小学及以下	31	11.0(10.0)	104.02**	10.0(11.0)	146.46**	21.0(20.0)	141.66**
	初中	110	18.0(8.0)		15.0(9.0)		33.0(14.0)	
	高中/中专/职高	233	22.0(9.0)		22.0(9.0)		43.0(15.0)	
	大专/本科	629	25.0(9.0)		24.0(8.0)		49.0(15.0)	
	硕士及以上	72	25.0(9.0)		25.0(8.0)		51.0(16.0)	
职业	企事业单位管理人员	174	25.0(7.0)	80.40**	24.0(7.0)	77.72**	50.0(14.0)	85.28**
	专业技术人员	172	26.0(8.0)		24.0(7.0)		50.5(15.0)	
	工人	146	21.0(9.0)		21.5(12.0)		43.0(23.0)	
	商业/服务业从业人员	133	21.0(11.0)		21.0(11.0)		42.0(20.0)	
	自由职业者	95	21.0(7.0)		21.0(8.0)		42.0(14.0)	
	公务员	44	24.0(6.0)		22.0(6.5)		46.0(12.5)	
	在校大学生	125	25.0(10.0)		24.0(9.0)		51.0(18.0)	
	外来务工人员	50	20.0(10.0)		20.0(8.0)		40.5(14.0)	
	离退休人员	96	22.0(10.0)		19.0(12.0)		41.0(19.5)	
	其他	40	15.0(13.5)		15.0(17.0)		33.0(30.0)	
个人月均收入	<2000元	174	25.0(11.0)	27.91**	24.0(10.0)	21.50**	48.5(20.0)	24.91**
	2001～4000元	461	22.0(11.0)		21.0(11.0)		44.0(20.0)	
	4001～6000元	292	23.0(8.0)		23.0(8.5)		47.0(14.0)	
	6001～8000元	75	26.0(7.0)		23.0(7.0)		48.0(13.0)	
	8001～10000元	37	25.0(8.0)		24.0(9.0)		50.0(16.0)	
	≥10000元	36	24.5(10.0)		24.0(8.0)		49.0(15.0)	

续表

变量	属性	频数	维度1		维度2		总 分	
			M(Q)	Z/χ²	M(Q)	Z/χ²	M(Q)	Z/χ²
近半年健康状况	很差	5	9.0(3.0)		8.0(2.0)		18.0(3.0)	
	较差	37	22.0(12.0)		21.0(9.0)		44.0(18.0)	
	一般	401	23.0(9.0)	16.57**	22.0(10.0)	12.45*	45.0(17.0)	15.00**
	较好	449	24.0(8.0)		23.0(10.0)		47.0(16.0)	
	很好	183	23.0(11.0)		23.0(13.0)		46.0(20.0)	
公众参与阶梯	大众	309	20.0(10.0)		20.0(10.0)		40.0(20.0)	
	第一阶梯公众	445	24.0(9.0)	112.94**	23.0(9.0)	77.53**	47.0(17.0)	103.05**
	第二阶梯公众	144	25.0(8.5)		24.0(8.0)		50.0(17.0)	
	第三阶梯公众	177	27.0(7.0)		25.0(8.0)		52.0(16.0)	
地区	杭州市	538	23.0(10.0)	3.78**	23.0(9)	4.04**	46.0(12.0)	4.57**
	西安市	537	25.0(9.0)		27.0(10)		52.0(20.0)	
	院外	612	26(14.0)	1.25	24(12.0)	2.31	49.5(14.0)	1.61
	院内	463	25(10.0)		24(10.0)		49.0(10.0)	

注：* $P<0.05$，** $P<0.01$。

4. 公众对公立医院社会评价及治理认知的多因素分析

对公众参与公立医院社会评价认知的影响因素进行分析，以14个认知测量选项的得分加总得到认知总分为因变量，以性别、年龄、学历、职业、个人月平均收入、健康状况、地区、参与阶梯8个一般人口学特征为自变量，进行多重线性逐步回归分析。变量赋值见表5-23(以下多因素变量赋值均同此表)。该模型的复相关系数 $R=0.453$，决定系数 $R^2=0.205$，调整后的决定系数为0.203。模型经检验 $F=92.143$，$P<0.001$。在对所有自变量进行偏回归系数显著性检验中，学历、参与阶梯、地区这3个因素的 t 检验具有统计学意义，学历越高、所处参与阶梯越高的公众参与公立医院社会评价的认知水平越高，连云港市公众参与公立医院社会评价的认知水平高于杭州市公众。标准化偏回归系数绝对值从大到小依次为学历、参与阶梯、地区，学历对公众参与公立医院社会评价认知的影响最大，$|\beta|=0.307$，见表5-24。

表5-23 多重线性回归自变量赋值

因 素	变量名	定义赋值
因变量：公众参与公立医院社会评价认知总得分	Y	
性别	X_1	1=男，2=女

续表

因　素	变量名	定义赋值
年龄/周岁	X_2	1＝18～44,2＝45～59,3＝60 及以上
学历	X_3	1＝小学及以下,2＝初中,3＝高中/中专/职高,4＝大专/本科,5＝硕士及以上
职业	X_4	1＝企事业单位管理人员,2＝专业技术人员,3＝工人,4＝商业/服务业从业人员,5＝自由职业者,6＝公务员,7＝在校大学生,8＝外来务工人员,9＝离退休人员,10＝其他
个人月均收入	X_5	1＝2000 元及以下,2＝2001～4000 元,3＝4001～6000 元,4＝6001～8000 元,5＝8001～10000 元,6＝10000 元以上
健康状况	X_6	1＝很差,2＝较差,3＝一般,4＝较好,5＝很好
地区	X_7	1＝杭州市,2＝西安市
参与阶梯	X_9	1＝大众,2＝第一阶梯公众,3＝第二阶梯公众,4＝第三阶梯公众

表 5-24　公众对公立医院社会评价及治理认知的多因素分析

变　量	偏回归系数	标准误差	标准化偏回归系数	t	P
学历	4.994	0.455	0.307	10.982	＜0.001
参与阶梯	3.464	0.383	0.251	9.033	＜0.001
地区	3.579	0.783	0.126	4.572	＜0.001

以 14 个认知测量选项的得分加总得到认知总分为因变量,以性别、年龄、学历、职业、个人月平均收入、健康状况、地区 7 个一般人口学特征为自变量,按大众、第一阶梯公众、第二阶梯公众、第三阶梯公众 4 个阶段进行多重线性逐步回归分析。由上述分析发现,影响所有调查对象认知总分的主要因素依次是学历、参与阶梯和地区,但不同阶梯公众参与公立医院社会评价认知的主要影响因素及其重要性顺次不同或不完全相同,其中学历是持续影响公众参与认知的最主要因素。此外,性别是不同阶段公众参与公立医院社会评价认知的主要共性影响因素。在大众阶段,男性公众参与公立医院社会评价的认知水平高于女性公众;而在第二、三阶梯公众阶段,女性公众的认知水平高于男性公众。地区这一因素在大众阶段是主要的影响因素。结果显示,西安市公众参与公立医院社会评价的认知水平高于杭州市公众,对于此结果将在讨论中进行解释。此外,年龄、个人月平均收入、健康状况、院外/院内这 4 个因素在公众不同参与阶段中均未进入回归方程,见表 5-25。

表 5-25　不同阶梯公众参与公立医院社会评价认知的多因素分析

阶　段	主要影响因素	非标准化系数		标准化偏回归系数	t	P
		偏回归系数	标准误差			
大众	学历	4.108	0.717	0.298	5.725	<0.001
	地区	7.229	1.433	0.263	5.045	<0.001
	性别	−3.335	1.407	−0.121	−2.370	0.018
第一阶梯公众	学历	5.234	0.770	0.318	6.797	<0.001
	职业	−0.599	0.234	−0.120	−2.565	0.011
第二阶梯公众	性别	5.524	2.075	0.214	2.663	0.009
	学历	3.414	1.300	0.211	2.626	0.010
第三阶梯公众	学历	5.236	1.356	0.274	3.861	<0.001
	性别	5.381	1.854	0.206	2.902	0.004

(六)公共媒体

1. 公共媒体对公立医院社会评价及治理的认知现况

公共媒体对公立医院社会评价的总认知率为 75.41％,对公立医院社会职责的认知率为 74.74％,对公众参与公立医院社会评价的职责和权利的认知率为 76.08％。公共媒体对公立医院有教育科研社会职责的认知度最高(78.27％);其次是对公立医院的定义 74.45％(77.75％)、公立医院承担政府指令性任务(75.56％)社会职责的认知度较高;对公立医院具有义务开展健康医疗活动社会职责的认知度最低(69.14％),见表 5-26。公共媒体对公众参与社会责任的认知度最高(87.90％),其次是对公众享有公共医疗事务参与权的认知度较高(79.01％);对多元社会力量参与评价的认知度最低(67.28％),其次是对公立医院履行社会职责的情况与公众的生命健康权相关(73.21％)、公众享有医疗信息知情权(68.27％)的认知度较低,见表 5-27。

表 5-26 公共媒体代表对公立医院社会职责认知的基本情况

条　目	知晓率/％	排　序
A1　公立医院是政府举办的,不以营利为目的,向人民群众提供基本医疗服务的公益组织	77.75	2
A2　公立医院有对医疗质量安全、价格和费用、绩效考核、财务状况等信息进行公开的社会职责	70.25	5
A3　公立医院有向公众提供优质医疗服务,兼顾预防、保健、康复服务的社会职责	74.44	4
A4　公立医院有控制医药费用不合理增长的社会职责	69.63	6
A5　公立医院有承担紧急救治、救灾、援外、支边和对口支援基层机构等政府指令性任务的社会职责	75.56	3

	条　目	知晓率/%	排　序
A6	公立医院有培养医学生,对医务人员进行规范化培训、提供进修及科研支持的社会职责	78.27	1
A7	公立医院有开展义诊、健康教育活动,对无力支付费用的弱势群体减免医疗费用的社会职责	69.14	7

表5-27　公共媒体代表对公众参与公立医院社会评价及治理的认知情况

	条　目	知晓率/%	排　序
B1	公立医院社会评价应由有关社会组织[如省或市(县)地方医学会/医院协会、第三方评价机构等]主导,公众、患者或家属及公共媒体等社会多元力量参与	67.28	7
B2	公众参与公立医院社会评价是为了表达公众合理的利益诉求,增强公众与公立医院之间的信息交流与沟通,预防和化解社会矛盾	76.17	4
B3	公立医院履行社会职责的情况与公众的生命健康权息息相关	73.21	5
B4	公众享有对公立医院医疗服务项目、价格、质量、治疗方案及纠纷处理程序等信息的知情权	68.27	6
B5	公众享有对公共医疗事务管理的参与权	79.01	2
B6	公众享有对公立医院履行社会职责的监督权	76.67	3
B7	公众是社会的组成部分,是社会活动的主体,参与公立医院有关志愿服务及监督管理是公众的责任	87.90	1

2. 公共媒体对公立医院社会评价及治理认知的单因素分析

从事方向不同的公共媒体对公立医院社会评价的认知差异有统计学意义($P<0.05$)。从事医疗健康类媒体的工作者认知度最高,从事生活教育类媒体的工作者认知度次之,从事体育娱乐类媒体的工作者认知度最低。在对公立医院社会职责认知中,不同工作时间的对象差别有统计学意义($P<0.05$),整体呈现随工作时间的增加而递增的趋势。其中,工作5~10年的媒体工作者认知度最高,见表5-28。

表5-28　公共媒体代表对公立医院社会评价及治理认知的单因素分析

变量	属　性	频数	维度1		维度2		总　分	
			$M(Q)$	Z/χ^2	$M(Q)$	Z/χ^2	$M(Q)$	Z/χ^2
性别	男	33	27.3±3.8	1.82	26.6±2.7	0.02	54.0±5.9	1.22
	女	48	25.4±5.4		26.6±4.3		52.0±8.7	
所在岗位	报社	26	26.6±6.3	0.84	27.4±4.2	1.30	54.0±9.5	1.17
	杂志社	14	28.1±4.8		27.6±4.7		55.7±8.8	
	广播电台	6	24.8±1.0		24.5±2.5		49.3±3.4	
	电视台	16	25.2±3.4		26.3±2.7		51.4±4.1	
	新媒体	14	25.6±4.7		26.4±3.4		52.1±7.6	
	户外媒体	5	24.6±3.6		24.2±1.3		48.8±4.5	

续表

变量	属 性	频数	维度1		维度2		总 分	
			$M(Q)$	Z/χ^2	$M(Q)$	Z/χ^2	$M(Q)$	Z/χ^2
从事职业	记者	26	26.5±4.7		26.6±4.1		53.1±8.0	
	编辑	35	26.6±5.9		27.2±3.8		53.7±8.7	
	校对员	6	26.8±1.0	1.01	29.0±1.7	2.08	55.8±2.0	1.62
	播音员	5	24.6±0.9		23.8±2.0		48.4±2.9	
	节目主持人	5	26.2±1.6		25.6±1.7		51.8±2.2	
	技术人员	4	21.3±3.7		23.3±2.1		44.5±5.7	
从事方向	政治军事法律类	9	26.4±1.7		26.4±3.5		52.9±4.9	
	金融经济类	13	25.2±5.2		26.2±3.1		51.4±8.0	
	社会民生类	14	25.7±5.1	2.510*	27.2±3.7	2.807*	52.9±7.5	2.937*
	医疗健康类	14	29.4±5.3		27.6±5.2		57.0±10.0	
	生活教育类	16	26.8±3.7		28.3±2.7		55.1±6.0	
	体育娱乐类	15	23.5±5.3		23.9±2.4		47.5±5.8	
工作时间	1年以内	14	22.1±6.7		26.2±4.1		48.3±9.3	
	1～3年	16	26.0±3.1		25.9±2.7		51.9±5.1	
	3～5年	23	27.6±3.6	3.678**	27.5±3.1	1.46	55.1±6.2	2.26
	5～10年	18	27.3±4.2		27.6±4.7		54.8±8.4	
	10年以上	10	26.8±5.6		24.7±3.6		51.5±8.7	

注:* $P<0.05$,** $P<0.01$。

(七)利益相关主体对公立医院社会评价及治理认知的两两比较

通过两两比较6类利益相关主体对公立医院社会评价的总知晓率发现,患者及家属的知晓率最低(55.41%),其次是社会公众代表(63.29%),再次是公共媒体代表(74.55%),再次是政府相关公务人员(84.34%)和医务工作者(84.55%),而社会专业组织人员的知晓率最高(88.66%)。6类利益相关主体对公立医院社会评价各个条目的知晓率两两比较结果见表5-29,对公立医院社会评价认知情况的两两比较结果见表5-30。

表5-29 6类利益相关主体对公立医院社会评价及治理的认知情况(%)

条 目	政府相关公务人员	医务工作者	社会专业组织人员	患者及家属	社会公众	公共媒体	总体认知晓率
A1	87.22	86.01	90.00	48.09	57.87	77.75	69.95
A2	83.41	82.96	87.61	48.09	55.86	70.25	67.47
A3	88.07	88.08	91.39	56.37	64.41	74.44	74.23
A4	80.60	81.88	88.00	45.10	54.18	69.63	65.82

续表

条　目	政府相关 公务人员	医务 工作者	社会专业 组织人员	患者 及家属	社会 公众	公共 媒体	总体认 知晓率
A5	86.16	88.12	91.22	56.18	64.15	75.56	73.87
A6	86.40	88.40	92.67	56.14	64.37	78.27	74.25
A7	84.47	82.35	87.56	50.28	60.48	69.14	69.70
B1	80.27	81.26	86.50	46.41	55.40	67.28	66.13
B2	82.48	81.47	85.17	45.14	57.13	76.17	67.30
B3	86.47	85.99	87.89	49.72	63.40	73.21	72.14
B4	84.32	85.84	88.28	48.57	60.05	68.27	70.09
B5	77.22	77.23	84.44	39.36	52.65	79.01	63.15
B6	81.27	82.13	88.17	44.82	55.92	76.67	66.95
B7	81.63	82.15	88.11	44.02	58.77	87.90	68.54
总的认知率	84.34	84.55	88.66	55.41	63.29	74.55	72.18

表5-30　6类利益相关主体对公立医院社会评价及治理认知的两两比较(秩均值)

条目	政府相 关人员	社会专业 组织人员	医务 工作者	患者及 家属	社会 公众	公共 媒体	χ^2
A1	1612.93[d]	1689.81[d]	1589.84[d]	802.97[a]	940.63[b]	1282.57[c]	626.82**
A2	1587.23[d]	1696.08[d]	1573.02[d]	832.78[a]	955.02[b]	1214.89[c]	562.93**
A3	1589.98[d]	1683.60[d]	1589.01[d]	825.65[a]	958.52[b]	1102.22[c]	590.76**
A4	1559.61[d]	1760.14[e]	1593.08[d]	779.08[a]	955.22[b]	1217.73[c]	611.43**
A5	1512.26[d]	1670.40[e]	1568.29[d]	864.50[a]	982.19[b]	1150.46[c]	486.10**
A6	1521.48[d]	1720.55[e]	1586.81[d]	833.86[a]	962.48[b]	1236.46[c]	558.28**
A7	1587.41[d]	1673.31[e]	1530.23[d]	802.86[a]	993.10[b]	1132.67[c]	497.56**
B1	1563.59[d]	1741.31[e]	1589.84[d]	789.43[a]	962.24[b]	1139.28[c]	593.35**
B2	1588.79[d]	1668.58[d]	1552.92[d]	757.41[a]	976.37[b]	1351.64[c]	551.29**
B3	1589.81[d]	1627.44[d]	1561.75[d]	749.90[a]	996.72[b]	1134.22[c]	534.30**
B4	1544.49[c]	1674.45[c]	1595.13[c]	805.60[a]	979.41[b]	1053.22[b]	545.13**
B5	1524.80[c]	1692.81[d]	1522.44[c]	769.51[a]	993.13[b]	1499.13[c]	488.57**
B6	1539.85[d]	1718.16[e]	1551.73[d]	818.08[a]	970.85[b]	1334.51[c]	523.02**
B7	1508.59[c]	1688.38[d]	1518.98[c]	791.61[a]	983.50[b]	1657.26[d]	507.10**
认知总得分	1671.54[d]	1841.96[e]	1672.45[d]	698.17[a]	883.52[b]	1245.64[c]	873.27**

注:**P<0.01。a,b,c,d分别表示经S-N-K法检验后形成的亚组,不同亚组之间的差异具有统计学意义(P<0.05)。

三、利益相关主体对公立医院社会评价及治理的态度和参与意愿

(一)公立医院社会职责履行情况

基于利益相关者对公立医院的社会职责评价的调查显示,仅有36.0%的政府相关公务人员、36.8%的医务工作者、35.7%的社会专业组织人员、29.5%的患者及家属、19.2%的社会公众代表、22.6%的公共媒体代表认为当前公立医院较好或很好地履行了社会职责。约一半以上的各类公立医院利益相关者认为当前公立医院社会责任履行情况一般,见表5-31。对政府相关公务人员、医务工作者、社会专业组织人员进一步调查公立医院没有履行好公立医院社会责任的原因发现,约一半的调查对象认为原因在于政府的投入不足、公立医院的管理制度不完善以及社会的监督不够,如图5-4所示。

表 5-31　公立医院社会职责履行情况的评价结果[人数(%)]

调查对象	很　差	较　差	一　般	较　好	很　好	合　计
政府相关公务人员	3(0.9)	32(9.7)	177(53.5)	93(28.1)	26(7.9)	331(100.0)
医务工作者	5(0.9)	59(11.1)	272(51.2)	154(29.0)	41(7.7)	531(100.0)
社会专业组织人员	4(2.2)	27(15.0)	85(47.2)	59(32.8)	5(2.8)	180(100.0)
患者及家属	0(0.0)	29(11.6)	148(59.0)	61(24.3)	13(5.2)	251(100.0)
社会公众代表	17(1.6)	181(16.8)	671(62.4)	206(19.2)	0(0.0)	1 075(100.0)
公共媒体代表	2(2.5)	9(11.1)	51(63.0)	19(23.5)	0(0.0)	81(100.0)
合　计	31(1.3)	317(13.8)	1 404(57.3)	592(24.2)	85(3.5)	2 449(100.0)

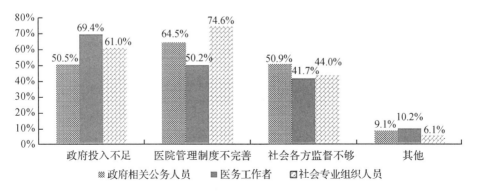

图 5-4　公立医院没有履行好社会职责的原因

(二)公立医院开展社会评价及治理的必要性

基于利益相关者对公立医院的社会评价及治理的必要性调查显示,77.3%的政府相关公务人员、68.6%的医务工作者、77.2%的社会专业组织人员、78.1%的患者及家属、78.4%的社会公众代表、84.9%的公共媒体代表认为,现阶段独立开展公立医院的第三方社会评价完全有必要或很有必要,见表5-32。对社会公众参与公立医院社会评价的必要性调查显示,77.8%的政府相关公务人员、60.4%的医务工作者、69.4%的社会专业组织人员、91.7%的患者及家属、85.4%的社会公众代表、88.6%的公共媒体代表认为,社会公众代表参与公立医院的评价完全有必要或很有必要,见表5-33。

表5-32　现阶段独立开展公立医院第三方社会评价及治理的必要性[人数(%)]

调查对象	完全有必要	有必要	不确定	没有必要	完全没必要	合　计
政府相关公务人员	53(16.0)	205(61.9)	50(15.1)	18(5.4)	5(1.5)	331(100.0)
医务工作者	77(14.5)	288(54.2)	95(17.9)	58(10.9)	13(2.4)	531(100.0)
社会专业组织人员	46(25.6)	93(51.7)	32(17.8)	7(3.9)	2(1.1)	180(100.0)
患者及家属	71(28.3)	125(49.8)	39(15.5)	13(5.2)	3(1.2)	251(100.0)
社会公众代表	267(24.8)	576(53.6)	180(16.7)	52(4.8)	0(0.0)	1075(100.0)
社会媒体代表	25(30.9)	44(54.3)	12(14.8)	0(0.0)	0(0.0)	81(100.0)
合　计	539(22.0)	1331(54.3)	408(16.7)	148(6.0)	23(0.9)	2449(100.0)

表5-33　社会公众参与公立医院社会职责评价的必要性[人数(%)]

调查对象	完全有必要	有必要	不确定	没有必要	完全没必要	合　计
政府相关公务人员	56(16.9)	199(60.1)	38(11.5)	27(8.2)	11(3.3)	331(100.0)
医务工作者	41(7.7)	279(52.5)	138(26.0)	50(9.4)	23(4.3)	531(100.0)
社会专业组织人员	45(25.0)	80(44.4)	35(19.4)	18(10.0)	2(1.1)	180(100.0)
患者及家属	81(32.3)	149(59.4)	13(5.2)	5(2.0)	3(1.2)	251(100.0)
社会公众代表	320(29.8)	598(55.6)	96(8.9)	52(4.8)	9(0.8)	1075(100.0)
社会媒体代表	18(22.2)	53(66.4)	8(9.9)	2(2.5)	0(0.0)	81(100.0)
合　计	561(22.9)	1358(55.5)	328(13.4)	154(6.3)	48(2.0)	2449(100.0)

(三)利益相关主体对公立医院社会评价及治理主体的态度

对公立医院的 6 类利益相关主体的调查结果显示,分别有83.85%,67.70%,55.63%,36.05%的调查对象认为,独立性筛选评价者的主要标准或

利益相关主体对公立医院社会评价及治理的认知、态度与影响因素研究

原则依次为独立性、专业性、权威性、主动性,如图 5-5 所示。根据以上的筛选评价主体的标准或原则,有 77.24%,58.37%,59.19% 的调查对象认为社会专业组织人员、患者及家属、社会公众代表参与公立医院社会评价,既符合我国当前实际国情,又能增进社会公众的参与度以及对评价结果的认可,如图 5-6 所示。

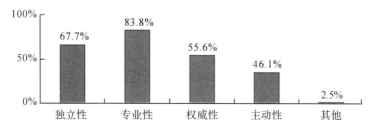

图 5-5 利益相关者认为公立医院社会评价及治理主体应具备的条件

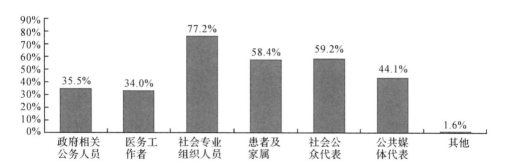

图 5-6 调查对象对公立医院社会评价及治理适宜主体的选择

(四)利益相关主体在公立医院社会评价及治理中的作用调查分析

针对政府相关公务人员、医务工作者、社会专业组织人员、患者及家属、社会公众代表、公共媒体代表等相关利益群体在公立医院社会评价中发挥的作用,调查结果显示:认为社会专业组织人员应该主导公立医院社会评价的占 68.1%;认为医务工作者和政府相关公务人员应该协调配合公立医院社会评价的分别占 59.4%,47.8%;认为患者及家属、社会公众代表、公共媒体代表应该吸纳参与公立医院社会评价的分别占 48.3%,42.4%,62.1%,如图 5-7 所示。由此可见,由社会专业组织人员主导评价,政府相关公务人员与医务工作者协调配合,患者及家属、社会公众代表与公共媒体代表积极参与是符合当前我国实际的。

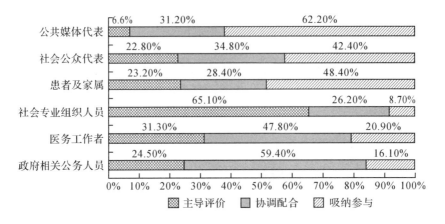

图 5-7　6 类评价主体在公立医院社会评价中的作用

(五)利益相关主体对公立医院社会评价及治理指标的认知及态度

公立医院社会评价及治理的关键是要根据评价内容构建科学的评价指标体系。公立医院社会评价及治理的核心内容即社会职责的外在表现。针对利益相关主体对公立医院社会职责履行的总体认知调查发现,基本医疗保健服务的支持率均在90%以上,说明基本医疗保健服务作为公立医院首要社会职责已然是全社会普遍公认的事实。其次是医药费用及成本控制,支持率均在84%以上。患者对医药费用及成本控制的支持率(92.2%)明显高于其他利益主体,政府相关公务人员对政府指令性任务的支持率(87.7%)及医务工作者对基本医疗保健服务的支持率(91.5%)均明显高于其他利益主体。由此可见,由于其利益角色的影响,不同利益相关主体关注及评价的焦点内容不同。医学人才教育培养与科研、政府指令性任务、社会公益与慈善活动的支持率基本在70%~80%。6 类利益相关主体对医疗废物处理及环境保护的支持率最低,均在50%~60%,见表 5-34。

表 5-34　公立医院社会职责行为表现的问卷支持率(%)及序位

条　目	政府相关公务人员		医务工作者		社会专业组织人员		患者及家属		社会公众代表		公共媒体代表	
	支持率/%	序位	支持率/%	序位	支持率/%	序位	支持率/%	序位	支持率/%	序位	支持率/%	序位
基本医疗保健服务	93.2	1	95.3	1	91.5	1	94.3	1	92.3	1	94.8	1
医药费用及成本控制	85.7	3	73.2	3	84.5	2	92.2	2	90.4	2	91.0	2
医学人才教育培养与科研	83.7	4	81.2	2	82.0	3	81.2	4	76.3	3	71.7	3
政府指令性任务	87.7	2	64.8	5	74.0	4	85.0	3	72.0	4	68.8	4
社会公益与慈善活动	71.8	5	67.0	4	73.2	5	72.0	5	62.8	5	65.8	5
医疗废物处理及环境保护	62.0	6	57.4	6	55.2	6	51.3	6	52.3	6	56.7	6

对评价指标含政府保障投入内容的必要性调查显示,分别有 86.6% 的政府相关人员、81.4% 的医务工作者、81.2% 的社会专业组织人员认为公立医院社会评价指标有必要含政府保障投入内容,见表 5-35。其中认为,政府有必要对公立医院紧急救治与支边、支农等工作进行补助的占 65.0%,对公共卫生服务进行补助的占 75.7%,投入重点学科发展及人才培养的占 71.8%,医务人员基本工资投入的占 79.3%,投入基本建设及大型设备购置的占 67.9%,如图 5-8 所示。

表 5-35 评价指标含政府保障投入内容的必要性[人数(%)]

利益相关主体	完全有必要	有必要	不确定	没有必要	完全没有必要	合计
政府相关公务人员	78(23.6)	209(63.1)	31(9.4)	13(3.9)	0(0.0)	331(100.0)
医务工作者	180(33.9)	252(47.5)	63(11.9)	32(6.0)	4(0.8)	531(100.0)
社会专业组织人员	39(22.3)	103(58.9)	30(17.1)	1(0.6)	2(1.1)	175(100.0)
合计	297(28.6)	564(54.4)	124(12.0)	46(4.4)	6(0.6)	1 037(100.0)

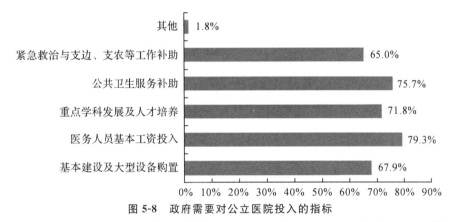

图 5-8　政府需要对公立医院投入的指标

对评价指标含公立医院管理制度内容的必要性调查显示,分别有 81.9% 的政府相关公务人员、81.4% 的医务工作者、83.9% 的社会专业组织人员认为公立医院社会评价指标有必要包含公立医院管理制度等内容,见表 5-36。其中,认为有必要含医德医风考评制度的占 63.2%,绩效考核制度的占 51.5%,医务社会工作制度的占 47.1%,社会监督制度的占 76.0%,信息公开制度的占 71.1%,如图 5-9 所示。

表 5-36　评价指标含公立医院管理制度内容的必要性[人数(%)]

利益相关主体	完全有必要	有必要	不确定	没有必要	完全没有必要	合计
政府相关公务人员	106(32.0)	165(49.8)	47(14.2)	10(3.0)	3(0.9)	331(100.0)
医务工作者	180(33.9)	252(47.5)	63(11.9)	32(6.0)	4(0.8)	531(100.0)
社会专业组织人员	57(31.7)	94(52.2)	27(15.0)	2(1.1)	0(0.0)	180(100.0)
合计	343(32.9)	511(49.0)	137(13.1)	44(4.2)	7(0.7)	1 042(100.0)

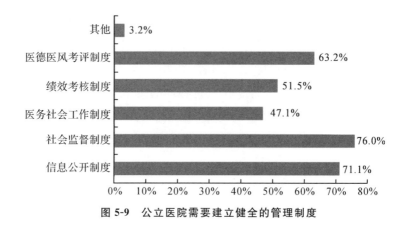

图 5-9　公立医院需要建立健全的管理制度

　　患者满意度的评价一直是公立医院社会评价中的重点,因此患者满意度评价结果所反映的客观程度直接影响公立医院社会评价的结果。3 类利益相关者对患者满意度评价的客观程度集中在一般(44.2%)和较客观(34.5%)两个层面,有 18.5%认为不客观,说明对于政府主导的患者满意度评价还缺乏更为客观的评价。对于评价不客观的原因,根据频数统计分析,各方面的原因均差不多影响到评价结果,见表 5-37 和图 5-10。

表 5-37　由政府主导参与的患者满意度评价结果反映医疗绩效的客观程度[人数(%)]

利益相关主体	很客观	较客观	一　般	较不客观	很不客观	合　计
政府相关公务人员	8(2.4)	112(33.9)	155(46.8)	48(14.5)	8(2.4)	331
医务工作者	23(4.3)	182(34.2)	232(43.6)	86(16.2)	9(1.7)	531
社会专业组织人员	4(2.0)	64(35.6)	75(41.6)	36(19.8)	2(1.0)	180
合计	20(2.9)	359(34.5)	460(44.2)	174(16.7)	6(1.8)	342

注:括号内数字为构成比(%);$\chi^2=0.187$,$P=0.911$。

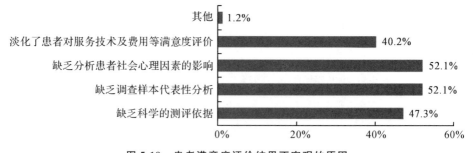

图 5-10　患者满意度评价结果不客观的原因

（六）利益相关主体参与公立医院社会评价及治理的意愿

利益相关主体的参与意愿直接影响公立医院社会评价能否适时开展。评价主体若缺乏公众监督权利观念，对公立医院社会评价不感兴趣，就不可能积极主动地表达自己的观点、态度及意愿。因此，考虑及选择公众意识和参与意愿强烈的评价主体，对于公立医院社会评价开展的促进及过程质量的保证有着重要的作用。若按照意愿率＝（很愿意人数×1＋较愿意人数×0.8＋无所谓×0.6＋较不愿意×0.3＋很不愿意×0）/调查人数来计算，政府相关公务人员（74.9％）、医务工作者（71.7％）、社会专业组织人员（78.2％）、患者及家属（81.1％）、社会公众代表（80.2％）、公共媒体代表（75.8％）的参与意愿率均超过了70.0％。患者家属、社会公众代表、社会专业组织人员的参与意愿略高于其他3类利益相关者。这充分体现了从社会视角来评判或治理公立医院的社会职责，是社会各界尤其是公众以及社会专业组织人员的强烈诉求与愿望，见表5-38。

表5-38　6类利益相关者对公立医院社会评价及治理的参与意愿［人数（％）］

	很愿意	较愿意	无所谓	较不愿意	很不愿意	合　计
政府相关公务人员	67(20.2)	171(51.7)	65(19.6)	17(5.1)	11(3.3)	331
医务工作者	72(13.6)	261(49.2)	144(27.1)	45(8.5)	9(1.7)	531
社会专业组织人员	48(26.7)	82(45.6)	41(22.8)	9(5.0)	0(0.0)	180
患者及家属	79(31.6)	121(48.4)	42(16.8)	5(2.1)	3(1.1)	251
社会公众代表	361(33.6)	430(40.0)	249(23.2)	26(2.4)	9(0.8)	1075
公共媒体代表	12(15.1)	44(54.7)	21(26.4)	3(3.8)	0(0.0)	81
合计	590(24.1)	1163(47.5)	549(22.4)	113(4.6)	32(1.3)	2449

注：$\chi^2 = 140.182$，$P < 0.001$。

本章小结　本章所研制的利益相关主体对公立医院社会评价的认知测评问卷主要涵盖了对公立医院及其社会职责的认知，及对参与公立医院社会评价权利与责任的认知两部分内容。研究结果显示，该测评问卷信效度良好，可用于衡量不同利益相关主体对公立医院社会评价的认知水平。调查结果显示，患者及家属对公立医院社会评价的知晓率最低（55.41％），其次是社会公众代表（63.29％）和公共媒体代表（74.45％），再次是政府相关公务人员（84.34％）

和医务工作者(84.55%),社会专业组织人员的知晓率最高(88.66%)。利益相关主体认为公立医院评价主体选择应遵循专业性(83.8%)、独立性(67.7%)、权威性(55.6%)、主动性(46.1%)等原则。公立医院社会评价指标有必要补充和完善政府投入(80.2%)、社会监督(76.0%)、信息公开制度(71.1%)等内容。利益相关主体参与公立医院社会评价的总体意愿率为71.6%。综合显示,构建以公立医院核心社会职责为要素的指标体系及探究多元化评价主体,是建立和推进公立医院社会评价理论及实践体系的关键问题。

第六章

公众参与公立医院社会评价及治理
意愿与形成机制研究

本章摘要　运用社会评价及治理、知信行、计划行为及公众参与阶梯等前沿理论,用定性和定量研究相结合的方法,分析公众参与公立医院社会评价的主要影响因素及相互逻辑关系与作用机制,为激活和开发公众参与公立医院社会评价及治理路径和策略提供依据。自行设计的《公众参与公立医院社会评价及治理的意愿调查问卷》具有较好的信度和效度,可用于对公众参与意愿的测量和解释。调查对象参与公立医院社会评价不同方式的意愿率(以下简称方式意愿)为 70.70%,公众参与方式的意愿率为 73.43%,第一、二、三阶梯公众参与方式的意愿率分别为 71.10%,73.73%,79.03%。调查对象参与公立医院社会评价不同评价内容的意愿率(以下简称内容意愿)为 70.44%,公众参与内容意愿率为 73.10%,第一、二、三阶梯公众参与内容意愿率分别为 70.03%,74.08%,80.00%。认知对评价方式及内容意愿两条路径的 P 值均大于 0.05。经进一步对各变量的影响效应分析发现,认知通过态度、主观规范、知觉行为控制对评价方式意愿的间接效应依次为 0.291,−0.093,0.135;对内容意愿的间接效应依次为 0.303,−0.067,0.117。态度、知觉行为控制对公众参与公立医院社会评价的意愿产生直接正向影响,主观规范对意愿的影响较弱且呈负相关;认知对态度、主观规范、知觉行为控制有直接正向影响,对公众参与意愿无直接影响,主要通过态度、知觉行为控制对意愿产生间接促进效应;态度、主观规范、知觉行为控制两两间具有正相关关系。

强调社会多方共同参与到公立医院监管及评价体制中已经成为深化医药卫生体制改革的共识。公众作为医疗服务的需求者和消费者,是公立医院最直接的利益相关主体之一,完善及推行公立医院社会评价体系理应离不开社会公众的参与。但鉴于当前我国公民文化的缺失、公众主体意识的淡薄和公立医院医疗卫生服务的监管与评价的专业性及复杂性,社会公众是否能够认识到参与公立医院社会评价的重要性并愿意参与进来是值得学界探讨的话题。因此,本章希望通过了解公众参与公立医院社会评价的意愿程度,分析其主要影响因素及相互逻辑关系与作用机制,从而提出针对性地引导公众积极参与的对策和建议。

一、理论基础

(一)知信行理论

知信行理论(knowledge,belief and attitudes,practice,KAP)由美国哈佛大学 Mayo 教授于 20 世纪 60 年代提出,是将行为的改变归纳为包括掌握相关知识的"知"、产生信念和态度的"信"以及改变行为的"行"3 部分的渐进模式[①]。其中,"知"是行为改变的基础,"信"的转变是关键,"行"是最终的目标。具体来讲,所谓"知",是指受传者接受保健知识的过程。一般来讲,掌握的知识越深,实行的倾向性越强。知识是行动的基础,是力量的源泉。但知识转变成行为尚需要外界条件,而健康教育就是促进知识转变成行为的重要外界条件[②]。所谓"信",指的是一种态度。人们对现实一般采取积极的态度,对知识进行有根据的独立思考,逐步形成信念,由知识变成信念就能支配人的行动。社会心理学家研究认为,信念的转变在知、信、行中是关键。信念是人们对自己生活中应遵循的原则和理想的信仰,它深刻而稳定,通常和感情、意志融合在一起支配人的行动。所谓"行",指的是行为、行动,就是将已经掌握并且相信的知识付诸行动,促进有利健康的行为形成。该理论认为,掌握的知识越全面、准确,信念或态度越积极,行为的改变就越容易实现。结合医疗卫生领域来看,人们通过学

---

① 童瑶.长沙市餐饮从业人员食品安全知信行调查及影响因素分析[D].长沙:中南大学,2012.

② Phil L,Eija-riitta A,Marjatta H,et al. Healthier futures:primary care nurses' food knowledge and patient advice[J]. International Journal of Consumer Studies,2007,31:397-403.

习获得医疗卫生的相关信息及知识,逐渐对医疗卫生服务及管理形成积极的信念或态度,从而促成正确、理性参与行为的产生。基于以上分析,提出以下研究假设:①认知对公众参与公立医院社会评价的态度具有直接的正向影响;②认知对公众参与公立医院社会评价的行为意愿具有直接的正向影响。

(二)理性行为理论

理性行为理论起源于心理学领域,来自于杜拉尼(Dulany)的命题控制理论(theory of prepositional control)。该理论叙述个人的行为意向受制于当时的行为规范和顺从规范的意愿。在以命题控制理论为代表的早期行为研究中,学者们大多着重于态度、个性或者过去行为等对行为的影响。其中,态度(attitude)被视为理解人类行为的关键要素而得到广泛应用[①]。在社会心理学研究领域,态度仍然是最具特色和不可或缺的概念,它频繁地出现在实验和理论文献中。直到 20 世纪 70 年代,学者们仍然未能对什么是态度、态度是如何形成和变化的及其在影响和决定行为时所扮演的角色等达成共识,有关态度的测量方法更是千差万别。通过对消费者行为领域相关研究文献的系统分析,菲什拜因(Fishbein)和艾森(Ajzen)在 1975 年将早期由心理学者弗鲁姆(Vroom)提出的期望模式(expectancy-value model)或称"多重属性态度模式"(multiat-tribute attitude model)融入行为意向(behavioral tendancy)与主观信仰两个变量,首次对信念、态度、意向和行为这 4 个在以往研究中经常被相互混淆的概念做了明确界定,并在期望-价值理论(expectancy-value theory)的基础上构建了一个系统的理论分析框架,即理性行为理论(theoryof reasoned action,TRA),用来解释和预测人类行为的决策过程[②]。理性行为理论主要的基本假设:人们大部分的行为表现是在自己的意志控制之下,且合乎理性;人们有某项行为的意向是当时该行为发生的立即决定因子;性别、年龄、职业、人格、个性等变量对行为意向没有直接影响,这些变量都是经由态度、主观规范,才会对行为意向产生间接影响。该理论认为,当人们有时间去思考欲从事的行为时,行为意向是检视其行为的最好方法。

---

① Ajzen I,Fishbein M. The Influence of Attitudes on Behavior—The Handbook of Attitudes[M]. US:Lawrence Erlbaum Associates,2005.

② Fishbein M,Ajzen I. Belief,attitude,intention and behaviour:an introduction to theory and research[J]. Philosophy & Rhetoric,1975,41(4):842-844.

在理性行为理论框架下,人类被假定为能够系统利用或加工可获得信息的理性生物体,行为主体的行为完全受个人理性和意志的控制。该理论主张,人们是否从事某行为直接受意向(intention)的影响,意向的形成又受行为主体对该行为的态度和主观规范(subjective norm)的影响,而态度和主观规范则产生于个人对该行为的"显著信念"(salient belief)。Ajzen 认为,人们对任何行为都抱有很多信念,然而这些信念中只有相对较小的一部分能够在特定的时刻被注意到,这小部分被注意到的信念就被称为"显著信念"[①]。理性行为理论的主要变量不是态度而是行为意向。在该理论中,行为主体的行为最重要的决定因素被认为是行为意向,行为主体执行某一行为的意向是个体对该行为的态度和主观规范共同作用的结果。而行为态度则包括行为主体对该行为的看法及对其结果的评价;主观规范包括标准看法,即行为主体基于特定群体对某一行为态度的看法及顺从动力,即行为主体迎合该群体期望的动力。这即理性行为理论框架,如图 6-1 所示。

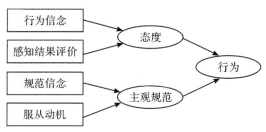

图 6-1　理性行为理论模型框架

理性行为理论对行为估计采用下面的公式:

$$B \approx BI = W_1(A) + W_2(SN)$$

式中,B 表示行为;BI 代表行为意向;A 表示态度;SN 表示主观规范。由该式可以看出,理性行为理论模型说明了行为意向与行为之间存在显著的相关关系。更进一步讲,理性行为理论以模型的形式表明了态度与行为意向之间的关系。

(三)计划行为理论

计划行为理论(theory of planned behavior,TPB)是由 Ajzen 在 1985 年时

---

① Ajzen I. From Intentions to Actions: A Theory of Planned Behavior[M]. Springer Berlin Heidelberg,1985.

提出的,是对 Fishbein 和 Ajzen 在 1975 年提出的理性行为理论(TRA)的继承和升华。由于理性行为理论是在人们对行为和态度的控制完全是自主的情况下发生的,因此,当人们对自己的行为和态度几乎没有任何控制能力时,个体的行为意志并非全出于自愿,还会受到资源、机会及环境等诸多控制因素的制约,理性行为理论就碰到了麻烦。为改善该理论,Ajzen 加入了行为控制认知作为单独的变量,从而形成计划行为理论。1991 年,Ajzen 发表的"计划行为理论"一文,标志着计划行为理论的成熟。

计划行为理论主要包括态度(attitude toward the behavior,AB)、主观规范(subjective norm,SN)、知觉行为控制(perceived behavioral control,PBC)、行为意向(behavior intention)和行为(behavior)5 要素。其中,态度是个体对行为所持的正面或负面评估,反映个体对行为的喜好程度;主观规范是个体在执行行为时所感知到的社会压力,反映重要他人或团体对个体行为决策的影响;知觉行为控制是指个体感知到的执行行为时的难易程度,反映个体对促进或阻碍其行为执行的资源、机会等控制因素的判定。

在计划行为理论中,Ajzen 将行为意向定义为"尽量去执行某一特定行为的倾向"。行为意向并不预测目标的达到程度,即使有超出个体控制范围之外的因素阻碍了行为主体执行其原有的意向,但它还是可以预测个体是否愿意执行该特定行为。因为行为总是处于完全自主到完全不自主这一连续体的某些点上,所以当行为主体的行为完全自主时,便可以运用理性行为理论来预测。然而,在行为主体的行为无法完全自主时,即使行为主体对该行为有很好的态度和主观规范,但鉴于周围环境条件的影响,他也未必有实际的行为。在这种情况下,可以用计划行为理论来预测,因为计划行为理论考虑的几乎都是处于不完全自主情况下的行为。理性行为理论和计划行为理论的主要区别在于影响行为意向的第三个变量——知觉行为控制,它是行为主体对自主控制执行某一行为程度的认知。

如果用回归的数学形式表现,则计划行为理论对行为的预测可表现为以下形式:

$$BI = W_1(A) + W_2(SN) + W_3(PBC); B = W_4(BI) + W_5(PBC)$$

式中,A 代表态度;SN 代表主观规范;PBC 代表知觉行为控制;BI 代表行为意向;B 代表行为;W_1、W_2、W_3、W_4、W_5 可以看作回归系数。Ajzen 将计划行为理论分析框架表现为如图 6-2 所示的形式①。

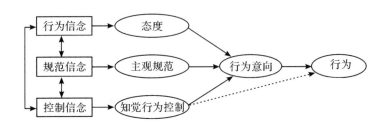

图 6-2　计划行为理论框架

从以上可以看出,计划行为理论的优势在于假定了影响行为的所有其他因素都是通过态度、主观规范、知觉行为控制及其相对权重间接影响行为的,因此,对影响行为因素的探讨,可以从态度、主观规范和知觉行为控制认知 3 个方面入手。

二、公众参与公共事务评价及管理研究综述

(一)公众参与制度研究

公众参与公共事务决策制度起源于西方发达国家,有 200 多年的发展历史,最早体现在环境领域。1969 年,谢瑞阿恩斯坦在对多国公众参与的发展水平和制度演变进行比较后,提出了"公众参与阶梯论"。20 世纪 80 年代,文森特·奥斯特罗姆夫妇提出了多中心自主治理理论,主张多个有局限且独立的权利中心共同承担公共服务和管理的职能②。格里·斯托克从社会管理角度出发,概括了社会治理的内涵,明确肯定各社会公共机构之间在涉及集体行为时存在权利依赖,在寻求社会和经济问题解决途径中存在界限和责任方面的模糊,政府管理好公共事务手段并不限于发号施令或运用权威。随着社会治理内涵的不断丰富和发展,公众逐步意识到参与公共事务管理对维护自身权益的重要性,公众在医疗评价中的角色转变也成为必然趋势。英国国家卫生服务系统

① Ajzen I, Madden T J. Prediction of goal-directed behavior: attitudes, intentions, and perceived behavioral control[J]. Journal of Experimental Social Psychology,1989,22(5):453-474.

② 李瑞,王小合,赵红.医疗卫生领域社会治理理论研究及应用概述[J].中国医院管理,2010(10):1-3.

提倡充分赋权给患者和公众,其在进行系统设计和标准制定时的唯一目标就是满足患者的需要。荷兰 Dunning 委员会统计称,约有 1/3 的公众参与到该国的医疗卫生服务管理中[①]。Davis[②] 对医疗服务过程中公众角色定位进行研究发现,当公众从被动接受者转变为主动参与者时,将大大提高公众的满意度。杨辉等认为要建立以患者为中心的医疗服务系统,在政府和专家参与的基础上,邀请患者和社区充分参与到系统的设计和评价中[③]。通过患者和公众的有效参与,调整卫生服务系统的格局,几乎成为各国卫生政策改革中的通用原则。

(二)公众参与策略与措施研究

公众参与对提高政策制定的合法性已被学术界广泛认同[④],各级卫生系统也广泛认同公众参与对卫生政策制定和实施的重要性。美国学者约翰、克莱顿、托马斯构建了公众参与的具体途径,包括以获取信息为目标的直接调查法和接触关键公众法[⑤];以增进政策接受为目标的公民会议、咨询委员会;以增强政府与公众之间合作关系的公众团体以及探索申诉专员和行动中心等公众参与新形式。美国俄勒冈州主要通过电话反馈、社区会议等方式来征求公众的意见[⑥]。新西兰核心服务委员会通过问卷调查及公众论坛等方法,激发公众对医疗卫生领域有关问题的思考。英国国家健康与临床最优化研究所(The National Institute for Health and Care Excellence,NICE)采用直接咨询并设置公民理事会的方式,在进行卫生决策时,公众可直接向理事会提出问题或建议。瑞士通过优先项目委员会了解公众的态度,并鼓励公众将意见或建议通过公民陪审团进行反馈[⑦]。魏影和孙希军[⑧]发现,通过扶持卫生消费者组织来实现公

① Sibbald S L, Singer P A, Upshur R, et al. Priority setting: what constitutes success? A conceptual framework for successful priority setting[J]. Health Services Research,2009,9(5):43.

② Davis R E, Mrcs R J, Sevdalis N, et al. Patient involvement in patient safety: what factors influence patient participation and engagement? [J]. Health Expectations, 2007,10(3):259-267.

③ 杨辉,Thomas S, Browning C. 公众参与医疗服务质量改进:国际经验和中国展望[J]. 中国卫生质量管理,2010,17(2):108-112.

④ 郭跃.论医院信息公开过程中患者参与制度的构建[J].合肥学院学报:社会科学版,2013,30(1):115-118.

⑤ 李瑞昌.公共决策中的公民参与[M].北京:中国人民大学出版社,2014.

⑥ 岷怡,贺加.医疗改革的公众参与问题研究[J].医学与哲学,2012,33(1):53-55.

⑦ 岷怡,贺加.国外卫生资源分配的公众参与研究:基于卫生优先级制定理论的思考[J].中国卫生经济,2012(4):22-24.

⑧ 魏影,孙希军.澳大利亚医疗质量管理对中国的启示[J].中国医学创新,2012,9(19):84-85.

众参与也是各国的主要经验之一。以澳大利亚为例,消费者健康论坛是代表卫生服务消费者利益的社会专业组织。

(三)公立医院社会评价研究

综合学术界对社会评价的概念及评价主体的阐释,可以看出:一种评价主体是纯粹民间的、非官方性质的,是与政府评价相对应的一个概念,其评价主体是有一定权威的社会组织或团体;另一种评价主体是半官半民性质的,是由卫生行政管理部门聘请有关的社会各界专家学者,协同卫生界对医院工作进行社会评价,或具有一定权威的社会学术团体受卫生行政管理部门的独立委托开展评价。后者一方面信赖政府部门的协调,具有官方行政性的一面;另一方面,评价小组成员的社会代表性与纯粹的政府评价有着显著差别。美国在1951年创立了一个非营利性的社会第三方医院评审委员会组织(JCAHO),成为最早对医疗机构开展社会评价工作的国家。JCAHO的评价主体既包括医师、护士、技师及医疗行政管理人员,也包括由消费者等构成的理事会[1]。JCAHO医院评审标准分为两部分:其一是以医疗机构管理为主的相关标准;其二是以患者为中心的相关标准[2]。梁铭会等研究发现,通过对患者诊疗的全程追踪,评价者可以更全面、客观、真实地分析医疗服务情况[3]。澳大利亚在1973年成立了一个独立的非营利组织(ACHSA),其评估判定标准由公众代表、医学专业人士及政府共同商讨决定。其中,公众主要参与,政府则以观察员身份积极配合。日本采用与患者、医务人员及医疗保险方代表直接对话的方式,通过实地考察、多方听取意见来全面了解医院的管理质量[4]。

(四)公众参与的影响因素研究

1. 基于社会环境视角

公众是否能有序地进行政治参与,是国家政治文明建设和民主化程度的重

① 王小合,黄仙红,李瑞,等.基于社会治理视角的公立医院社会评价策略及研究框架构建[J].中华医院管理,2011,27(4):241-245.
② 邬静艳,杨泉森.医院评价的国际经验及完善我国医院评价体系的设想[J].中国医院管理,2012,32(10):30-32.
③ 梁铭会,董四平,刘庭芳.追踪方法学(TM)在医院评价工作中的应用研究[J].中国医院管理,2012,32(1):23-26.
④ 曹琦.医疗服务监管模式及其借鉴研究——基于英国、美国、日本和我国香港特别行政区的经验分析[D].北京:中国人民大学,2009.

要体现。医疗卫生服务与公众切身利益息息相关,但是对于公众参与的具体内容及途径等,我国并没有在法律上予以明确规定,也缺乏一套完善的指标体系对公众参与公共事务管理的程度和效果进行测评。倪海晨在对上海市公众参与环境影响评价的现状分析研究中指出,通过在法律法规中明确规定公众的知情权、参与权及监督权,并补充公众参与具体方式及程序等规定,可有效提高公众的参与意识[①]。

2. 基于政府视角

朱光磊和周望的研究发现,随着社会经济的快速发展和多元化程度的不断增强,社会对政府职能提出了新的要求,更加强调服务型政府的建立[②]。我国政府"重管理,轻服务"的传统功能与新时期的需求相矛盾。刘永斌指出,政府对医疗卫生的监管过于机械化,流于形式主义,公众只能被动地接受,缺乏实际的参与[③]。李操君等研究指出,公众参与意愿与政府进行的宣传教育程度、信息公开方式等有关,公众所获得的信息越客观、真实、详尽,就越能够帮助他们对有关问题的处理给予有根据的评论[④]。

3. 基于公立医院视角

在公立医院系统运行中,自身管理效率的高低直接影响医疗服务的公平和效率,及其为社会提供医疗服务产品的质量和数量。目前,我国公立医院正处于由经验管理向科学管理的转型时期,规章制度仍具有一定的局限性[⑤]。医院职能部门设置的不合理,管理效率的低下,将严重影响公众的满意度。西安交通大学附属医院等医疗机构尝试通过聘任社会观察员、监督员及社会工作者等方式对医院进行监督,有效地加强了公立医院内部管理。张玉海等研究发现,公立医院提供的信息不足是公众参与卫生事务管理意愿较低的重要原因[⑥]。丁媛在对患者参与治疗决策现状及影响因素的研究中发现,公众所感知到的医

---

① 倪海晨.上海市环境影响评价公众参与现状调查及评价分析[D].上海:上海师范大学,2014.

② 朱光磊,周望.在转变政府职能的过程中提高政府公信力[J].中国人民大学学报,2011,25(3):120-128.

③ 刘永斌.医患冲突中的政府履职研究[D].上海:上海交通大学,2010.

④ Evans A M, Campos A. Open government initiatives: challenges of citizen participation [J]. Journal of Policy Analysis & Management,2013,32(1):172-185.

⑤ 夏丽荣.我国公立医院内部管理存在的问题及对策研究——以云南省Z医院为例[D].昆明:云南大学,2013.

⑥ Zhang Y H, Su H X, Shang L, et al. Preferences and perceived involvement in treatment decision making among Chinese patients with chronic hepatitis[J]. Medical Decision Making,2011,31(31):245-253.

务人员的友善程度、对医务人员的信任及对公立医院的满意度,均会影响公众参与的意愿[①]。

4.基于公共媒体视角

张淑华研究发现,政府、公立医院对媒体功能及影响的认可度不断加深,主动公开信息机制逐渐成熟,公众参与舆论监督与卫生行政管理部门的积极反馈形成良性互动[②]。李良荣和童希发现,媒体的公开性和信息的广泛性为公众参与舆论监督提供了丰富的信息源,媒体的信息披露为公众提供了及时、高效的引导[③]。有学者研究发现,卫生行政部门运用新媒体等现代信息技术,既增加了信息公开的透明度,又可增强公众对公立医院的信任度[④]。林华指出,新媒体的出现为公众参与公共事务管理提供了必要且多元的渠道,网络逐渐成为人们实施监督的首选和有效方式,网络以其自身独有的公开、高效等优势,为公众表达意见、交流观点提供了广阔的平台[⑤]。

5.基于社会组织视角

随着医学会、患者保护协会等社会团体的逐步发展,国家必须重视和支持社会组织在促进社会评价中所发挥的重要作用。社会组织可以通过在公共场所定期举办医疗知识讲座、设置定点宣传站等方式来普及医疗健康知识,唤起公众参与意识,架构卫生行政管理部门和公众之间的沟通桥梁。社会组织作为代表公众利益的社会机构,可将政府的相关政策信息及时、准确地传达给公众,并将公众的意见或建议真实地反馈给政府,既增强了政府决策的公开性和透明度,也便于公众参与到政府的决策中去[⑥]。

6.基于公众自身视角

公众的社会人口学特质会影响其参与医疗卫生事务决策及管理的表现。公众的一般社会人口学特征包括性别、年龄、学历、职业、收入、健康状况、地区

---

① 丁媛.中国患者参与治疗决策现状及影响因素研究[D].长沙:中南大学,2011.

② 张淑华.泛媒体时代的网络批评和舆论监督[J].新闻爱好者月刊,2009(20):116-117.

③ 李良荣,童希.互联网时代新闻报道新思维[J].现代传播:中国传媒大学学报,2010(10):29-31.

④ Xu H. Information technology, public administration, and citizen participation: the impacts of e-government on political and administrative processes[J]. Public Administration Review,2012,72(6):915-920.

⑤ 林华.因参与、透明而进步:互联网时代下的公众参与和政府信息公开[J].行政法学研究,2009(2):89-95.

⑥ 董四平,马丽平,梁铭会.第三方医疗质量监管体系的探索与实践:基于海南省医院评鉴中心的研究[J].中国卫生质量管理,2011,18(6):9-12.

等基本信息。虽然公众的社会人口学特征基本上是不可改变的,但可以通过对其规律或特征的掌握来提高卫生行政管理部门及医疗机构对公众社会人口学特征的敏感度。Arora 等研究发现,青年人参与医疗决策的意愿明显高于老年人;公众学历越高,参与意愿越强;较男性而言,女性参与医疗决策及管理的意愿更强[①]。由此显示,公众人口学特质对公众参与决策有一定的影响。因此,社会人口学特征对公众参与医疗决策及管理存在一定的影响,在研究公众参与公立医院社会评价影响因素时不可或缺。

我国最先在国际发展机构的贷款项目中开展了社会评价及治理的实践,并逐步在重大基础设施和社会公益项目中进行了探索和应用。目前,从公众参与的视角,对特定现象的社会责任和价值在社会层面上进行评价或评估的方法,已广泛应用于我国的经济和社会生活中。公众在城市规划、环境影响、食品安全等领域进行的社会评价相关探索及经验,对我们研究公众参与公立医院社会评价起到了重要的借鉴作用[②]。马晓静基于文献计量学视角,对公立医院改革与管理研究现状进行统计后发现,治理机制、监管机制研究领域的发文量分别仅占总发文量的 3.01% 和 2.39%,远远低于服务、管理等机制研究领域,而从社会多元治理、公众参与视角对公立医院进行监管、评价及治理的研究更是十分有限。龚芳在其导师王长青的指导下,通过对公众参与公立医院外部监管的现状调查发现,公众参与的大部分项目是由政府召集公众参与,而不是公众主动要求参与[③]。被动式参与监管的力量薄弱,权利难以充分发挥。就当前看来,我国公众在医疗卫生领域中的参与程度较低,存在医疗信息的不透明、参与方式被动、参与渠道缺乏、参与内容有限、参与缺失连续性和互动性等问题,这些都极大地影响了公众参与的热情和积极性。

---

① Arora N K, Mchorney C A. Patient preferences for medical decision making: who really wants to participate? [J]. Medical Care,2000,38(38):335-341.

② 马晓静.公立医院改革与管理研究现状及其展望——基于文献计量学的视角[J].中国医院管理,2011,31(2):4-7.

③ 龚芳.基于利益相关者理论的公立医院外部监管策略研究[D].南京:南京医科大学,2014.

三、理论框架模型构建及研究假设提出

(一)理论框架模型

通过前期对相关文献的分析及理论研究,本研究基于计划行为理论,综合知信行理论、社会治理理论,创新性地构建了包括认知、态度、主观规范、知觉行为控制与意愿 5 部分的公众参与公立医院社会评价意愿研究的理论框架模型,如图 6-3 所示。

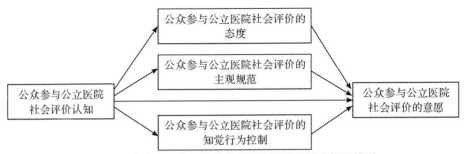

图 6-3 公众参与公立医院社会评价意愿的理论框架模型

(二)研究假设提出

1.假设提出

根据知信行、理性行为理论、计划行为理论框架以及大量的文献综述,构建公众参与公立医院社会评价意愿理论框架模型,提出研究假设,见表 6-1。

表 6-1 研究假设

类 别	研究假设
H1:认知 vs.态度、主观规范、知觉行为控制	H1.1:认知对公众参与公立医院社会评价的态度具有直接的正向影响
	H1.2:认知对公众参与公立医院社会评价的主观规范具有直接的正向影响
	H1.3:认知对公众参与公立医院社会评价的知觉行为控制具有直接的正向影响
H2:态度、主观规范、知觉行为控制 vs.意愿	H2.1:态度对公众参与公立医院社会评价的意愿具有直接的正向影响
	H2.2:主观规范对公众参与公立医院社会评价的意愿具有直接的正向影响
	H2.3:知觉行为控制对公众参与公立医院社会评价的意愿具有直接的正向影响
	H2.4:态度、主观规范、知觉行为控制相互间存在显著相关性
H3:认知 vs.意愿	H3.1:认知对公众参与公立医院社会评价的意愿具有直接的正向影响
	H3.2:认知通过态度对公众参与公立医院社会评价的意愿具有间接影响
	H3.3:认知通过主观规范对公众参与公立医院社会评价的意愿具有间接影响
	H3.4:认知通过知觉行为控制对公众参与公立医院社会评价的意愿具有间接影响

2.理论假设模型

依据上述研究假设的提出,形成本研究的理论假设模型,如图 6-4 所示。

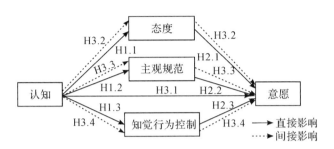

图 6-4　公众参与公立医院社会评价意愿的理论假设模型

3.本研究中各变量的操作化定义

本研究中各变量的操作化定义见表 6-2。

表 6-2　各变量的操作化定义

维　　度	操作化定义
认知	公众经意识活动知晓与理解公立医院社会职责,清楚自己参与评价权利和责任的过程
态度	公众对于参与公立医院社会评价所持的正面或负面的评估
主观规范	公众对是否参与公立医院社会评价所感受到的来自于社会重要组织或他人的压力
知觉行为控制	公众感知执行公立医院社会评价的难易程度,反映公众对资源、机会及自身时间或精力等促进或阻碍因素的感知
意愿	公众参与公立医院社会评价活动的主观概率或倾向性

四、公众参与公立医院社会评价及治理的意愿测评工具的研制

(一)问卷条目的研制

以"公立医院""公众参与""意愿"等为关键词在中国知网、万方医学网资源、维普、ISI Web of Knowledge、PubMed 等数据库检索 2000—2016 年的期刊文献,通过对文献资料进行整理、归类和分析,剖析当前公众参与公共事务管理评价意愿的理论基础及关键影响因素,为设计公众参与公立医院社会评价的意

愿测评指标体系的测评问卷提供文献支撑。经过专题小组专题讨论,设计了公众参与公立医院社会评价的意愿测评指标体系,见表 6-3。根据测评指标体系,课题组根据 5 级李克特量表编制要求,设计了封闭式测评量表,采用通俗易懂的语言将 33 个测评条目转化为题项。

表 6-3　公众参与公立医院社会评价的意愿测评指标体系

编号	条目内容
C1	您平时关注公立医院履行信息公开、不合理医药费用控制等社会职责的意愿
C2	若有关社会组织(如医学会、第三方评价机构等)、公立医院或卫生行政管理部门,开展对公立医院履行社会职责情况的公众满意度调查、座谈会,征集意见或建议,您参与的意愿
C3	若政府有关管理部门招募卫生行风监督员,开展对公立医院的外部监督工作,您参与的意愿
C4	若公立医院招募社会监督员,自觉接受公众监督以强化内部管理工作,您参与的意愿
C5	若公立医院招募志愿者、社会工作者,经培训后开展导医导诊、对患者及家属的心理疏导、协助患者就医及调节医患关系等工作,为您提供学习、锻炼及服务社会的机会,您参与的意愿
C6	若您发现医院存在不合理服务或管理问题,您会主动向有关科室或上级管理部门反映并提出意见或建议的意愿
C7	若政府委托有关社会组织(如医学会、第三方评价机构等),定期独立开展对公立医院履行社会职责的外部评审工作,并邀请您作为评审小组成员,以明察暗访等方式参与评审工作,您参与的意愿
D1	以明察政府拨款凭证、银行对账单、医院收款凭证的方式,掌握政府对公立医院基本建设和设备购置、人才培养等日常财政投入及对医院承担政府指令性任务给予专项补助的情况
D2	以明察暗访的方式了解医疗投诉、纠纷处理,信息公示情况,掌握社会监督、信息公开等管理制度的落实
D3	模拟患者以体验式暗访的方式,掌握医疗服务质量及同时开展相关预防保健指导情况
D4	模拟患者以体验式暗访的方式,掌握医疗服务态度、医德医风及医患沟通情况
D5	模拟患者以体验式暗访的方式,掌握医疗服务流程及就医环境情况
D6	明察医疗检查费、基本药物使用、药品收入占医疗总收入等有关资料,掌握费用控制情况
D7	明察紧急救治、救灾、援外、支边、支农和对口支援基层机构等工作记录,掌握政府指令性任务完成情况
D8	明察卫生技术人员(含实习生)培训、进修工作记录及科研论文和成果发表情况,掌握教育科研情况
D9	明察开展义诊、健康咨询、科普宣传,对无力支付医疗费用的弱势群体患者减免费用等公益活动及措施
D10	以面对面访谈或电话与网络回访等调查方式,掌握患者对医疗服务的满意度情况
T1	您认为公众在公立医院社会评价中会起到重要作用

编　号	条目内容
T2	您参与公立医院社会评价可以发挥对公共医疗事务管理的主人翁精神
T3	您参与公立医院社会评价可以增进对公立医院的了解
T4	您参与公立医院社会评价可以对公立医院起到外部监管的作用
F1	您相信政府会委托有关社会组织(如医学会、第三方评价机构等)独立开展评价工作,并及时做好与公立医院及社会组织的沟通、协调工作,承担监督责任
F2	您相信政府会对社会评价的结果及基于此提出的医疗服务及管理持续改进措施等信息进行公开吗
F3	您相信公立医院会积极地配合社会评价工作,并如实提供所需的资料吗
F4	您相信社会组织(如医学会、第三方评价机构等)能独立承担开展评价工作的责任,能研制并实施真实地反映客观实际且具有科学性和可操作性的评价指标及方案吗
G1	您认为自己有能力参与公立医院社会评价
G2	参与公立医院社会评价不会占用您太多的时间和精力
G3	您对公立医院公开的医疗质量安全、价格和费用、绩效考核等信息足够了解
G4	公立医院已向您提供了意见箱、投诉电话、网络反馈等渠道,以便意见征集或举报投诉
G5	公立医院对您提出的有关医院服务或管理方面的合理性意见或建议会进行反馈
G6	您对政府公开的有关公立医院功能定位、社会职责及考核评价等信息足够了解
G7	政府已向您提供了领导信箱、网络调查、信访、意见征集等渠道,以便于建言献策或举报投诉
G8	政府对您提出的有关医院医疗服务或管理方面的合理性意见或建议会进行反馈

(二)问卷的信度分析

采用折半信度与 Cronbach's α 系数来检验量表的信度。结果显示,测量问卷的折半信度为 0.982,见表 6-4。测量问卷各维度的 Cronbach's α 系数均在 0.850 以上,且问卷总体 Cronbach's α 系数为 0.956,见表 6-5。综合说明,公众参与公立医院社会评价的意愿测评问卷信度很好,测量结果稳定可靠。

表 6-4　调查问卷的折半信度

项　目	条目/个	Cronbach's α 系数	折半信度
部分1	17*	0.916	—
部分2	16**	0.909	—
量表总体	—	—	0.982

注:*表示奇数条目,**表示偶数条目。

表 6-5   调查问卷各维度及总体信度检验的 Cronbach's α 系数

维　度	条目数	Cronbach's α 系数
意愿(方式)	7	0.912
意愿(内容)	10	0.952
态度	4	0.889
主观规范	4	0.896
知觉行为控制	8	0.909
总问卷	33	0.956

(三)问卷的效度分析

1. 内容效度

分析各条目得分与认知总得分的相关系数均大于 0.5,相关性较强,相关系数的检验均具有统计学意义($P < 0.01$),见表 6-6。量表总体得分依次为 0.784,0.831,0.693,0.644,0.723,均大于维度之间的相关系数,说明问卷的内容效度较好。

表 6-6   问卷各条目得分与总得分的相关系数

条　目	各条目得分与总分相关系数	条　目	各条目得分与总分相关系数
C1	0.549**	T1	0.611**
C2	0.667**	T2	0.653**
C3	0.667**	T3	0.606**
C4	0.669**	T4	0.666**
C5	0.678**	F1	0.563**
C6	0.668**	F2	0.557**
C7	0.706**	F3	0.592**
D1	0.692**	F4	0.575**
D2	0.732**	G1	0.583**
D3	0.728**	G2	0.569**
D4	0.720**	G3	0.589**
D5	0.729**	G4	0.589**
D6	0.724**	G5	0.604**
D7	0.731**	G6	0.578**
D8	0.726**	G7	0.548**
D9	0.715**	G8	0.591**
D10	0.719**	总分	1

注:** $P < 0.01$。

2. 结构效度

以量表 32 个条目作为变量进行验证性因子分析,其中 KMO 统计量为 $0.955 > 0.600$,Barlett 球形检验显示 $\chi^2 = 27620.603$,$P < 0.001$,差异具有统计学意义,提示量表各条目的相关性较强,适合做因子分析。运用主成分因子分析,采用方差最大正交旋转,以因子载荷大于 0.5 为标准,共提取 5 个公因子。5 个公因子累计方差贡献率达到 68.918%。每个条目在对应的公因子上的载荷均大于 0.5,在其他公因子上的载荷均小于 0.4,说明利益相关主体对公立医院社会评价的认知测评问卷具有良好的信效度,见表 6-7。

表 6-7　问卷主成分与各条目的因子载荷

条　目	1	2	3	4	5
D2	0.794	0.102	0.282	0.151	0.082
D7	0.791	0.174	0.198	0.152	0.093
D5	0.781	0.153	0.235	0.139	0.104
D6	0.780	0.116	0.236	0.132	0.149
D3	0.770	0.154	0.284	0.103	0.089
D4	0.765	0.135	0.277	0.110	0.101
D8	0.756	0.159	0.239	0.178	0.084
D9	0.746	0.168	0.234	0.197	0.037
D1	0.731	0.091	0.277	0.150	0.097
D10	0.719	0.207	0.216	0.209	0.056
G8	0.138	0.822	0.084	0.076	0.163
G7	0.099	0.820	0.070	0.074	0.123
G5	0.167	0.797	0.075	0.125	0.149
G6	0.136	0.795	0.082	0.076	0.171
G4	0.148	0.770	0.110	0.108	0.142
G3	0.106	0.764	0.142	0.071	0.233
G1	0.181	0.550	0.210	0.176	0.184
G2	0.209	0.472	0.259	0.098	0.228
C3	0.349	0.149	0.772	0.090	0.061
C2	0.322	0.163	0.762	0.093	0.100
C4	0.366	0.120	0.752	0.131	0.066
C1	0.235	0.073	0.678	0.140	0.080
C5	0.386	0.202	0.642	0.185	0.017
C7	0.479	0.153	0.636	0.124	0.082
C6	0.440	0.163	0.571	0.209	0.011
E2	0.250	0.167	0.188	0.797	0.220

续表

条 目	1	2	3	4	5
E1	0.244	0.184	0.108	0.770	0.205
E4	0.258	0.183	0.225	0.749	0.224
E3	0.271	0.101	0.186	0.735	0.200
F2	0.113	0.292	0.081	0.171	0.830
F1	0.120	0.286	0.067	0.260	0.764
F3	0.130	0.373	0.075	0.222	0.738
F4	0.131	0.359	0.075	0.200	0.725

五、公众参与公立医院社会评价方式的意愿及影响因素分析

(一)方式意愿现况描述

方式意愿维度有7个条目,对选项"非常不愿意""较不愿意""一般""较愿意"和"非常意愿",分别赋值1分、2分、3分、4分和5分,满分共计35分,将调查对象各方式意愿条目的得分相加得到方式意愿总得分,计算1075名调查对象的方式意愿率,意愿率=∑方式意愿总得分/(35×1075),得到调查对象参与公立医院社会评价方式的意愿率为70.70%。

依据满意度赋权方法分别计算公众参与7种不同评价方式的意愿率。公众对参与社会组织独立开展的公立医院社会评价意愿程度最高,意愿率为70.13%,其次是主动向有关科室或上级管理部门提出意见或建议的意愿较高(69.48%);公众对关注公立医院社会职责的意愿最低(65.95%),其次是对参与有关公立医院的满意度调查或座谈会的意愿较低(67.82%),见表6-8。具体的公众参与公立医院社会评价方式的意愿情况见表6-9。

表6-8　公众参与公立医院社会评价方式的意愿情况

	条 目	意愿率/%	排 序
C1	您平时关注公立医院履行信息公开、不合理医药费用控制等社会职责的意愿是	65.95	7
C2	若有关社会组织(如医学会、第三方评价机构等)、公立医院或卫生行政管理部门,开展对公立医院履行社会职责情况的公众满意度调查、座谈会,征集意见或建议,您参与的意愿是	67.82	6

续表

	条　目	意愿率/%	排　序
C3	若政府有关管理部门招募卫生行风监督员,开展对公立医院的外部监督工作,您参与的意愿是	69.33	3
C4	若公立医院招募社会监督员,自觉接受公众监督以强化内部管理工作,您参与的意愿是	68.85	4
C5	若公立医院招募志愿者、社会工作者,经培训后开展导医导诊、对患者及家属的心理疏导、协助患者就医及调节医患关系等工作,为您提供学习、锻炼及服务社会的机会,您参与的意愿是	68.74	5
C6	若您发现医院存在不合理服务或管理问题,您会主动向有关科室或上级管理部门反映并提出意见或建议的意愿是	69.48	2
C7	若政府委托有关社会组织(如医学会、第三方评价机构等),定期独立开展对公立医院履行社会职责的外部评审工作,并邀请您作为评审小组成员,以明察暗访等方式参与评审工作,您参与的意愿是	70.13	1

表6-9　公众参与公立医院社会评价方式的意愿情况[人(%)]

	条　目	非常不愿意	较不愿意	一　般	较愿意	非常愿意
C1	您平时关注公立医院履行信息公开、不合理医药费用控制等社会职责的意愿是	72 (6.7)	114 (10.6)	377 (35.1)	317 (29.5)	195 (18.1)
C2	若有关社会组织(如医学会、第三方评价机构等)、公立医院或卫生行政管理部门,开展对公立医院履行社会职责情况的公众满意度调查、座谈会,征集意见或建议,您参与的意愿是	44 (4.1)	141 (13.1)	336 (31.3)	344 (32.0)	210 (19.5)
C3	若政府有关管理部门招募卫生行风监督员,开展对公立医院的外部监督工作,您参与的意愿是	38 (3.5)	121 (11.3)	332 (30.9)	371 (34.5)	213 (19.8)
C4	若公立医院招募社会监督员,自觉接受公众监督以强化内部管理工作,您参与的意愿是	50 (4.7)	127 (11.8)	295 (27.4)	390 (36.3)	213 (19.8)
C5	若公立医院招募志愿者、社会工作者,经培训后开展导医导诊、对患者及家属的心理疏导、协助患者就医及调节医患关系等工作,为您提供学习、锻炼及服务社会的机会,您参与的意愿是	54 (5.0)	124 (11.5)	291 (27.1)	394 (36.7)	212 (19.7)
C6	若您发现医院存在不合理服务或管理问题,您会主动向有关科室或上级管理部门反映并提出意见或建议的意愿是	51 (4.7)	113 (10.5)	306 (28.5)	378 (35.2)	227 (21.1)
C7	若政府委托有关社会组织(如医学会、第三方评价机构等),定期独立开展对公立医院履行社会职责的外部评审工作,并邀请您作为评审小组成员,以明察暗访等方式参与评审工作,您参与的意愿是	61 (5.7)	91 (8.5)	313 (29.1)	356 (33.1)	254 (23.6)

公众对参与公立医院社会评价的整体意愿较高,参与社会第三方组织独立开展的社会评价方式的意愿最高,但仍有 29.1% 的被调查者表示参与意愿一般,14.2% 的调查者明确表示不愿意参与评价。当被问及是否愿意应征公立医院的志愿者、社会监督员及参与公众满意度调查、座谈会时,分别有 27.1%,27.4% 和 31.3% 的被调查者明确表示参与意愿一般,且有 16.5%,16.5% 和 17.2% 的被调查者明确表示不愿意参与,反映了公众的权利意识、主体意识、参与意识的相对淡薄和缺乏。这可能是因为我国长期以来主要是由政府主导公立医院的评审工作,公众几乎不曾感受到自身的参与对医疗卫生决策或管理活动所产生的影响,而逐渐失去了对参与公立医院监管和评价的信心和信任,习惯于被动接受政府的既定决定,公众主动参与志愿服务及监督管理的意识也随之减弱。

将筛选出的 766 名公众各方式意愿条目的得分相加得到方式意愿总得分,公众参与评价方式的意愿率为 73.43%,处于第一、二、三阶梯公众的方式意愿率分别为 71.10%,73.73%,79.03%。依据满意度赋权方法,按大众,第一、二、三阶梯公众 4 个阶段分别计算公众参与公立医院社会评价 7 种不同方式的意愿率,见表 6-10 和图 6-5。

表 6-10　不同阶梯公众参与公立医院社会评价方式的意愿情况[意愿率/%(排序)]

条　目		大众	第一阶梯公众	第二阶梯公众	第三阶梯公众
C1	您平时关注公立医院履行信息公开、不合理医药费用控制等社会职责的意愿是	58.77 (6)	66.54 (7)	69.10 (7)	74.46 (7)
C2	若有关社会组织(如医学会、第三方评价机构等)、公立医院或卫生行政管理部门,开展对公立医院履行社会职责情况的公众满意度调查、座谈会、征集意见或建议,您参与的意愿是	59.77 (5)	68.02 (6)	73.33 (2)	76.89 (6)
C3	若政府有关管理部门招募卫生行风监督员,开展对公立医院的外部监督工作,您参与的意愿是	61.42 (1)	70.74 (3)	71.53 (4)	77.80 (4)
C4	若公立医院招募社会监督员,自觉接受公众监督以强化内部管理工作,您参与的意愿是	61.13 (3)	69.35 (5)	73.06 (3)	77.63 (5)
C5	若公立医院招募志愿者、社会工作者,经培训后开展导医导诊、对患者及家属的心理疏导、协助患者就医及调节医患关系等工作,为您提供学习、锻炼及服务社会的机会,您参与的意愿是	58.67 (7)	70.02 (4)	71.32 (5)	81.02 (1)

续表

条　目	大众	第一阶梯公众	第二阶梯公众	第三阶梯公众
C6　若您发现医院存在不合理服务或管理问题,您会主动向有关科室或上级管理部门反映并提出意见或建议的意愿是	61.42 (2)	71.42 (1)	69.72 (6)	78.47 (3)
C7　若政府委托有关社会组织(如医学会、第三方评价机构等),定期独立开展对公立医院履行社会职责的外部评审工作,并邀请您作为评审小组成员,以明察暗访等方式参与评审工作,您参与的意愿是	60.74 (4)	71.06 (2)	75.69 (1)	79.66 (2)

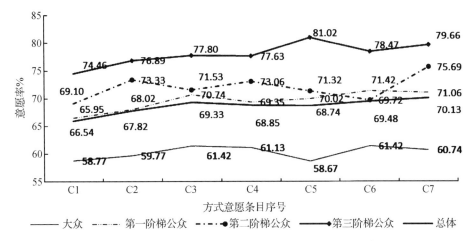

图 6-5　不同阶梯公众参与公立医院社会评价方式意愿情况

随着公众参与阶梯的逐层提高,公众对于参与公立医院社会评价各条目的意愿率也逐步提高。公众参与方式意愿总体水平处在第一阶梯公众阶段。各阶段公众对参与社会组织独立开展的公立医院社会评价的意愿都较高,对公立医院社会职责的关注程度都很低,提示要加强对公立医院社会职责的宣传。处于大众阶段的公众参与政府招募卫生行风监督员的意愿最高。处于第三阶梯的公众应征志愿者、社会工作者的意愿最高,其次是参与社会组织独立开展的公立医院社会评价工作的意愿较高,说明第三阶梯公众具有强烈的奉献社会、服务社会意识,且自治程度较高。提示要加强公民文化建设,同时大力弘扬志愿者精神,培育社会工作者,提高公众的权责、奉献、服务意识。

(二)方式意愿的单因素分析

将 7 个公立医院社会评价参与方式意愿的得分相加算出方式意愿总分。由正态性检验可知,公众参与公立医院社会评价方式意愿总得分为偏态分布,因此,采用非参数秩和检验对人口学资料进行差异性检验。公众对公立医院社会评价方式的意愿情况在性别、健康状况、地区没有统计学意义,在年龄、学历、职业、个人月平均收入及参与阶梯上的差异具有统计学意义。18～44 周岁的青年人参与公立医院社会评价方式的意愿水平较其他年龄组高;学历越高,对参与评价方式的意愿水平越高;企事业单位管理人员、专业技术人员及在校大学生的方式意愿水平较其他职业组高;个人收入在 6000 元以上的公众参与方式意愿水平较其他收入组高;公众所处的参与阶梯越高,则参与方式意愿越高,见表 6-11。

表 6-11 公立医院社会评价参与方式意愿在不同人口学特征上的现状及差异

人口学特征	类 别	意愿得分 $M(Q)$	Z/c^2	P
性别	男	25.0(34)	−0.498	0.618
	女	25.0(36)		
年龄	18～44 周岁	26.0(44)		
	45～59 周岁	25.0(25)	17.388	<0.001
	60 周岁及以上	25.0(7)		
学历	小学及以下	19.0(1)		
	初中	22.0(3)		
	高中/中专/职高	25.0(14)	43.686	<0.001
	大专/本科	26.0(45)		
	硕士及以上	28.0(13)		
职业	企事业单位管理人员	27.0(11)		
	专业技术人员	26.5(12.5)		
	工人	24.0(12)		
	商业/服务业从业人员	25.0(12)		
	自由职业者	25.0(9)	35.777	<0.001
	公务员	24.0(7)		
	在校大学生	26.0(5)		
	外来务工人员	25.5(5)		
	离退休人员	24.0(11)		
	其他	19.5(1.5)		

续表

人口学特征	类　别	意愿得分 $M(Q)$	Z/c^2	P
个人月 均收入	≤2000 元	25.5(11.5)	12.73	0.026
	2001～4000 元	25.0(32)		
	4001～6000 元	25.0(16)		
	6001～8000 元	26.0(7)		
	8001～10000 元	28.0(4)		
	>10000 元	26.0(3)		
近半年来的 总体健康状况	很差	24.0(1)	2.638	0.620
	较差	24.0(3)		
	一般	25.0(29)		
	较好	26.0(28)		
	很好	26.0(12)		
地区	杭州市	25.0(41)	−0.335	0.738
	西安市	25.0(29)		
参与阶梯	大众	23.0(13)	87.488	<0.001
	第一阶梯公众	25.0(31)		
	第二阶梯公众	27.0(16)		
	第三阶梯公众	28.0(22)		

（三）方式意愿的多因素分析

对公众参与公立医院社会评价方式意愿的影响因素进行分析，以 7 个方式意愿测量选项的得分加总得到方式意愿总分为因变量，以性别、年龄、学历、职业、个人月平均收入、健康状况、地区、院外/院内、参与阶梯 9 个一般人口学特征，认知总分、态度总分、主观规范总分、知觉行为控制总分为自变量，进行多重线性逐步回归分析。该模型的复相关系数 $R=0.584$，决定系数 $R^2=0.341$，调整后的决定系数为 0.337。模型经检验，$F=92.073$，$P<0.001$。对所有自变量进行偏回归系数显著性检验，态度、知觉行为控制、参与阶梯、地区、主观规范、认知这 6 个因素的 t 检验达到了显著水平，杭州市公众参与公立医院社会评价方式的意愿水平高于连云港市公众；所处参与阶梯越高的公众，参与公立医院社会评价方式的意愿水平越高；认知、态度、知觉行为控制得分越高的公众，参与公立医院社会评价方式的意愿水平越高；主观规范得分越低的公众，参与公立医院社会评价方式的意愿水平越高。标准化偏回归系数绝对值从大到小依次为态度、知觉行为控制、主观规范、认知、地区、参与阶梯。态度对公众参与公立医院社会评价方式意愿的影响最大（$\beta=0.390$），见表 6-12。

表 6-12　公众参与公立医院社会评价方式意愿的多因素分析 1

主要影响因素	偏回归系数	标准误差	标准化偏回归系数	t	P
态度	0.603	0.050	0.390	12.038	<0.001
知觉行为控制	0.245	0.029	0.279	8.540	<0.001
参与阶梯	0.527	0.161	0.088	3.262	0.001
地区	−1.141	0.317	−0.093	−3.598	<0.001
主观规范	−0.185	0.057	−0.113	−3.253	0.001
认知	0.042	0.013	0.098	3.208	0.001

　　对公众参与公立医院社会评价方式意愿的影响因素进行分析,以 7 个方式意愿测量选项的得分加总得到方式意愿总分为因变量,分别以态度维度的 4 个条目、知觉行为控制维度的 8 个条目、主观规范维度的 4 个条目、认知维度的 14 个条目为自变量,进行多重线性逐步回归分析,见表 6-13。知觉行为控制维度中的个人能力、时间和精力以及反馈途径,认知维度中的公立医院定义、信息公开、完成政府指令性任务社会职责及社会责任条目对公众参与方式意愿有较大的影响。

表 6-13　公众参与公立医院社会评价方式意愿的多因素分析 2

主要影响因素	具体影响条目	非标准化系数		标准化偏回归系数	t	P
		偏回归系数	标准误			
态度	T4	1.321	0.221	0.250	5.986	<0.001
	T2	1.055	0.217	0.190	4.852	<0.001
	T3	0.754	0.216	0.134	3.485	0.001
知觉行为控制	G2	1.356	0.192	0.235	7.059	<0.001
	G4	0.907	0.160	0.173	5.688	<0.001
	G1	0.948	0.192	0.169	4.929	<0.001
主观规范	F4	0.727	0.241	0.128	3.022	0.003
	F3	0.719	0.252	0.126	2.849	0.004
	F1	0.608	0.229	0.107	2.650	0.008
认知水平	B7	0.792	0.160	0.165	4.963	<0.001
	A1	0.552	0.178	0.117	3.102	0.002
	A5	0.554	0.171	0.115	3.239	0.001
	A2	0.522	0.186	0.108	2.803	0.005

　　对 4 个不同阶梯公众参与方式意愿进行多重线性逐步回归分析发现,虽然各阶梯公众参与方式意愿的主要影响因素不完全相同,但态度是持续影响公众参与方式意愿的最主要因素,知觉行为控制是不同阶段公众参与方式意愿的主

要共性影响因素。值得注意的是,在不同的参与阶段,认知均未进入回归方程,见表 6-14。

表 6-14　不同阶梯公众参与公立医院社会评价方式意愿的多因素分析 1

阶　段	主要影响因素	非标准化系数		标准化偏回归系数	t	P
		偏回归系数	标准误			
大众	态度	0.643	0.090	0.393	7.181	<0.001
	知觉行为控制	0.272	0.051	0.291	5.380	<0.001
	年龄	−1.375	0.468	−0.135	−2.935	0.004
	地区	−1.821	0.689	−0.130	−2.642	0.009
	健康状况	−0.978	0.395	−0.113	−2.478	0.014
	职业	−0.277	0.116	−0.111	−2.380	0.018
第一阶梯公众	态度	0.636	0.068	0.437	9.312	<0.001
	知觉行为控制	0.143	0.040	0.157	3.544	<0.001
	学历	−0.604	0.277	−0.097	−2.182	0.030
第二阶梯公众	态度	0.695	0.130	0.410	5.356	<0.001
第三阶梯公众	态度	0.649	0.109	0.467	5.959	<0.001
	知觉行为控制	0.312	0.059	0.401	5.292	<0.001
	主观规范	−0.407	0.124	−0.291	−3.279	0.001

进一步对不同阶梯公众参与公立医院社会评价方式意愿的影响因素进行分析发现,态度、知觉行为控制是不同阶梯公众参与公立医院社会评价认知的主要共性影响因素,知觉行为控制维度中的个人能力、时间和精力、信息资源及反馈途径对公众参与方式意愿有较大的影响,见表 6-15。

表 6-15　不同阶梯公众参与公立医院社会评价方式意愿的多因素分析 2

阶　段	主要影响因素	具体影响条目	非标准化系数		标准化偏回归系数	t	P
			偏回归系数	标准误			
大众	态度	T2	1.369	0.472	0.229	2.903	0.004
		T4	1.285	0.491	0.223	2.617	0.009
		T3	0.953	0.458	0.156	2.083	0.038
	知觉行为控制	G2	2.256	0.370	0.341	6.102	<0.001
		G6	1.469	0.336	0.244	4.366	<0.001
第一阶梯公众	态度	T4	1.116	0.292	0.231	3.829	<0.001
		T1	0.763	0.231	0.168	3.301	0.001
		T3	0.749	0.293	0.146	2.558	0.011
	知觉行为控制	G4	1.044	0.234	0.211	4.463	<0.001
		G1	0.990	0.256	0.183	3.874	<0.001
第二阶梯公众	态度	T4	2.413	0.398	0.454	6.067	<0.001

续表

阶　　段	主要影响因素	具体影响条目	非标准化系数		标准化	t	P
			偏回归系数	标准误	偏回归系数		
第三阶梯公众	态度	T2	1.876	0.363	0.364	5.165	<0.001
	知觉行为控制	G2	2.581	0.364	0.473	7.099	<0.001
	主观规范	F4	0.800	0.379	0.158	2.114	0.036

六、公众参与公立医院社会评价内容的意愿及影响因素分析

（一）内容意愿现况描述

内容意愿维度有 10 个条目,对选项"非常不愿意""较不愿意""一般""较愿意"和"非常意愿"分别赋值 1 分、2 分、3 分、4 分和 5 分,满分共计 50 分,将调查对象各内容意愿条目的得分相加得到内容意愿总得分,计算 1075 名调查对象的内容意愿率,意愿率＝$\sum$内容意愿总得分/(50×1075),调查对象参与公立医院社会评价内容的意愿率为 70.44%。

依据满意度赋权方法分别计算公众参与 10 项不同评价内容的意愿率。公众对参与公立医院社会公益职责履行的评价意愿最高,意愿率为 70.23%,其次是对评价公立医院费用控制职责履行的意愿(70.20%),对医疗服务态度、医德医风、医患沟通情况的参与意愿较高(69.10%);公众对评价政府财政投入的意愿最低(65.39%),其次是对公立医院教育科研社会职责的参与意愿较低(66.65%),见表 6-16。

表 6-16　公众参与公立医院社会评价的内容意愿情况

	条　目	意愿率/%	排　序
D1	以明察政府拨款凭证、银行对账单、医院收款凭证的方式,掌握政府对公立医院基本建设和设备购置、人才培养等日常财政投入及对医院承担政府指令性任务给予专项补助的情况	65.39	10
D2	以明察暗访的方式了解医疗投诉、纠纷处理,信息公示情况,掌握社会监督、信息公开等管理制度的落实	68.07	5
D3	模拟患者以体验式暗访的方式,掌握医疗服务质量及同时开展相关预防保健指导的情况	67.98	6

续表

	条　目	意愿率/%	排　序
D4	模拟患者以体验式暗访的方式,掌握医疗服务态度、医德医风及医患沟通情况	69.10	3
D5	模拟患者以体验式暗访的方式,掌握医疗服务流程及就医环境情况	68.76	4
D6	明察医疗检查费、基本药物使用、药品收入占医疗总收入等有关资料,掌握费用控制情况	70.20	2
D7	明察紧急救治、救灾、援外、支边、支农和对口支援基层机构等工作记录,掌握政府指令性任务完成情况	67.68	7
D8	明察卫生技术人员(含实习生)培训、进修工作记录及科研论文和成果发表情况,掌握教育科研情况	66.65	9
D9	明察开展义诊、健康咨询、科普宣传,对无力支付医疗费用的弱势群体患者减免费用等公益活动及措施	70.23	1
D10	以面对面访谈或电话与网络回访等调查方式,掌握患者对医疗服务的满意度情况	67.20	8

表 6-17　公众参与公立医院社会评价的内容意愿情况[人(%)]

	条　目	非常不愿意	较不愿意	一般	较愿意	非常愿意
D1	以明察政府拨款凭证、银行对账单、医院收款凭证的方式,掌握政府对公立医院基本建设和设备购置、人才培养等日常财政投入及对医院承担政府指令性任务给予专项补助的情况	91 (8.5)	119 (11.1)	344 (32.0)	301 (28.0)	220 (20.5)
D2	以明察暗访的方式了解医疗投诉、纠纷处理,信息公示情况,掌握社会监督、信息公开等管理制度的落实	68 (6.3)	100 (9.3)	331 (30.8)	364 (33.9)	212 (19.7)
D3	模拟患者以体验式暗访的方式,掌握医疗服务质量及同时开展相关预防保健指导的情况	57 (5.3)	134 (12.5)	309 (28.7)	349 (32.5)	226 (21.0)
D4	模拟患者以体验式暗访的方式,掌握医疗服务态度、医德医风及医患沟通情况	62 (5.8)	118 (11.0)	286 (26.6)	366 (34.0)	243 (22.6)
D5	模拟患者以体验式暗访的方式,掌握医疗服务流程及就医环境情况	53 (4.9)	124 (11.5)	311 (28.9)	358 (33.3)	229 (21.3)
D6	明察医疗检查费、基本药物使用、药品收入占医疗总收入等有关资料,掌握费用控制情况	57 (5.3)	103 (9.6)	308 (28.7)	340 (31.6)	267 (24.8)
D7	明察紧急救治、救灾、援外、支边、支农和对口支援基层机构等工作记录,掌握政府指令性任务完成情况	68 (6.3)	116 (10.8)	341 (31.7)	309 (28.7)	241 (22.4)
D8	明察卫生技术人员(含实习生)培训、进修工作记录及科研论文和成果发表情况,掌握教育科研情况	65 (6.0)	129 (12.0)	353 (32.8)	310 (28.8)	218 (20.3)
D9	明察开展义诊、健康咨询、科普宣传,对无力支付医疗费用的弱势群体患者减免费用等公益活动及措施	56 (5.2)	108 (10.0)	286 (26.6)	370 (34.4)	255 (23.7)
D10	以面对面访谈或电话与网络回访等调查方式,掌握患者对医疗服务的满意度情况	72 (6.7)	142 (13.2)	300 (27.9)	306 (28.5)	255 (23.7)

对公众参与内容的调查结果显示,对于医药费用控制、社会公益活动的开展、医患沟通及医疗服务流程、就医环境等与公众切身利益相关的内容,公众参与意愿相对强烈;对政府财政投入、教育科研、政府指令性任务完成情况等与公众并无直接利益关系的社会职责,公众参与的意愿相对较弱。这也反映出大部分公众是按照理性经济人的思维模式来决定自己意愿的,参与公立医院社会评价的动机首先是维护自己的切身利益,其次才是促进公共利益的最大化。虽然被调查者参与评价方式和内容的意愿率均在65%以上,但结合对公众参与认知的调查可以发现,这种评价意愿是盲目、粗放的,公众缺乏理性、客观的参与评价意识。

将筛选出的766名公众各内容意愿条目的得分相加得到内容意愿总得分,公众参与评价内容的意愿率为73.10%,处于第一、二、三阶梯公众的方式意愿率分别为70.03%,74.08%,80%。根据满意度赋权方法,计算4个阶段公众参与公立医院社会评价10项不同内容的意愿率,见表6-18和图6-6。

表6-18 不同阶梯公众参与公立医院社会评价的内容意愿情况[意愿率/%(排序)]

	条　目	大众	第一阶梯公众	第二阶梯公众	第三阶梯公众
D1	以明察政府拨款凭证、银行对账单、医院收款凭证的方式,掌握政府对公立医院基本建设和设备购置、人才培养等日常财政投入及对医院承担政府指令性任务给予专项补助的情况	58.51 (8)	66.02 (10)	65.49 (10)	75.71 (10)
D2	以明察暗访的方式了解医疗投诉、纠纷处理,信息公示情况,掌握社会监督、信息公开等管理制度的落实	60.36 (4)	68.25 (6)	71.60 (7)	78.25 (8)
D3	模拟患者以体验式暗访的方式,掌握医疗服务质量及同时开展相关预防保健的指导情况	61.20 (2)	66.88 (9)	72.36 (6)	79.04 (7)
D4	模拟患者以体验式暗访的方式,掌握医疗服务态度、医德医风及医患沟通情况	61.20 (3)	68.58 (4)	73.61 (3)	80.51 (3)
D5	模拟患者以体验式暗访的方式,掌握医疗服务流程及就医环境情况	60.26 (5)	68.83 (3)	73.47 (4)	79.60 (4)
D6	明察医疗检查费、基本药物使用、药品收入占医疗总收入等有关资料,掌握费用控制情况	61.49 (1)	70.29 (1)	77.15 (2)	79.55 (5)
D7	明察紧急救治、救灾、援外、支边、支农和对口支援基层机构等工作记录,掌握政府指令性任务完成情况	59.32 (7)	68.20 (7)	69.86 (8)	79.21 (6)
D8	明察卫生技术人员(含实习生)培训、进修工作记录、科研论文和成果发表情况,掌握教育科研情况	57.67 (9)	68.27 (5)	68.54 (9)	76.72 (9)
D9	明察开展义诊、健康咨询、科普宣传,对无力支付医疗费用的弱势群体患者减免费用等公益活动及措施	59.84 (6)	69.98 (2)	79.38 (1)	81.58 (1)
D10	以面对面访谈或电话与网络回访等调查方式,掌握患者对医疗服务的满意度情况	56.34 (10)	67.66 (8)	72.64 (5)	80.56 (2)

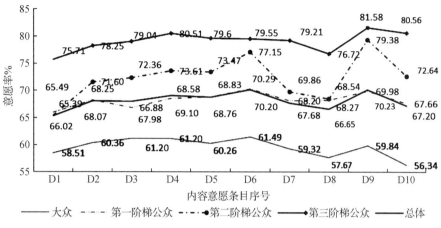

图 6-6　不同阶梯公众参与公立医院社会评价的内容意愿情况

随着公众参与阶梯的逐层提高,公众对于参与公立医院社会评价各条目的意愿率也逐步提高。公众参与内容意愿总体水平处在第一阶梯公众阶段。各阶梯公众对于医药费用控制、社会公益活动的开展、医患沟通及医疗服务流程、就医环境等与公众切身利益相关内容的参与意愿强烈,对政府财政投入、教育科研、政府指令性任务完成情况等与公众并无直接利益关系的社会职责的参与意愿不强。

(二)内容意愿的单因素分析

将 10 个公立医院社会评价参与内容意愿的得分相加算出内容意愿总分,由正态性检验可知,公众参与公立医院社会评价内容意愿总得分为偏态分布,因此,采用非参数秩和检验对人口学资料进行差异性检验。公众对公立医院社会评价的内容意愿情况在性别、健康状况、地区、院外/院内上没有显著性差异,在年龄、学历、职业、个人月平均收入及参与阶梯上的差异具有显著性,18～44 周岁年龄段的青年人对参与公立医院社会评价的内容意愿水平较其他年龄组高;学历越高,对参与评价的内容意愿水平越高;企事业单位管理人员及在校大学生的内容意愿水平较其他职业组高;个人收入在 8001～10000 元的公众的内容意愿水平在整体上最高;公众所处参与的阶梯越高,参与内容意愿越高,见表 6-19。

表 6-19　公立医院社会评价参与内容意愿在不同人口学特征上的现状及差异

人口学特征	类　别	意愿得分 $M(Q)$	Z/χ^2	P
性别	男	36(24)	−1.029	0.304
	女	36.5(22.5)		
年龄	18~44 周岁	38.0(28)	25.116	<0.001
	45~59 周岁	35.0(14)		
	60 周岁及以上	34.0(3)		
学历	小学及以下	29.0(1)	42.915	<0.001
	初中	32.0(4)		
	高中/中专/职高	37.0(6)		
	大专/本科	37.0(31)		
	硕士及以上	39.0(3)		
职业	企事业单位管理人员	38.0(13)	27.678	0.001
	专业技术人员	37.0(6)		
	工人	36.0(7)		
	商业/服务业从业人员	35.0(9)		
	自由职业者	37.0(7)		
	公务员	34.5(2.5)		
	在校大学生	38.0(3)		
	外来务工人员	34.5(2.5)		
	离退休人员	32.0(4)		
	其他	29.5(1)		
个人月均收入	≤2000 元	37.0(7)	11.092	0.050
	2001~4000 元	36.0(22)		
	4001~6000 元	36.0(15)		
	6001~8000 元	36.0(1)		
	8001~10000 元	40.0(8)		
	>10000 元	36.0(3)		
近半年来的总体健康状况	很差	30.0(1)	1.152	0.886
	较差	37.0(2)		
	一般	36.0(16)		
	较好	36.0(26)		
	很好	38.0(19)		
地区	杭州市	36.0(21)	−1.631	0.103
	西安市	37.0(21)		
参与阶梯	大众	34.0(12)	81.949	<0.001
	第一阶梯公众	35.0(14)		
	第二阶梯公众	38.0(4)		
	第三阶梯公众	40.0(24)		

(三)内容意愿的多因素分析

对公众参与公立医院社会评价内容意愿的影响因素进行分析,以 10 个内容意愿测量选项的得分加总得到内容意愿总分为因变量,以性别、年龄、学历、职业、个人月平均收入、健康状况、地区、参与阶梯 8 个一般人口学特征,及认知总分、态度总分、主观规范总分、知觉行为控制总分为自变量,进行多重线性逐步回归分析。该模型的复相关系数 $R=0.613$,决定系数 $R^2=0.375$,调整后的决定系数为 0.371,模型经检验,$F=80.042$,$P<0.001$。在对所有自变量进行偏回归系数显著性检验中,态度、知觉行为控制、参与阶梯、健康状况、认知、年龄、地区共 7 个因素的 t 检验达到了显著水平。年龄越小的公众,参与公立医院社会评价的内容意愿水平越高;健康状况越差的公众,参与内容意愿越高;杭州市公众参与内容意愿高于西安市公众;院内公众参与内容意愿高于院外公众;认知、态度、知觉行为控制得分越高的公众,参与内容意愿越高;所处参与阶梯越高的公众,参与内容意愿越高。标准化偏回归系数绝对值从大到小依次为态度、知觉行为控制、参与阶梯、健康状况、认知、年龄、地区。其中,态度对公众参与公立医院社会评价内容意愿的影响最大($\beta=0.414$),见表 6-20。

表 6-20　公众参与公立医院社会评价内容意愿的多因素分析 1

主要影响因素	偏回归系数	标准误	标准化偏回归系数	t	P
态度	0.984	0.074	0.414	13.383	<0.001
知觉行为控制	0.272	0.040	0.201	6.849	<0.001
参与阶梯	0.987	0.244	0.108	4.054	<0.001
健康状况	−0.744	0.290	−0.063	−2.570	0.010
认知	0.041	0.020	0.062	2.103	0.036
年龄	−0.829	0.333	−0.062	−2.491	0.013
地区	−1.066	0.475	−0.057	−2.245	0.025

对公众参与公立医院社会评价内容意愿的影响因素进行分析,以 10 个内容意愿测量选项的得分加总得到内容意愿总分为因变量,分别以态度维度的 4 个条目、知觉行为控制维度的 8 个条目、主观规范维度的 4 个条目、认知维度的 14 个条目为自变量,进行多重线性逐步回归分析。知觉行为控制维度中的个人能力、时间和精力以及反馈途径,认知维度中的公众对信息公开、完成政府指令性任务社会职责、公众的参与权及社会责任,对公众参与内容意愿有较大的影响,见表 6-21。

表 6-21 公众参与公立医院社会评价内容意愿的多因素分析 2

主要 影响因素	具体 影响条目	非标准化系数		标准化 偏回归系数	t	P
		偏回归系数	标准误			
态度	T4	1.589	0.334	0.195	4.761	<0.001
	T3	1.531	0.326	0.177	4.699	<0.001
	T2	1.213	0.376	0.142	3.223	0.001
	T1	0.911	0.304	0.118	2.997	0.003
知觉行为控制	G2	1.858	0.297	0.210	6.258	<0.001
	G1	1.375	0.299	0.159	4.592	<0.001
	G4	0.930	0.298	0.115	3.121	0.002
	G5	0.924	0.317	0.111	2.921	0.004
认知	B7	1.248	0.271	0.169	4.605	<0.001
	A2	1.070	0.260	0.144	4.110	<0.001
	B5	0.660	0.266	0.091	2.476	0.013
	A5	0.648	0.263	0.088	2.470	0.014

分别对 4 个不同阶段进行多重线性逐步回归分析发现,具体影响不同阶梯公众参与公立医院社会评价内容意愿的主要影响因素虽不完全相同,但态度是持续影响公众参与认知的最主要因素,知觉行为控制是不同阶段影响公众参与内容意愿的主要共性因素。值得注意的是,在不同的参与阶段,主观规范均未进入回归方程,见表 6-22。

表 6-22 不同阶梯公众参与公立医院社会评价内容意愿的多因素分析 1

阶 段	主要 影响因素	非标准化系数		标准化 偏回归系数	t	P
		偏回归系数	标准误			
大众	态度	1.263	0.138	0.478	9.187	<0.001
	知觉行为控制	0.343	0.075	0.227	4.553	<0.001
	健康状况	−2.340	0.597	−0.168	−3.919	0.006
	年龄	−2.613	0.701	−0.159	−3.726	0.004
	职业	−0.366	0.175	−0.091	−2.084	0.038
第一阶梯公众	态度	0.925	0.096	0.422	9.600	<0.001
	知觉行为控制	0.209	0.060	0.152	3.462	0.001
	性别	1.276	0.641	0.082	1.992	0.047
第二阶梯公众	态度	0.963	0.203	0.397	4.754	<0.001
	认知	0.126	0.053	0.200	2.395	0.018
第三阶梯公众	态度	0.722	0.139	0.351	5.197	<0.001
	知觉行为控制	0.308	0.078	0.268	3.964	<0.001

　　进一步对不同阶梯公众参与公立医院社会评价内容意愿的影响因素进行多重线性逐步回归分析发现,态度、知觉行为控制是不同阶段公众参与公立医院社会评价内容意愿的主要共性影响因素。知觉行为控制维度中的个人能力、时间和精力以及反馈途径,对公众参与内容意愿有较大的影响,见表6-23。

表6-23　不同阶梯公众参与公立医院社会评价内容意愿的多因素分析2

阶　段	主要影响因素	具体影响条目	非标准化系数		标准化偏回归系数	t	P
			偏回归系数	标准误			
大众	态度	T3	2.372	0.706	0.240	3.360	0.001
		T4	1.995	0.758	0.214	2.633	0.009
		T2	2.038	0.728	0.212	2.800	0.005
	知觉行为控制	G2	3.546	0.582	0.332	6.095	<0.001
		G5	2.588	0.535	0.264	4.839	<0.001
第一阶梯公众	态度	T4	1.833	0.432	0.252	4.240	<0.001
		T1	1.211	0.343	0.177	3.534	<0.001
		T3	1.111	0.434	0.144	2.558	0.011
	知觉行为控制	G4	1.269	0.355	0.171	3.580	<0.001
		G1	1.158	0.432	0.142	2.682	0.008
		G2	1.092	0.430	0.134	2.542	0.011
第二阶梯公众	态度	T4	2.336	0.655	0.307	3.565	<0.001
		T3	2.316	0.770	0.259	3.006	0.003
	认知	B4	1.755	0.570	0.262	3.082	0.002
		A8	1.676	0.583	0.245	2.878	0.005
第三阶梯公众	态度	T2	3.102	0.527	0.407	3.892	<0.001
	知觉行为控制	G2	1.989	0.703	0.247	2.829	0.005
		G1	1.729	0.712	0.212	2.427	0.016

　　以上主要描述了公众参与社会评价认知、意愿的现状,采用秩和检验对人口学资料进行差异性分析,多重线性回归分析了公众参与意愿的影响因素,公众参与评价方式的意愿=0.390×态度+0.279×知觉行为控制−0.113×主观规范+0.098×认知−0.093×地区+0.088×参与阶梯;公众参与评价内容的意愿=0.414×态度+0.201×知觉行为控制+0.108×参与阶梯+0.069×院内/院外−0.063×健康状况+0.062×认知−0.062×年龄−0.057×地区。结合回归方程发现,态度、知觉行为控制是影响意愿的主要因素,而认知、主观规范对意愿的影响非常弱。值得注意的是,在不同参与阶段,认知均未进入参与

方式意愿的回归方程,仅对第二阶梯公众参与内容意愿产生了较弱的影响。为深入厘清公众参与公立医院社会评价中认知与意愿的关系,本研究进一步运用结构方程模型来解释理论框架模型中各变量对意愿的影响路径及程度。

七、影响公众参与公立医院社会评价及治理意愿的核心变量及关系研究

(一)态 度

问卷中共设有4条态度条目,对每个条目采用五等分法,选项为"完全不赞同""较不赞同""一般""较赞同"和"完全赞同",分别赋分为1分、2分、3分、4分和5分,计算出各条目的态度得分,经正态性检验发现数据呈偏态分布,不适宜采用均数±标准差来描述态度现况。依据满意度赋权方法计算赞同率。计算公式:赞同率 $= \sum$(完全不赞同×0+较不赞同×0.3+一般×0.6+较赞同×0.8+完全赞同×1)/1075。结果显示,公众对参与公立医院社会评价可以增进对公立医院了解的赞同度最高(68.29%),公众对4条态度条目的赞同率均在65%左右。总的来说,公众对参与公立医院社会评价持积极、肯定的态度,见表6-24和表6-25。

表6-24 公众参与公立医院社会评价的态度情况

条 目	赞同率/%	排 序
T1 您认为公众在公立医院社会评价中会起到重要作用	64.68	3
T2 您参与公立医院社会评价可以发挥对公共医疗事务管理的主人翁精神	64.81	2
T3 您参与公立医院社会评价可以增进对公立医院的了解	68.29	1
T4 您参与公立医院社会评价可以对公立医院起到外部监管的作用	64.39	4

表6-25 公众参与公立医院社会评价态度情况[人(%)]

	条 目	完全不赞同	较不赞同	一般	较赞同	完全赞同
T1	您认为公众在公立医院社会评价中会起到重要作用	78 (7.3)	191 (17.8)	276 (25.7)	288 (26.8)	242 (22.5)
T2	您参与公立医院社会评价可以发挥对公共医疗事务管理的主人翁精神	63 (5.9)	161 (15.0)	341 (31.7)	331 (30.8)	179 (16.7)
T3	您参与公立医院社会评价可以增进对公立医院的了解	53 (4.9)	133 (12.4)	295 (27.4)	384 (35.7)	210 (19.5)
T4	您参与公立医院社会评价可以对公立医院起到外部监管的作用	74 (6.9)	176 (16.4)	299 (27.8)	330 (30.7)	196 (18.2)

被调查者不赞同公众在评价中会起到重要作用、发挥主人翁精神、增进对公立医院的了解和外部监管作用的人数分别占 25.1%、20.9%、17.3% 和 23.3%。这反映出当前的公众参与主要是以个体方式对医院存在的不合理服务或管理问题进行监管，力量自发、分散、弱小，公众有势单力薄之感，很难实际地感受到公众参与对公立医院改革与发展产生的影响。同时，由于医疗卫生领域自身存在的专业性及信息不对称性等特征，公众严重缺乏医疗质量安全、价格和费用、绩效考核及诊疗信息，这些都容易导致公众失去积极参与评价的动力和信心。

(二)主观规范

问卷共设有 4 条主观规范条目，依据满意度赋权方法计算信任率。信任程度由高到低依次为公众相信政府会委托社会组织独立开展评价并做好协调与沟通工作(56.82%)，社会组织能够承担独立开展评价工作的责任(56.20%)，政府会对评价结果进行信息公开(55.78%)，公立医院会积极配合评价工作的开展(53.53%)。公众对政府、公立医院及社会组织的信任率总体上在 55% 左右，说明信任处在中等水平，有待进一步提高。其中，公众对公立医院的信任程度最低，见表 6-26 和表 6-27。

表 6-26　公众参与公立医院社会评价的主观规范情况

	条　　目	信任率/%	排　序
F1	您相信政府会委托有关社会组织(如医学会、第三方评价机构等)独立开展评价工作，并及时做好与公立医院及社会组织的沟通、协调工作，承担监督责任吗	56.82	1
F2	您相信政府会对社会评价的结果及基于此提出的医疗服务及管理持续改进措施等信息进行公开吗	55.78	3
F3	您相信公立医院会积极地配合社会评价工作，并如实提供所需的资料吗	53.53	4
F4	您相信社会组织(如医学会、第三方评价机构等)能承担独立开展评价工作的责任，能研制并实施真实地反映客观实际且具有科学性和可操作性的评价指标及方案吗	56.20	2

表 6-27　公众参与公立医院社会评价主观规范情况［人(%)］

条　目	完全不相信	较不相信	一般	较相信	完全相信
F1 您相信政府会委托有关社会组织(如医学会、第三方评价机构等)独立开展评价工作,并及时做好与公立医院及社会组织的沟通、协调工作,承担监督责任吗	97 (9.0)	224 (20.8)	383 (35.6)	286 (26.6)	85 (7.9)
F2 您相信政府会对社会评价的结果及基于此提出的医疗服务及管理持续改进措施等信息进行公开吗	88 (8.2)	258 (24.0)	384 (35.7)	266 (24.7)	79 (7.3)
F3 您相信公立医院会积极地配合社会评价工作,并如实提供所需的资料吗	103 (9.6)	288 (26.8)	367 (34.1)	241 (22.4)	76 (7.1)
F4 您相信社会第三方组织能承担独立开展评价工作的责任,能研制并实施真实地反映客观实际且具有科学性和可操作性的评价指标及方案吗	88 (8.2)	259 (24.1)	376 (35.0)	256 (23.8)	96 (8.9)

公众对政府的信任程度相对较高的原因可能是我国一直以来都是由政府主导着对公立医院的评审工作,公众对政府形成了习惯性的被动接受;社会组织在我国医疗卫生服务领域发展得相对滞后以及公众对社会组织不了解、不熟悉,可能是影响社会组织公信力不足的主要原因;有的医疗机构存在违法、违规行为,医疗操作技术不规范,乱开药,过度检查,医托等不好现象,造成医患关系紧张。此外,医院自身利益与社会职能之间的矛盾日益突显,使其社会性、公益性的目标弱化。这些均可能是导致公众对公立医院信任程度最低的原因。

(三)知觉行为控制

问卷中共设有 8 条知觉行为控制条目,依据满意度赋权方法计算赞同率。知觉行为控制主要反映个人对已掌握的信息、机会等资源的判断以及对预期可能产生阻碍的预估。当个体感知自身掌握的信息或机会越多,预估可能存在的阻碍越少时,个人知觉控制行为的程度就越强。知觉行为控制主要包括个人感知的自身能力、时间及精力等内在控制因素,及感知的资源、机会、渠道等外在控制因素。本研究中,问卷通过"您认为自己有能力参与公立医院社会评价"等2 个问项反映公众参与公立医院社会评价意愿的个体内在感知控制影响因素。通过询问"您对公立医院公开的医疗质量安全、价格和费用、绩效考核等信息足够了解"等情况掌握外在控制因素。感知外在控制因素主要从公立医院、政府两个方面展现,包括信息、渠道及反馈 3 个角度。调查发现,公众对"参与公立医院社会评价不会占用您太多的时间和精力"的赞同率最高,达到 62.67%；61.21% 的调查对象认为自己有能力参与；对"您对公立医院公开的医疗质量安全、价格和费用、绩效考核等信息足够了解"的赞同率最低,对公立医院公开的相关信息完全不了解的有 148 人,认为对相关信息完全了解的仅有 82 人,对相关信息了解的赞同率为 51.81%,见表 6-28 和表 6-29。阻碍公众参与公立医院社会评价的因素由大到小依次是:信息不畅、反馈不足、渠道缺乏。

表 6-28　公众参与公立医院社会评价的知觉行为控制情况

	条　目	赞同率/%	排　序
G1	您认为自己有能力参与公立医院社会评价	61.21	2
G2	参与公立医院社会评价不会占用您太多的时间和精力	62.67	1
G3	您对公立医院公开的医疗质量安全、价格和费用、绩效考核等信息足够了解	51.81	8
G4	公立医院已向您提供了意见箱、投诉电话、网络反馈等渠道,以便于意见征集或举报投诉	58.02	3
G5	公立医院对您提出的有关医院服务或管理方面的合理性意见或建议会进行反馈	56.32	6
G6	您对政府公开的有关公立医院功能定位、社会职责及考核评价等信息足够了解	55.12	7
G7	政府已向您提供了领导信箱、网络调查、信访、意见征集等渠道,以便于建言献策或举报投诉	57.93	4
G8	政府对您提出的有关医院医疗服务或管理方面的合理性意见或建议会进行反馈	57.87	5

表 6-29　公众参与公立医院社会评价知觉行为控制情况[人数(%)]

	条　目	完全不赞同	较不赞同	一般	较赞同	完全赞同
G1	您认为自己有能力参与公立医院社会评价	72 (6.7)	184 (17.1)	408 (38.0)	265 (24.7)	146 (13.6)
G2	参与公立医院社会评价不会占用您太多的时间和精力	64 (6.0)	167 (15.5)	399 (37.1)	304 (28.3)	141 (13.1)
G3	您对公立医院公开的医疗质量安全、价格和费用、绩效考核等信息足够了解	148 (13.8)	250 (23.3)	380 (35.3)	215 (20.0)	82 (7.6)
G4	公立医院已向您提供了意见箱、投诉电话、网络反馈等渠道,以便意见征集或举报投诉	124 (11.5)	181 (16.8)	365 (34.0)	273 (25.4)	132 (12.3)
G5	公立医院对您提出的有关医院服务或管理方面的合理性意见或建议会进行反馈	122 (11.3)	204 (19.0)	380 (35.3)	264 (24.6)	105 (9.8)

续表

条　目	完全不赞同	较不赞同	一般	较赞同	完全赞同
G6 您对政府公开的有关公立医院功能定位、社会职责及考核评价等信息足够了解	107 (10.0)	243 (22.6)	403 (37.5)	221 (20.6)	101 (9.4)
G7 政府已向您提供了领导信箱、网络调查、信访、意见征集等渠道,以便于建言献策或举报投诉	103 (9.6)	204 (19.0)	376 (35.0)	280 (26.0)	112 (10.4)
G8 政府对您提出的有关医院医疗服务或管理方面的合理性意见或建议会进行反馈	104 (9.7)	205 (19.1)	394 (36.7)	239 (22.2)	133 (12.4)

调查结果反映出公众与政府、公立医院之间存在信息沟通不畅的问题,导致公众不能及时、有效、准确、全面地掌握医疗卫生服务的相关信息,直接影响了公众参与评价的热情。信息沟通不畅不仅指信息公开不完善,也包括有关部门对信息反馈的不及时。当公众积极反映医疗卫生服务及管理问题,若有关部门的回应很慢或对公众提出的意见或建议不予重视,则会严重挫伤公众参与的积极性。这一方面说明相关的宣传教育工作不到位,造成公众对参与公立医院社会监管和评价的关注度不够,重视度不足,主动性不高;另一方面也说明我国缺乏相应的法律法规对公众监督权的地位及其有效实施进行保障,导致信息公开条例、参与评价渠道及意见反馈规定等措施过于笼统且流于形式。

(四)态度、主观规范、知觉行为控制间相关关系分析

采用 Spearman 等级相关方法分析公众参与公立医院社会评价态度、主观规范及知觉行为控制的相关性,见表 6-30。态度与主观规范之间呈显著正相关关系($r=0.514,P<0.01$);态度与知觉行为控制之间呈显著正相关关系($r=0.397,P<0.01$);主观规范与知觉行为控制之间呈显著正相关关系($r=0.603,P<0.01$),说明态度、主观规范、知觉行为控制两两之间存在显著的相关关系。

表 6-30　相关性分析

项　目	态　度	主观规范	知觉行为控制
态度	1.000		
主观规范	0.514**	1.000	
知觉行为控制	0.397**	0.603**	1.000

注:** 表示在置信度(双测)为0.01时,相关性是显著的。

八、公众参与公立医院社会评价及治理意愿的结构方程模型分析

1. 结构方程模型拟合及其评价标准

结构方程模型(structural equation modeling,SEM)是一种将多元回归与因子分析相结合的多变量统计分析方法。它不仅能反映出各潜在变量间的直接效应和总效应,而且能体现变量间的间接效应,更有效、全面地分析变量间存在的关系。本研究所涉及的公众参与公立医院社会评价意愿理论模型包含认知、态度、主观规范、知觉行为控制、意愿等客观存在但无法直接测量的潜在变量,需要利用结构方程模型来厘清各变量间的关系路径及影响程度。广义的结构方程模型主要包括两部分:一是体现观测变量与潜在变量关系的测量模型;二是描述潜在变量间因果关系的结构模型。

对模型适用性、准确性的评价主要以绝对拟合指数和相对拟合指数作为指标。因绝对拟合指数 χ^2 易受样本量大小的影响,所以通常采用 NC 值(即 $\chi^2/\mathrm{d}f$)来判定。一般,其值当大于 5 时,提示模型需要修正;在 1~5 时,可以接受。近似误差均方根($RMSEA$)当小于 0.05 时,提示模型拟合很好。其他拟合指数 GFI,$AGFI$,NFI,IFI,TLI,CFI 的值越高,模型拟合度越好:一般当大于 0.85 时,可以接受;当大于 0.9 时,模型拟合良好,见表 6-31。

表 6-31　模型拟合度判定标准

拟合度指标	拟合度标准
绝对拟合度	
NC 值($\chi^2/\mathrm{d}f$)	$1<NC<3$(模型有简约适配程度);$NC>5$(模型需要修正)
近似残差均方根($RMSEA$)	<0.05(适配良好);<0.08(适配合理)
拟合优度指标(GFI)	>0.85,可以接受;>0.90,良好
调整拟合优度指数($AGFI$)	>0.85,可以接受;>0.90,良好
相对拟合度	
规范拟合指标(NFI)	>0.85,可以接受;>0.90,良好
比较拟合指标(CFI)	>0.85,可以接受;>0.90,良好
增值适配指数(IFI)	>0.85,可以接受;>0.90,良好
Tucker-Lewis 指数(TLI)	>0.85,可以接受;>0.90,良好

2. 初始模型构建

根据本研究的理论框架模型及研究假设,构建了包括认知、态度、主观规范、知觉行为控制、方式意愿、内容意愿6个潜在变量,及47个观测变量的公众参与公立医院社会评价意愿结构方程模型,见图6-7。

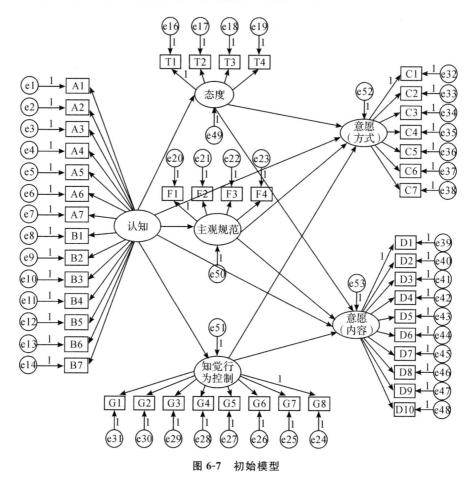

图 6-7　初始模型

3. 初始模型的载荷系数显著性估计

由结构方程模型中各潜在变量的路径系数和 P 值可以发现,认知→方式意愿 和 认知→内容意愿 这两条路径的 P 值大于 0.05,即认知到意愿的这两条路径无显著性意义;其他路径的 P 值均小于 0.001,表明模型基本符合显著性评价要求,见表6-32。

表6-32　初始模型的路径系数

路　径			未标准化估计值	标准化估计值	P 值
态度	←	认知	0.593	0.577	***
主观规范	←	认知	0.469	0.495	***
知觉行为控制	←	认知	0.445	0.441	***
意愿(方式)	←	态度	0.410	0.543	***
意愿(内容)	←	态度	0.551	0.568	***
意愿(方式)	←	主观规范	−0.149	−0.182	***
意愿(内容)	←—	主观规范	−0.144	−0.137	***
意愿(方式)	←-	知觉行为控制	0.235	0.305	***
意愿(内容)	←	知觉行为控制	0.269	0.272	***
意愿(方式)	←	认知	0.018	0.024	0.555
意愿(内容)	←	认知	0.030	0.030	0.432
T1	←	态度	1.000	0.788	***
T2	←	态度	0.987	0.857	***
T3	←	态度	0.886	0.781	***
T4	←	态度	1.007	0.834	***
F1	←	主观规范	1.000	0.823	***
F2	←	主观规范	1.032	0.865	***
F3	←	主观规范	1.001	0.824	***
F4	←	主观规范	0.972	0.795	***
G8	←	知觉行为控制	1.000	0.829	***
G7	←	知觉行为控制	0.954	0.805	***
G6	←	知觉行为控制	0.934	0.800	***
G5	←	知觉行为控制	0.970	0.807	***
G4	←	知觉行为控制	0.970	0.780	***
G3	←	知觉行为控制	0.938	0.784	***
G2	←	知觉行为控制	0.614	0.544	***
G1	←	知觉行为控制	0.690	0.597	***
C1	←	意愿(方式)	1.000	0.650	***
C2	←	意愿(方式)	1.200	0.800	***
C3	←	意愿(方式)	1.236	0.849	***
C4	←	意愿(方式)	1.281	0.849	***
C5	←	意愿(方式)	1.166	0.770	***
C6	←	意愿(方式)	1.109	0.737	***
C7	←	意愿(方式)	1.248	0.807	***
D1	←	意愿(内容)	1.000	0.787	***
D2	←-	意愿(内容)	1.010	0.849	***
D3	←-	意愿(内容)	1.000	0.831	***
D4	←	意愿(内容)	1.001	0.824	***
D5	←	意愿(内容)	0.987	0.832	***

续表

	路 径		未标准化估计值	标准化估计值	P 值
D6	←	意愿(内容)	0.997	0.826	***
D7	←	意愿(内容)	1.019	0.828	***
D8	←	意愿(内容)	0.983	0.811	***
D9	←	意愿(内容)	0.961	0.803	***
D10	←	意愿(内容)	0.997	0.783	***
B7	←	认知	1.000	0.730	***
B6	←	认知	1.046	0.744	***
B5	←	认知	1.010	0.722	***
B4	←	认知	1.052	0.772	***
B3	←	认知	0.963	0.738	***
B2	←	认知	0.980	0.750	***
B1	←	认知	0.960	0.751	***
A7	←	认知	0.971	0.740	***
A6	←	认知	0.942	0.718	***
A5	←	认知	1.017	0.744	***
A4	←	认知	0.935	0.693	***
A3	←	认知	0.950	0.741	***
A2	←	认知	0.947	0.698	***
A1	←	认知	0.935	0.669	***

注:***表示 $P<0.001$。

4. 初始模型拟合度评价

初始模型拟合评价结果显示,个别拟合指数未达到理想标准值,模型需要修正,见表 6-33 和图 6-8。

表 6-33　初始模型拟合结果

拟合度指标	拟合度标准	指数值
绝对拟合度		
NC 值(x^2/df)	1<NC<3(模型有简约适配程度); NC>5(模型需要修正)	6.010
近似残差均方根(RMSEA)	<0.05(适配良好);<0.08(适配合理)	0.068
拟合优度指标(GFI)	>0.85,可以接受;>0.90,良好	0.785
调整拟合优度指数(AGFI)	>0.85,可以接受;>0.90,良好	0.762
相对拟合度		
规范拟合指标(NFI)	>0.85,可以接受;>0.90,良好	0.842
比较拟合指标(CFI)	>0.85,可以接受;>0.90,良好	0.865
增值适配指数(IFI)	>0.85,可以接受;>0.90,良好	0.865
Tucker-Lewis 指数(TLI)	>0.85,可以接受;>0.90,良好	0.857

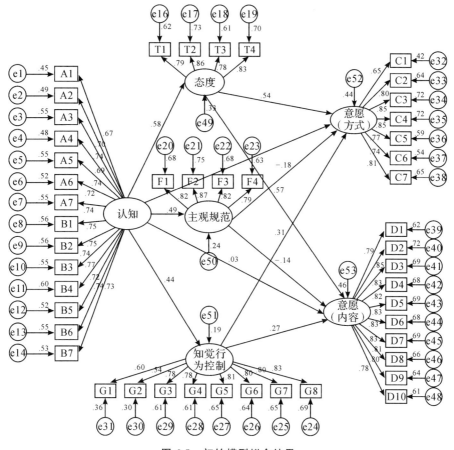

图 6-8　初始模型拟合结果

5. 模型修正

依据修正指数增加残差变量间的相关路径,同时剔除 $\boxed{\text{认知}\to\text{方式意愿}}$ 和 $\boxed{\text{认知}\to\text{内容意愿}}$ 这两条无显著性意义的路径,使模型拟合指标达到或接近理想判定标准。修正后的模型见图 6-9。

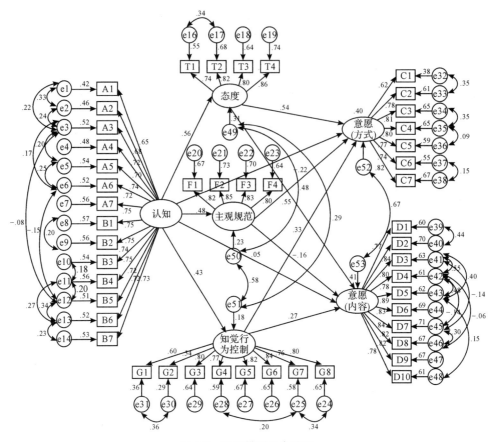

图 6-9　修正模型拟合结果

6.修正模型的载荷系数显著性估计

由修正后的路径系数和 P 值可以看出,除 主观规范→内容意愿 的 P 值为 0.002 外,其余均小于 0.001,模型的适用性较好,见表 6-34。

表 6-34　修正模型的路径系数

路　径			未标准化估计值	标准化估计值	P 值
态度	←	认知	0.546	0.559	***
主观规范	←	认知	0.451	0.477	***
知觉行为控制	←	认知	0.422	0.429	***
意愿(方式)	←	态度	0.405	0.537	***
意愿(内容)	←	态度	0.547	0.546	***
意愿(方式)	←	主观规范	−0.171	−0.22	***
意愿(内容)	←	主观规范	−0.162	−0.157	***

续表

路　径			未标准化估计值	标准化估计值	P 值
意愿（方式）	←—	知觉行为控制	0.245	0.327	***
意愿（内容）	←	知觉行为控制	0.273	0.274	***
意愿（方式）	←	认知	0.036	0.050	0.174
意愿（内容）	←	认知	0.053	0.054	0.119
T1	←	态度	1.000	0.743	
T2	←	态度	1.007	0.825	***
T3	←	态度	0.96	0.798	***
T4	←	态度	1.102	0.861	***
F1	←	主观规范	1.000	0.818	
F2	←	主观规范	1.026	0.855	***
F3	←	主观规范	1.019	0.834	***
F4	←	主观规范	0.987	0.803	***
G8	←	知觉行为控制	1.000	0.803	
G7	←	知觉行为控制	0.927	0.759	***
G6	←	知觉行为控制	0.973	0.808	***
G5	←	知觉行为控制	1.012	0.816	***
G4	←	知觉行为控制	0.985	0.768	***
G3	←	知觉行为控制	0.988	0.801	***
G2	←	知觉行为控制	0.628	0.539	***
G1	←	知觉行为控制	0.711	0.596	***
C1	←	意愿（方式）	1.000	0.617	
C2	←	意愿（方式）	1.224	0.778	***
C3	←	意愿（方式）	1.232	0.808	***
C4	←	意愿（方式）	1.272	0.805	***
C5	←	意愿（方式）	1.220	0.767	***
C6	←	意愿（方式）	1.178	0.745	***
C7	←	意愿（方式）	1.324	0.817	***
D1	←	意愿（内容）	1.000	0.772	
D2	←—	意愿（内容）	1.016	0.837	***
D3	←—	意愿（内容）	0.975	0.795	***
D4	←	意愿（内容）	0.968	0.783	***
D5	←	意愿（内容）	0.949	0.785	***
D6	←	意愿（内容）	1.024	0.832	***
D7	←	意愿（内容）	1.055	0.842	***
D8	←	意愿（内容）	1.010	0.817	***
D9	←	意愿（内容）	0.996	0.816	***
D10	←	意愿（内容）	1.015	0.780	***
B7	←	认知	1.000	0.726	

续表

路　径			未标准化估计值	标准化估计值	P 值
B6	←	认知	1.008	0.718	***
B5	←	认知	1.003	0.715	***
B4	←	认知	1.028	0.750	***
B3	←	认知	0.967	0.738	***
B2	←	认知	0.982	0.747	***
B1	←	认知	0.969	0.754	***
A7	←	认知	0.989	0.749	***
A6	←	认知	0.953	0.724	***
A5	←	认知	1.010	0.735	***
A4	←	认知	0.945	0.696	***
A3	←	认知	0.931	0.725	***
A2	←	认知	0.927	0.679	***
A1	←	认知	0.914	0.651	***

注:***表示 $P < 0.001$。

7. 修正模型拟合度评价

修正模型的各项拟合指数基本达到或接近理想标准,说明修正模型可以很好地解释公众参与公立医院社会评价意愿的影响因素,见表 6-35。

表 6-35　修正模型拟合度评价

拟合度指标	拟合度标准	指数值
绝对拟合度		
NC 值($\chi^2/\mathrm{d}f$)	$1 < NC < 3$(模型有简约适配程度);$NC > 5$(模型需要修正)	2.925
近似残差均方根(RMSEA)	<0.05(适配良好);<0.08(适配合理)	0.042
拟合优度指标(GFI)	>0.85,可以接受;>0.90,良好	0.893
调整拟合优度指数(AGFI)	>0.85,可以接受;>0.90,良好	0.878
相对拟合度		
规范拟合指标(NFI)	>0.85,可以接受;>0.90,良好	0.926
比较拟合指标(CFI)	>0.85,可以接受;>0.90,良好	0.950
增值适配指数(IFI)	>0.85,可以接受;>0.90,良好	0.950
Tucker-Lewis 指数(TLI)	>0.85,可以接受;>0.90,良好	0.945

8. 修正模型中各变量的影响效应分析

通过修正模型中各潜在变量间的影响效应分析发现,认知对态度、主观规范、知觉行为控制的路径系数分别为 0.559($P < 0.001$),0.477($P < 0.001$),0.429($P < 0.001$),均具有统计学意义,见表 6-36。对评价方式意愿的影响由

大到小依次为态度、认知、知觉行为控制、主观规范,总效应分别为 0.537,
0.386,0.327,−0.220;对评价内容意愿的影响由大到小依次为态度、认知、知
觉行为控制、主观规范,总效应分别为 0.546,0.402,0.274,−0.157,见表 6-37。
其中,认知对意愿只存在间接效应,没有直接效应,且态度对意愿的影响最大,
其次起主要影响的是知觉行为控制。相对于态度和知觉行为控制而言,主观规
范对意愿的影响较弱且呈负相关。该结果将在讨论中进行解释。

表 6-36 标准化影响效应分析 1

维 度	态度			主观规范			知觉行为控制		
	直接效应	间接效应	总效应	直接效应	间接效应	总效应	直接效应	间接效应	总效应
认知	0.559	0	0.559	0.477	0	0.477	0.429	0	0.429

表 6-37 标准化影响效应分析 2

维 度	方式意愿			内容意愿		
	直接效应	间接效应	总效应	直接效应	间接效应	总效应
认知	0	0.348	0.386	0	0.336	0.402
态度	0.537	0	0.537	0.546	0	0.546
主观规范	−0.220	0	−0.220	−0.157	0	−0.157
知觉行为控制	0.327	0	0.327	0.274	0	0.274

认知通过态度对方式意愿的间接效应为 0.559×0.537=0.300;通过主观
规范对方式意愿的间接效应为 0.477×(−0.220)=−0.105;通过知觉行为控
制对方式意愿的间接效应为 0.429×0.327=0.140。认知通过态度对内容意
愿的间接效应为 0.559×0.546=0.305;通过主观规范对内容意愿的间接效应
为 0.477×(−0.157)=−0.075;通过知觉行为控制对内容意愿的间接效应为
0.429×0.274=0.118,见图 6-10。

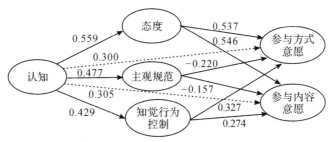

图 6-10 公众参与公立医院社会评价意愿影响路径模型

本章小结　本章在总结了国内外公众参与公共事务管理的现状、经验及影响因素的基础上，自行设计问卷，通过现场调查，掌握处于不同阶梯的公众参与公立医院社会评价及治理的认知与意愿水平，并构建了由认知、态度、主观规范、知觉行为控制、参与意愿5部分构成的理论框架模型。因此，通过调查分析厘清了公众参与公立医院社会评价意愿的主要影响因素及相互逻辑关系与作用机制，为激活和开发公众参与公立医院社会评价及治理路径和策略提供依据。研究发现，公众参与公立医院社会评价的意愿比较强烈，无论是对参与方式还是内容，公众都有较强的参与愿望，但结合公众参与认知调查可以发现，这种意愿是粗犷、宽泛、不理性的。目前，公众参与仍处于以"接受信息"为特征的较低水平，且利益驱动是公众参与的主要原因，大部分公众按照理性经济人的思维来决定是否参与，参与的动机首先是维护自己的切身利益，其次才是促进公共利益的最大化。影响公众参与认知、意愿的因素主要有年龄、学历、职业、收入及参与阶梯。18~44周岁年龄段的青年人对公立医院社会评价及治理的认知、参与意愿最高；学历越高的公众，参与社会评价的认知及意愿越高；企事业单位管理人员、专业技术人员及在校大学生的认知、参与意愿较其他职业组高；个人收入在6000元及以上的公众认知、参与意愿较其他收入组高；所处参与阶梯越高的公众，认知及意愿水平越高。在公众参与意愿形成过程中，首先考虑的是公立医院社会评价的有用性及自身可以在评价过程中所起到的作用，其次考虑的是信息、渠道、反馈等外在控制因素。个人的能力、时间及精力等内在控制因素并不是阻碍公众参与的主要因素；认知对态度、主观规范、知觉行为控制有直接正向的影响。公众对公立医院社会职责的知晓越清楚，对自身权利和责任的理解越清楚，则对感知公立医院社会评价有用性的可能性越大，对政府、公立医院等重要组织的信任程度可能越高；感知自身参与评价的能力越强，感知信息、渠道、反馈等控制因素的阻碍越小；公众对公立医院社会评价及治理的认知对其参与意愿无直接影响，主要是对公立医院社会评价的态度对参与意愿有间接影响。公众对公立医院社会职责、社会评价多元主体及目的是否知晓，与公众参与社会评价的意愿之间不存在必然关系。在我国公立医院社会评价还处于起步阶段的背景下，公立医院社会评价及治理作为一个新生事物还没有被大众所熟知，公众所感知到的公立医院社会评价的有用性及自身在评价中能起到的作用在很大程度上决定了参与意愿。

第七章

公立医院社会评价及治理主体的选择与组成构架研究

本章摘要 探讨与公立医院社会指标体系相互契合和相符的适宜评价主体及组成构架，为科学、公正、客观地开展其社会评价实践并提高治理效果提供依据。运用文献资料、专家咨询以及综合评价法，对政府相关公务人员、医务工作者、社会专业组织人员、患者和家属、社会公众及公共媒体代表等 6 类评价及治理主体进行优劣势分析及适宜性排序和分类。研究发现，与"支持-过程-结果"不同维度评价指标相互契合和相符的评价主体的适宜性排序存在差异，支持维度前 3 位的适宜评价及治理主体依次为社会专业组织人员、社会公众代表、医务工作者；过程维度前 3 位的适宜评价及治理主体依次为社会专业组织、政府相关公务人员、社会公众人员；结果维度前 3 位的适宜评价及治理主体依次为社会专业组织、社会公众代表、政府相关公务人员。因此，比较符合我国当前实际的是，建立由政府委托社会第三方专业组织独立代理并主导，积极吸纳患者及家属、公众及社会观察员、公共媒体等代表参与，政府及相关部门和公立医院给予协调和协同配合的多元组合评价主体及机制。

由于公立医院及向社会供给基本医疗服务所涉及的医患背后相关利益者的多元化和复杂性，以及其社会评价不同参与主体的社会角色及其利益取向的影响和价值追求的差异性，选择构建社会评价适宜主体及组成构架无疑有利于保障公立医院社会评价结果的科学性、客观性、可靠性，以及获得社会普遍的认可和治理效应，也是公立医院社会评价体系科学建立的前提条件。在公立医院社会评价领域,尽管评价主体应朝多元化方向发展的观点已得到了国内外公共管理学者以及社会公众的普遍认同,但是对于如何构建科学化、规范化的社会多元评价主体体系尚未达成共识,更缺乏科学的深入探究和鉴别方法[①]。本研究基于利益相关主体对公立医院社会评价的认知及态度的探析,初步筛选出公立医院社会评价及治理主体,在确立评价及治理主体选择的适宜性判断标准或原则以及系统分析评价主体优势与劣势的基础上,运用专家咨询法对初选评价及治理主体在何种程度上符合适宜性判断标准进行评分,采用综合评分法、Topsis 法、秩和比法、灰色关联分析法、综合指数法对评分结果进行综合排序,最终研究筛选出与"支持-过程-结果"三维度相互契合和相符的评价主体,并构建公立医院社会评价及治理主体与指标的组成构架模型,为完善公立医院社会评价理论以及适时开展评价工作提供参考依据。

一、公立医院社会评价及治理主体适宜性判断标准的确立

评价主体指评价活动的行为主体,它的准确定位是保证绩效评价结果真实性的基本条件。不同评价主体由于在知识经验、价值观、利益取向等方面各不相同,所以对同一客体的评价结果往往是不同的。那么公立医院社会评价由谁来做最为适宜? 本研究基于公立医院利益相关主体对社会评价认知、态度及意愿的调查分析,初步筛选出公立医院社会评价主体,确立公立医院社会评价主体选择判断适宜性标准或原则,系统分析初选评价主体的优势与劣势。通过专家咨询,对初选的评价主体在何种程度上符合适宜性判断标准的评分结果,运用综合评价方法对初选的公立医院 6 类评价及治理主体在不同评价维度上进行适宜性排序,构建公立医院社会评价主体-指标组成构架模型。

根据社会评价及治理、利益相关者等理论观点,结合前期调查分析 6 类利益相关主体对公立医院社会评价的认知及态度,重点从独立性、专业性、权威性及主动性 4 项原则或标准来筛选公立医院社会评价主体。

(一)独立性

独立性是指评价主体在评价活动中不受外来因素的干扰,能够独立及客观地做出判断,是保证公立医院社会评价结果理性及公正性的首要条件。评价主

---

① 井淇,马安宁,冀春亮,等. 医院评审的国际经验及启示[J]. 中国卫生政策研究,2013(12):18-23.

体只有保持独立性,才可能不受其他相关利益角色的影响和意见的干扰,从而客观、公正地真实反映公立医院履行社会职责的水平和公众利益的理性诉求[①]。

(二)专业性

专业性是指评价主体拥有一定的医疗服务技术和专业的管理背景与知识,是保证公立医院社会评价科学性的重要条件[②]。评价主体只有具备适宜的专业性,才能既有利于科学设计构建并深度解读评价指标体系及治理目的,也有利于掌握并获取真实的数据资料信息,能根据评价结果从专业的视角提出针对性的治理策略和措施。

(三)权威性

权威性是指评价主体凭借其自身的特殊社会角色和专长优势,有使社会公民信服评价活动的组织和过程的能力以及使其认可评价结果的能力。评价主体只有公平公正行事、以身作则且行为垂范和勇于承担责任,才会具有社会普遍信服的权威性角色,从公立医院特有的社会价值追求和广大公众的利益诉求出发开展组织评价活动,提出符合时代发展潮流、体现理性智慧光芒的意见和建议[③]。

(四)主动性

主动性是指评价主体在完成评价活动的过程中,源于自身的需要、动机、理想、抱负和价值观,并驱动自己去行动的动力强度和愿望程度。一般情况下,评价主体的主动性越高,其评价活动的组织、过程和结果越客观和规范。在公立医院多元利益相关主体中,不同利益角色的作用影响,使得不同的利益相关者对公立医院社会评价的主动性存在差异。

二、公立医院社会评价及治理相关主体优劣势分析

(一)政府相关公务人员

政府是公立医院的出资人,是公立医院事实上的拥有者。公立医院所履行

---

① 谢吉晨,赵军锋.论"最佳的"政府绩效评估主体[J].云南行政学院学报,2008,10(1):103-106.

② 尹苹苹.我国公共政策评估主体确立原则的思考[J].商业时代,2011(19):86-87.

③ 谢吉晨.政府绩效评估的"主体资格"探微[J].理论导刊,2007(3):49-51.

的社会责任其实质是政府功能的延伸。政府作为公立医院的出资人,拥有对公立医院的经营管理权,决定着公立医院的经营目标与方向,并对医院经营业绩进行评价考核,保障与维护公立医院的公益性,监督其履行社会职责。作为行政管理者,政府负责对公立医院的市场行为进行监督与干预,以维持医疗服务市场正常运转,纠正市场失灵,以维护患者及社会公众的正当权益。但是在我国医院管理体制中,存在政府的出资人角色与监管角色不分的现象,卫生行政管理部门既办医院又管医院,行政权与所有权混用,具有"运动员"和"裁判员"的双重身份。作为出资人,政府维护的是医院利益;而作为监管者,政府又维护社会公众的利益,导致政府政策矛盾。

政府相关公务人员作为评价及治理主体的优点主要有:第一,评价活动容易组织实施;第二,评价所需的资料和数据容易获取;第三,可以有效地将评价结果与对公立医院及医务人员的奖励挂起钩来,促进医务工作者的工作积极性。政府作为评价及治理主体的缺点主要有:第一,政府相关公务人员的测评技能不强,尽管进行多方面的培训,但与专业评价人员相比还有一定的差距;第二,评价结果很容易受到某些官员不正确的政绩观的影响,即评价独立性较差,结果缺乏公正性和客观性,从而导致评价结果难以被社会公众普遍认可[1]。

(二)医务工作者

医院工作者是公立医院的利益代表,主要是指医院管理者、医务工作者及相关后勤保障人员。在市场经济中,公立医院为了获得竞争优势,必须争取优质的医疗资源,吸引优秀的人才,提高竞争力。医院管理者只有在充分满足公立医院自身利益的情况下,不断提高医疗服务条件和服务水平,才能在竞争中获得优势。特别是在政府财政投入不足的情况下,医院管理者只能通过自身盈利来解决问题,趋利动机明显。医务工作者是知识资本高度集中的群体,是医疗服务的直接提供者,是医疗方案制订的主导者,其行为直接决定了医疗服务质量及医疗费用。从委托代理角度讲,医务工作者既是医院委托的服务代理人,也是患者委托的服务代理人,具有"双重代理身份";从信息处理角度讲,医务工作者是医疗信息不对称中的"信息拥有者",是患者健康信息的"采集人"和"处理人";从服务行为角度讲,医务工作者是医院服务行为的直接执行者,对服

---

① 周勇,聂绍芳.医院顾客满意度测评研究述评[J].现代商贸工业,2010(19):51-52.

务结果承担最直接的责任。

医务工作者及其管理层作为评价及治理主体的优点主要有:第一,评价活动较容易组织实施;第二,测评所需的资料和数据容易获取;第三,医务工作者及其管理层对评价指标很熟悉,专业性较强。医务工作者及其管理层作为评价及治理主体的缺点主要有:评价结果较易受到利益角色的影响,较难保证评价的公正和客观性。

(三)患者及家属

患者及家属是公立医院最主要的服务对象,是医疗服务的需求者与消费者。患者作为这一类的需求者和消费者无疑具有其特殊性。还必须指出的是,患者还是医院运行最基础的"资源投入者",他们为医院的运行贡献了最底层的资本,即自己的身体及健康状态,由此他们也是医院的服务产品,即"健康状态改善"的直接载体。从公司资本投入的角度讲,患者的投入"专用性"最高,承担的"风险"也最大。一旦就诊,患者可能就是医院治理中"退出"自由度最低的角色。对患者角色的认知和定位,是我国公立医院治理模式设计中最需要重新审视并专门考虑的一个重要问题。同时,患者也是医疗服务质量与效率的最终评价者,任何医疗服务评价的基本数据来源都应当是患者。

患者及家属作为评价及治理主体的优点主要有:促进医患之间信息交流与沟通。患者及家属作为评价及治理主体的缺点主要有:第一,全面获取评价资料的难度较大;第二,缺乏专业的医院管理、医疗服务知识;第三,患者评价医疗服务已受到心理及社会环境的影响。

(四)社会专业组织人员

社会专业组织是指现有的与医疗服务相关的社会组织,包括社会学术团体、医师协会、医院协会、各类医疗专业技术学会等。社会专业组织对医院和医师的行为有着专业方面的引导、评价和规范作用,同时也是医院和医师同社会其他行业和利益团体交涉、衔接和"谈判维权"的重要平台。例如,中国医院协会的章程,即明确该协会的宗旨包括"依法加强医疗行业管理""发挥行业指导、自律、协调、监督作用,提高医疗机构的管理水平"等。但以患者或者其他利益相关者为主体的社会组织,目前在我国并不多见。

社会专业组织人员作为评价及治理主体的优点主要有:聚集了大批从事政府绩效评估理论研究和实践活动的人士,能保证绩效评估的科学性和中立性。

社会专业组织人员作为评价及治理主体的缺点主要有:全面获取评价资料的难度略大,评价结论反馈需要向决策者解释。

(五)社会公众

社会公众作为社会活动的主要参与者,在社会监督与自治方面发挥着重要的作用①。公立医院社会职责履行的好坏与政策执行情况的优劣,都与社会公众的合法权益有着密切的联系。社会公众通常主要通过两种途径来参与公立医院社会评价的过程:首先,公立医院社会评价指标的设计需要以"社会公众导向"为原则;其次,作为政府行政相对人和公立医院服务对象的社会公众参与到公立医院社会评价过程中,可以体现公立医院综合管理的核心准则,反映政府及公立医院以公众满意为服务导向,强化社会公众的主人翁意识,确保社会公众监督评价权利和合法的医疗权益得到充分的尊重和保障,促进公立医院评价的价值取向由"医院本位"向"民众本位"转变。但在选择公众作为公立医院社会评价主体时,要注重选择的范围、数量及构成比例等问题。

社会公众作为评价及治理主体的优点主要有:加强社会公众对公立医院的监督与评价,在操作层面上体现了公民意识,有效地反映了民意,为公民参与公共决策找到了切入点,有利于实现真正的公立医院社会公共治理。社会公众作为评价及治理主体的缺点主要有:第一,测评活动较难组织实施;第二,由于医疗服务的特殊性及信息的不对称,社会公众对评价指标不熟悉,专业性不强;第三,社会公众对政府及公立医院提供的信息往往会受到自我"偏见"的影响,可能会做出不太理性的判断。

(六)公共媒体

公共媒体是指拥有读者、观众或听众的信息传播载体,即报纸、期刊、新闻、广播、电视和网站等。其主要任务是发布信息,最大限度地满足公众和社会信息获取的需要;其主要目的在于传递国家和社会的有关信息,表达媒体自身及社会公众的观点,期望引起公众对某一现象或事件的了解、关注与评论。公共媒体是公立医院与公众之间的桥梁和纽带。一方面,它把有关公立医院的医疗信息传递给社会公众;另一方面,它又通过民意调查等形式把公众的意见

---

① 肖晔.社会公众参与地方立法的思考[J].改革与开放,2011(4):14.

和建议反馈给政府或公立医院。公共媒体能够引发的强大的社会舆论力量能对政府行为形成强有力的监督和约束,对不符合公众利益的公立医院责任行为进行揭露曝光,能够直接有效地对公立医院起督促作用,达到扬"善"避"恶"的效果。

公共媒体作为评价及治理主体的优点主要有:第一,政府的所有考核和评估内容通过媒体对社会公开,由媒体进行全方位的跟踪与监督,能减少考核和评价过程中的不透明度,让所有的体系操作过程公开化;第二,测评所需的资料和数据容易获取(容易获取资料并不代表所获取的资料是准确的)。公共媒体作为评价及治理主体的缺点主要有:第一,全面获取评价资料的难度很大;第二,医院管理、医疗服务的专业知识较缺乏。

公立医院社会评价及治理主体优劣势分析汇总见表7-1。

表 7-1　公立医院社会评价及治理主体优劣势分析

主　体	特　征	优　势	劣　势
政府相关公务人员	公立医院的出资人,决定着公立医院的经营目标与方向,并对医院经营业绩进行评价和考核,保障、维护、监督其履行社会职责。作为出资人,政府维护的是医院利益;作为监管者,政府又维护社会公众的利益,具有"运动员"和"裁判员"的双重身份	①评价活动容易组织实施;②评价所需的资料和数据较容易获取;③可以有效地将评价结果与对公立医院及医务人员的奖励挂起钩来,提高医务工作者的工作积极性	①政府相关公务人员的测评技能不强;②评价结果很容易受到不正确的政绩观的影响,即独立性较差
医务工作者	指医学相关知识资本高度集中的群体,是医疗服务的直接提供者,是医疗方案制订的主导者,其行为直接决定了医疗服务质量及医疗费用	①评价活动较容易组织实施;②测评所需的资料和数据容易获取;③医务工作者及其管理层对评价指标很熟悉,专业性较强	①评价结果较易受到利益角色的影响,较难保证评价的公正性和客观性;②评价结果反馈用以改善的动力不足
社会专业组织人员	指由专业人员从事公立医院评价的社会组织,包括社会学术团体、医师协会、医院协会、各类医疗专业技术学会等。其对医院以及医务工作者的医疗行为有着引导、评价和规范的作用	①与政府及公立医院不存在隶属或利益关系,主导评价活动会相对客观、公正;②拥有医院评价理论及实践技能,易保证评价过程的科学性;③由于社会第三方特殊角色,因此易得到公众的认可	①全面获取评价资料的难度略大;②评价结论反馈需要向决策者解释的过程
患者及家属	是公立医院最主要的服务对象,是医疗服务的需求者(潜在需求者)与消费者(潜在消费者)	①利于促进医患之间信息交流与沟通,提高健康知识,充分理解医疗风险和不确定性;②积极主动,比较公正客观	①全面获取评价资料的难度较大;②医院管理、医疗服务的专业知识缺乏;③具有一定的利益倾向

续表

主体	特 征	优 势	劣 势
社会公众代表	是指围绕共同关心的社会问题或公共事务,为了维护公共利益,通过公开、合理的讨论而理性地做出反应的社会群体或个人	①比较客观公正,社会影响力较大;②利于培育和发挥公民主人翁意识及参与监管公立医院及政府的工作	②全面获取评价资料的难度很大;②医院管理、医疗服务的专业知识缺乏;③测评活动不易组织实施
公共媒体代表	指拥有读者、观众或听众的社会公共信息传播载体。其主要任务是发布信息,最大限度地满足公众和社会信息获取的需要,是公立医院与公众之间的桥梁和纽带	①比较客观公正,社会影响力大;②有利于将公立医院的医疗信息传递给社会大众	①全面获取评价资料的难度很大;②医院管理、医疗服务的专业知识较缺乏

三、公立医院社会评价及治理主体适宜性排序

(一)评价及治理主体适宜性判断标准及权重的确定

由政府相关公务人员(发改、财政、卫生、社保等部门)、医务工作者、社会专业组织人员(第三方研究机构、医院协会、医师协会、医学会等)、患者及家属、社会公众代表(人大、政协及普通公众代表等)、社会媒体代表 6 类评价主体构成的评价对象的因素集合,设为 $A=\{a_1,a_2,a_3,a_4,a_5,a_6\}$,评价主体适宜性判断标准为独立性、专业性、权威性、主动性,设为 $Y=\{y_1,y_2,y_3,y_4\}$。评价指标的权重根据 24 位专家对评价指标的重要性打分,采用百分权重法计算指标的权重系数,结果显示,独立性、专业性、权威性、主动性的权重系数分别为 0.261,0.284,0.258,0.197,见表 7-2。

表 7-2 适宜性评价主体选择指标的得分均值与权重

评价指标	得分均值	百分权重
独立性(y_1)	4.25	0.261
专业性(y_2)	4.63	0.284
权威性(y_3)	4.21	0.258
主动性(y_4)	3.21	0.197

(二)公立医院社会评价及治理主体选择专家评分结果

请本研究所选的 24 位 Delphi 咨询专家对初筛的 6 类公立医院社会评价主

体在何种程度上符合由独立性、专业性、权威性、主动性 4 项原则构成的"适宜性判断标准"进行评分,评分结果见表 7-3。

表 7-3　6 类评价及治理主体独立-专业-权威-主动性的得分均值

评价维度	评价指标	政府相关公务人员	医务工作者	社会专业组织人员	患者及家属	社会公众代表	公共媒体代表
支持维度	独立性	3.21	3.45	8.13	7.92	8.58	8.42
	专业性	8.38	8.83	8.92	5.17	5.92	3.92
	权威性	8.25	7.29	8.29	4.71	7.13	6.63
	主动性	6.42	7.75	7.04	7.96	7.83	7.92
过程维度	独立性	5.83	3.96	8.42	7.50	8.67	8.29
	专业性	8.88	9.08	9.04	6.83	5.41	5.13
	权威性	8.17	6.96	8.26	7.57	7.33	6.92
	主动性	8.46	7.21	7.75	7.87	7.25	8.13
结果维度	独立性	7.38	5.42	8.17	7.25	8.58	8.42
	专业性	7.25	8.25	8.79	6.71	6.38	5.92
	权威性	7.75	6.79	8.00	6.79	7.94	7.13
	主动性	8.17	7.04	7.79	8.32	7.67	8.22

(三)公立医院社会评价及治理主体适宜性的综合评价

1.加权累加综合评分法

根据专家对初选的 6 类评价主体在支持-过程-结果维度评价主体适宜性判断标准的评分结果,计算各类评价主体在独立性、专业性、权威性、主动性 4 方面的加权评分,然后累加得到每类评价主体的最后综合得分。综合得分越高,表示该类评价主体越适宜组织或参与公立医院的社会评价活动。结果显示,在支持-过程-结果三维度,社会专业组织人员作为评价主体均最为适宜,见表 7-4。

表 7-4　6 类评价及治理主体在支持-过程-结果三维度评价适宜性得分与排序结果

评价主体	支持维度		过程维度		结果维度	
	综合得分	排序	综合得分	排序	综合得分	排序
政府相关公务人员	6.610	4	7.818	2	7.594	3
医务工作者	6.817	3	6.828	6	6.896	6
社会专业组织人员	8.179	1	8.423	1	8.227	1
患者及家属	6.315	6	7.401	3	7.189	5
社会公众代表	7.302	2	7.119	4	7.611	2
公共媒体代表	6.579	5	7.008	5	7.338	4

2. Topsis 法

根据专家对支持-过程-结果三维度的评分,并将上述数据进行归一化,得出评价矩阵 $Z_{支持}$,$Z_{过程}$,$Z_{结果}$。根据矩阵 Z 计算最优值向量 Z^{+} 和最劣值向量 Z^{-},计算各类评价及治理主体指标值与最优值和最劣值的距离 (D^{+},D^{-}) 以及与最优值的相对接近程度 (C_i)。6 类评价及治理主体在支持-过程-结果三维度评价适宜性的 Topsis 评分法的得分与排序结果如下:

(1)支持维度。

1)建立评价矩阵:6 类评价及治理主体在支持维度的独立性、专业性、权威性、主动性的平均得分见表 7-5。

表 7-5　6 类评价及治理主体在支持维度评价适宜性平均得分

评价主体类别	独立性	专业性	权威性	主动性
政府相关公务人员	3.21	8.38	8.25	6.42
医务工作者	3.45	8.83	7.29	7.75
社会专业组织人员	8.13	8.92	8.29	7.04
患者及家属	7.92	5.17	4.71	7.96
社会公众代表	8.58	5.92	7.13	7.83
公共媒体代表	8.42	3.92	6.63	7.92

把上述数据进行归一化,得矩阵 $Z_{支持}$:

0.1868	0.4798	0.4710	0.3489
0.2007	0.5060	0.4163	0.4214
0.4727	0.5108	0.4734	0.3829
0.4606	0.2960	0.2688	0.4327
0.4994	0.3389	0.4068	0.4259
0.4897	0.2244	0.3782	0.4306

2)计算最优值向量和最劣值向量、最优值和最劣值的距离和相对接近程度:根据矩阵 Z 得到最优值向量 Z^{+} 和最劣值向量 Z^{-},分别为

$$Z^{+}=(0.4994 \quad 0.5108 \quad 0.4734 \quad 0.4327)$$

$$Z^{-}=(0.1868 \quad 0.2244 \quad 0.2688 \quad 0.3489)$$

计算各指标值与最优值和最劣值的距离 (D^{+},D^{-}) 以及与最优值的相对接近程度 (C_i),见表 7-6。

表 7-6 6 类评价及治理主体支持维度适应性指标值与最优值的相对接近程度及排序

评价主体类别	D^+	D^-	C_i	排　序
政府相关公务人员	0.0080	0.0894	0.5164	4
医务工作者	0.0081	0.0898	0.5309	3
社会专业组织人员	0.0150	0.1225	0.9106	1
患者及家属	0.0058	0.0761	0.4833	6
公共公众代表	0.0092	0.0960	0.6497	2
社会媒体代表	0.0073	0.0855	0.5014	5

(2)过程维度。

1)建立评价矩阵:6 类评价主体在过程维度的独立性、专业性、权威性、主动性的平均得分,见表 7-7。

表 7-7 6 类评价及治理主体在过程维度评价适宜性平均得分

评价主体类别	独立性	专业性	权威性	主动性
政府相关公务人员	5.83	8.88	8.17	8.46
医务工作者	3.96	9.08	6.96	7.21
社会专业组织人员	8.42	9.04	8.26	7.75
患者及家属	7.50	6.83	7.57	7.87
社会公众代表	8.67	5.41	7.33	7.25
公共媒体代表	8.29	5.13	6.92	8.13

把上述数据进行归一化,得矩阵 $Z_{过程}$:

0.3255	0.4779	0.4416	0.4433
0.2211	0.4887	0.3762	0.3778
0.4702	0.4865	0.4464	0.4061
0.4188	0.3676	0.4091	0.4124
0.4841	0.2912	0.3962	0.3799
0.4629	0.2761	0.3740	0.4260

2)计算最优值向量和最劣值向量、最优值和最劣值的距离和相对接近程度:根据矩阵 Z 得到最优值向量 Z^+ 和最劣值向量 Z^-,分别为

$Z^+ = (0.4841\quad 0.4887\quad 0.4464\quad 0.4433)$

$Z^- = (0.2211\quad 0.2761\quad 0.3740\quad 0.3778)$

计算各指标值与最优值和最劣值的距离(D^+,D^-)以及与最优值的相对接近程度(C_i),见表 7-8。

表 7-8　6 类评价及治理主体过程维度适应性指标值与最优值的相对接近程度及排序

评价主体类别	D^+	D^-	C_i	排　序
政府相关公务人员	0.0045	0.0670	0.6177	2
医务工作者	0.0036	0.0604	0.4555	6
社会专业组织人员	0.0082	0.0904	0.9168	1
患者及家属	0.0035	0.0588	0.5952	3
公共公众代表	0.0048	0.0690	0.5394	4
社会媒体代表	0.0041	0.0638	0.5011	5

(3)结果维度。

1)建立评价矩阵:6 类评价主体在结果维度的独立性、专业性、权威性、主动性的平均得分见表 7-9。

表 7-9　6 类评价及治理主体在结果维度评价适宜性平均得分

评价主体类别	独立性	专业性	权威性	主动性
政府相关公务人员	7.38	7.25	7.75	8.17
医务工作者	5.42	8.25	6.79	7.04
社会专业组织人员	8.17	8.79	8.00	7.79
患者及家属	7.25	6.71	6.79	8.32
公共公众代表	8.58	6.38	7.94	7.67
社会媒体代表	8.42	5.92	7.13	8.22

把上述数据进行归一化,得矩阵 $Z_{结果}$:

0.3958	0.4061	0.4265	0.4232
0.2907	0.4622	0.3737	0.3647
0.4382	0.4924	0.4403	0.4036
0.3888	0.3759	0.3737	0.4310
0.4602	0.3574	0.4370	0.3973
0.4516	0.3316	0.3924	0.4258

2)计算最优值向量和最劣值向量、最优值和最劣值的距离和相对接近程度:根据矩阵 Z 得到最优值向量 Z^+ 和最劣值向量 Z^-,分别为

Z^+ =(0.4602　0.4924　0.4403　0.4310)

Z^- =(0.2907　0.3316　0.3737　0.3647)

计算各指标值与最优值和最劣值的距离(D^+,D^-)以及与最优值的相对接近程度(C_i),见表 7-10。

表 7-10　6 类评价及治理主体结果维度适应性指标值与最优值的相对接近程度及排序

评价主体类别	D^+	D^-	C_i	排　序
政府相关公务人员	0.0015	0.0390	0.5655	2
医务工作者	0.0014	0.0371	0.4259	6
社会专业组织人员	0.0039	0.0626	0.8881	1
患者及家属	0.0010	0.0314	0.4295	5
社会公众代表	0.0023	0.0481	0.5530	3
公共媒体代表	0.0019	0.0439	0.4813	4

3. 秩和比法

按照由小到大的顺序,在支持-过程-结果三维度分别对 6 类评价及治理主体进行排序,求得 6 类评价主体秩和后,计算其加权秩和比,在支持-过程-结果各维度的计算结果及排序见表 7-11。根据 $WRSR$ 值大小分组,按照不同组段的频数找出累计频数,得出各组段的秩次范围及平均秩次;再计算向下累计频率 $P(\%)$,求出所对应的概率单位值,见表 7-12;然后以 Y 为自变量,$WRSR$ 值作为因变量估计出回归方程。支持-过程-结果三维度的回归方程分别是:$WRSR = -0.091 + 0.127\text{Probit}$;$WRSR = -0.178 + 0.144\text{Probit}$;$WRSR = -0.263 + 0.157\text{Probit}$。

表 7-11　6 类评价及治理主体在支持-过程-结果三维度评价适宜性的秩和比法得分与排序结果

评价主体类别	支持维度		过程维度		结果维度	
	$WRSR$	排序	$WRSR$	排序	$WRSR$	排序
政府相关公务人员	0.6858	5	0.4783	2	0.5435	3
医务工作者	0.5725	3	0.7204	5	0.7677	6
社会专业组织人员	0.3849	1	0.3559	1	0.3193	1
患者及家属	0.7344	6	0.5908	3	0.6876	5
社会公众代表	0.5034	2	0.6164	4	0.4974	2
公共媒体代表	0.6189	4	0.7383	6	0.5759	4

表 7-12　6 类评价及治理主体在支持-过程-结果三维度各评价要素 $WRSR$ 的分布与排序

维　度	$WRSR$	f	$\sum f$	R	$\bar{R}$	$(\bar{R}/n) \times 100\%$	Probit
支持维度	0.3849	1	1	1	1	16.7%	4.04
	0.5034	1	2	2	2	33.3%	4.57
	0.5725	1	3	3	3	50.0%	5.00
	0.6189	1	4	4	4	66.7%	5.43
	0.6858	1	5	5	5	83.3%	5.96
	0.7344	1	6	6	6	95.8%	6.73

续表

维　度	WRSR	f	$\sum f$	R	$\bar{R}$	$(\bar{R}/n)\times100\%$	Probit
过程维度	0.3559	1	1	1	1	16.7%	4.04
	0.4783	1	2	2	2	33.3%	4.57
	0.5908	1	3	3	3	50.0%	5.00
	0.6164	1	4	4	4	66.7%	5.43
	0.7204	1	5	5	5	83.3%	5.96
	0.7383	1	6	6	6	95.8%	6.73
结果维度	0.3193	1	1	1	1	16.7%	4.04
	0.4974	1	2	2	2	33.3%	4.57
	0.5107	1	3	3	3	50.0%	5.00
	0.6087	1	4	4	4	66.7%	5.43
	0.6547	1	5	5	5	83.3%	5.96
	0.7677	1	6	6	6	95.8%	6.73

根据 WRSR 合理分档要求,评价及治理主体在各维度可分为上、中、下 3 档;根据回归方程,代入概率单位值,计算出理论 WRSR 值,然后与实际 WRSR 值相比较,将 6 类评价及治理主体分为 3 档。经方差检验,支持-过程-结果三维度评价主体加权秩和比值组间差异均有统计学意义,可认为分档有效,见表 7-13。

表 7-13　6 类评价及治理主体在支持-过程-结果三维度各评价要素 WRSR 的分档情况

维　度	等　级	P_x	Probit	WRSR	分档排序结果
支持维度 ▲	上	$<P_{15.866}$	<4	<0.417	社会专业组织人员
	中	$P_{15.866}\sim$	$4\sim6$	$0.417\sim0.671$	社会公众代表、医务工作者、公共媒体代表
	下	$P_{86.134}\sim$	$6\sim$	>0.671	政府相关公务人员、患者及家属
过程维度 ★	上	$<P_{15.866}$	<4	<0.398	社会专业组织人员
	中	$P_{15.866}\sim$	$4\sim6$	$0.398\sim0.682$	政府相关公务人员、社会公众代表、患者及家属
	下	$P_{86.134}\sim$	$6\sim$	>0.686	医务工作者、社会媒体代表
结果维度 △	上	$<P_{15.866}$	<4	<0.365	社会专业组织人员
	中	$P_{15.866}\sim$	$4\sim$	$0.365\sim0.679$	社会公众代表、政府相关公务人员、公共媒体代表
	下	$P_{86.134}\sim$	$6\sim$	>0.679	医务工作者、患者及家属

注:　▲表示 $F=13.708$,$P=0.031$;★表示 $F=13.112$,$P=0.033$;△表示 $F=27.368$,$P=0.012$。

4.灰色关联分析法

灰色关联分析法是通过比较数列与参考数列的关联系数和相关度,来确定各类评价主体的适宜性程度。

(1)确定参考数列和比较数列。选取各指标的最大数值组成参考数列,将评价对象各指标作为比较数列,见表7-14。

表7-14　6类评价及治理主体支持-过程-结果三维度各指标的参考数列和比较数列

指　标		政府相关公务人员	医务工作者	社会专业组织人员	患者及家属	社会公众代表	公共媒体代表	参考数列
支持维度	独立性	3.21	3.45	8.13	7.92	8.58	8.42	8.58
	专业性	8.38	8.83	8.92	5.17	5.92	3.92	8.92
	权威性	8.25	7.29	8.29	4.71	7.13	6.63	8.29
	主动性	6.42	7.75	7.04	7.96	7.83	7.92	7.96
过程维度	独立性	5.83	3.96	8.42	7.50	8.67	8.29	8.67
	专业性	8.88	9.08	9.04	6.83	5.41	5.13	9.08
	权威性	8.17	6.96	8.26	7.57	7.33	6.92	8.26
	主动性	8.46	7.21	7.75	7.87	7.25	8.13	8.46
结果维度	独立性	7.38	5.42	8.17	7.25	8.58	8.42	8.58
	专业性	7.25	8.25	8.79	6.71	6.38	5.92	8.79
	权威性	7.75	6.79	8.00	6.79	7.94	7.13	8.00
	主动性	8.17	7.04	7.79	8.32	7.67	8.22	8.32

(2)对参考数列和比较数列做无量纲化处理。运用公式:

$$x_i(k) = [x_i(k) - \min x_i(k)]/[\max x_i(k) - \min x_i(k)], i = 1, 2, 3, \cdots, m;$$
$$k = 1, 2, 3, \cdots, n$$

式中 $\max x_i(k)$ 和 $\min x_i(k)$ 分别表示第 k 项指标在 m 主体中的最大值和最小值。计算结果见表7-15。

表7-15　6类评价及治理主体支持-过程-结果三维度各指标的标准化数列

指　标		政府相关公务人员	医务工作者	社会专业组织人员	患者及家属	社会公众代表	公共媒体代表	标准化数列
支持维度	独立性	0.0000	0.0447	0.9147	0.8759	1.0000	0.9690	1.0000
	专业性	0.8917	0.9833	1.0000	0.2500	0.4000	0.0000	1.0000
	权威性	0.9884	0.7209	1.0000	0.0000	0.6744	0.5349	1.0000
	主动性	0.0000	0.8649	0.4054	1.0000	0.9189	0.9751	1.0000

续表

指标		政府相关公务人员	医务工作者	社会专业组织人员	患者及家属	社会公众代表	公共媒体代表	标准化数列
过程维度	独立	0.3970	0.0000	0.9469	0.7516	1.0000	0.9193	1.0000
	专业	0.9494	1.0000	0.9899	0.4304	0.0709	0.0000	1.0000
	权威	0.9328	0.0299	1.0000	0.4851	0.3060	0.0000	1.0000
	主动	1.0000	0.0000	0.4320	0.5280	0.0320	0.7360	1.0000
结果维度	独立性	0.6203	0.0000	0.8703	0.5791	1.0000	0.9494	1.0000
	专业性	0.4634	0.8118	1.0000	0.2753	0.1603	0.0000	1.0000
	权威性	0.7934	0.0000	1.0000	0.0000	0.9504	0.2810	1.0000
	主动性	0.8828	0.0000	0.5859	1.0000	0.4922	0.9219	1.0000

（3）求差数列。运用公式：

$$\Delta_i k = |x_0(k) - x_i(k)|$$

式中，$\Delta_i k$ 表示最优值 x_0 与 x_i 在第 k 项指标处的绝对差。计算结果见表 7-16。

表 7-16　6 类评价及治理主体支持-过程-结果三维度评价差值表

指标		政府相关公务人员	医务工作者	社会专业组织人员	患者及家属	社会公众代表	公共媒体代表
支持维度	独立性	1.0000	0.9553	0.0853	0.1241	0.0000	0.0310
	专业性	0.1083	0.0167	0.0000	0.7500	0.6000	1.0000
	权威性	0.0116	0.2791	0.0000	1.0000	0.3256	0.4651
	主动性	1.0000	0.1351	0.5946	0.0000	0.0811	0.0249
过程维度	独立性	0.6030	1.0000	0.0531	0.2484	0.0000	0.0807
	专业性	0.0506	0.0000	0.0101	0.5696	0.9291	1.0000
	权威性	0.0672	0.9701	0.0000	0.5149	0.6940	1.0000
	主动性	0.0000	1.0000	0.5680	0.4720	0.9680	0.2640
结果维度	独立性	0.3797	1.0000	0.1297	0.4209	0.0000	0.0506
	专业性	0.5366	0.1882	0.0000	0.7247	0.8397	1.0000
	权威性	0.2066	1.0000	0.0000	1.0000	0.0496	0.7190
	主动性	0.1172	1.0000	0.4141	0.0000	0.5078	0.0781

（4）计算灰色关联系数。运用公式：

$$\xi_i(k) = (\Delta_i k + \zeta \Delta_i k)/(\Delta_i k + \zeta \Delta_i k)$$

式中，$\xi_i(k)$ 表示 x_0 与 x_i 在第 k 项指标处的关联系数；ζ 为分辨系数，通常取 0.5。灰色关联系数 $r_i = (1/n)_i$，w_i 表示各项指标的主观权重。计算结果见表 7-17 和表 7-18。

表 7-17　6 类评价及治理主体在支持-过程-结果三维度的关联系数和关联度

指　标		政府相关公务人员	医务工作者	社会专业组织人员	患者及家属	社会公众代表	公共媒体代表
支持维度	独立性	0.0870	0.0896	0.2229	0.2090	0.2609	0.2456
	专业性	0.2333	0.2747	0.2839	0.1136	0.1290	0.0946
	权威性	0.2524	0.1658	0.2583	0.0861	0.1564	0.1338
	主动性	0.0656	0.1550	0.0900	0.1969	0.1695	0.1876
	灰色关联度	0.1596	0.1713	0.2138	0.1514	0.1790	0.1654
过程维度	独立性	0.1183	0.0870	0.2358	0.1743	0.2609	0.2246
	专业性	0.2578	0.2839	0.2783	0.1327	0.0993	0.0946
	权威性	0.2277	0.0879	0.2583	0.1273	0.1082	0.0861
	主动性	0.1969	0.0656	0.0922	0.1013	0.0671	0.1289
	灰色关联度	0.2002	0.1311	0.2161	0.1339	0.1339	0.1336
结果维度	独立性	0.1483	0.0870	0.2071	0.1416	0.2609	0.2369
	专业性	0.1369	0.2063	0.2839	0.1159	0.1060	0.0946
	权威性	0.1828	0.0861	0.2583	0.0861	0.2350	0.1060
	主动性	0.1595	0.0656	0.1077	0.1969	0.0977	0.1703
	灰色关联度	0.1569	0.1112	0.2143	0.1351	0.1749	0.1519

表 7-18　6 类评价及治理主体在支持-过程-结果三维度评价适宜性的灰色关联法得分与排序结果

评价主体	支持维度		过程维度		结果维度	
	灰色关联度	排序	灰色关联度	排序	灰色关联度	排序
政府相关公务人员	0.1596	5	0.2002	2	0.1569	3
医务工作者	0.1713	3	0.1311	6	0.1112	6
社会专业组织人员	0.2138	1	0.2161	1	0.2143	1
患者及家属	0.1514	6	0.1339	3	0.1351	5
社会公众代表	0.1790	2	0.1339	4	0.1749	2
公共媒体代表	0.1654	4	0.1336	5	0.1519	4

5. 综合指数法

根据专家对初选 6 类评价及治理主体在独立性、专业性、权威性、主动性 4 方面的评分结果,运用综合指数法对 6 类评价主体在支持-过程-结果三维度评价的适宜性进行综合排序。

(1)指标值标准化。由于筛选公立医院社会评价及治理主体的 4 项指标均为正向指标,因此按照公式 $Y = X/M$(Y 为标准化值,X 为指标值,M 为平均值)将指标值标准化,并对各类评价及治理主体 4 项指标的标准化值按大小进行编秩,计算结果见表 7-19。

表 7-19 6 类评价及治理主体适宜性指标标准化值及秩次

维　度	评价主体类别	独立性	专业性	权威性	主动性
支持维度	政府相关公务人员	0.4851 (1)	1.2219 (4)	1.1704 (3)	0.8571 (2)
	医务工作者	0.5214 (1)	1.2888 (4)	1.0345 (2)	1.0352 (3)
	社会专业组织人员	1.2279 (3)	1.3009 (4)	1.1764 (2)	0.9406 (1)
	患者及家属	1.1964 (4)	0.7538 (2)	0.6680 (1)	1.0630 (3)
	社会公众代表	1.2972 (4)	0.8632 (1)	1.0108 (2)	1.0463 (3)
	公共媒体代表	1.2720 (4)	0.5714 (1)	0.9399 (2)	1.0579 (3)
过程维度	政府相关公务人员	0.8198 (1)	1.2008 (4)	1.0843 (2)	1.0876 (3)
	医务工作者	0.5568 (1)	1.2279 (4)	0.9237 (2)	0.9269 (3)
	社会专业组织人员	1.1840 (3)	1.2224 (4)	1.0962 (2)	0.9964 (1)
	患者及家属	1.0546 (4)	0.9236 (1)	1.0046 (2)	1.0118 (3)
	社会公众代表	1.2191 (4)	0.7316 (1)	0.9728 (3)	0.9321 (2)
	公共媒体代表	1.1657 (4)	0.6937 (1)	0.9184 (2)	1.0452 (3)
结果维度	政府相关公务人员	0.9792 (1)	1.0046 (2)	1.0473 (4)	1.0383 (3)
	医务工作者	0.7192 (1)	1.1432 (4)	0.9176 (3)	0.8947 (2)
	社会专业组织人员	1.0840 (3)	1.2180 (4)	1.0811 (2)	0.9900 (1)
	患者及家属	0.9620 (3)	0.9298 (2)	0.9176 (1)	1.0574 (4)
	社会公众代表	1.1384 (4)	0.8841 (1)	1.0730 (3)	0.9748 (2)
	社会媒体代表	1.1172 (4)	0.8203 (1)	0.9635 (2)	1.0447 (3)

(2)计算秩和比(RSR)。秩和比的计算公式为:

$$RSR = \sum R / mn$$

式中,R 为秩次,$\sum R$ 为各项指标的秩次总和,m 为指标维度的个数,n 为评价主体类别数。再根据公式 $SR = RSR/$ 计算分比,$W = (SR \cdot W')/$ 计算权重系数,W' 为根据 24 位专家对评价指标的重要性打分,采用百分权重法计算指标的权重系数,见表 7-20。

表 7-20 各指标的秩和、秩和比、分比、经验权数及权重系数

指　标		秩和 ($\sum R$)	秩和比 (RSR)	分比 (SR)	经验权数 (W')	$SR \cdot W'$	权重系数 (W)
支持维度	独立性	17.00	0.7083	0.2833	0.2609	0.0739	0.2950
	专业性	16.00	0.6667	0.2667	0.2839	0.0757	0.3022
	权威性	12.00	0.5000	0.2000	0.2583	0.0517	0.2062
	主动性	15.00	0.6250	0.2500	0.1969	0.0492	0.1965
	合　计	60.00	2.5000	1.0000	1.0000	0.2500	1.0000

指　　标		秩和 ($\sum R$)	秩和比 (RSR)	分比 (SR)	经验权数 (W')	$SR \cdot W'$	权重系数 (W)
过程维度	独立性	17.00	0.5313	0.2833	0.2609	0.0739	0.2609
	专业性	15.00	0.4688	0.2500	0.2839	0.0710	0.2839
	权威性	13.00	0.4063	0.2167	0.2583	0.0560	0.2583
	主动性	15.00	0.4688	0.2500	0.1969	0.0492	0.1969
	合　计	60.00	1.8750	1.0000	1.0000	0.2501	1.0000
结果维度	独立性	16.00	0.5000	0.2667	0.2609	0.0696	0.2609
	专业性	14.00	0.4375	0.2333	0.2839	0.0662	0.2839
	权威性	15.00	0.4688	0.2500	0.2583	0.0646	0.2583
	主动性	15.00	0.4688	0.2500	0.1969	0.0492	0.1969
	合　计	60.00	1.8750	1.0000	1.0000	0.2496	1.0000

（3）计算各评价主体的综合指数（I）。$I = WY$，计算结果见表7-21。

表7-21　6类评价及治理主体在支持-过程-结果三维度的综合指数及排序

评价主体	支持维度		过程维度		结果维度	
	综合指数	排序	综合指数	排序	综合指数	排序
政府相关公务人员	0.9222	6	1.0490	2	1.0157	3
医务工作者	0.9601	3	0.9150	6	0.9254	6
社会专业组织人员	1.1829	1	1.1353	1	1.1028	1
患者及家属	0.9275	5	0.9961	3	0.9602	5
社会公众代表	1.0577	2	0.9606	4	1.0171	2
公共媒体代表	0.9497	4	0.9441	5	0.9789	4

6. 综合评价结果汇总

根据专家对政府相关公务人员、医务工作者、社会专业组织人员、患者及家属、公共公众代表、社会媒体代表在何种程度上符合独立性、专业性、权威性、主动性等适宜性判断标准评分，运用加权累加综合评分法、Topsis法、秩和比法、灰色关联分析法、综合指数法对评分结果进行综合排序，结果汇总见表7-22。采用 Spearman 等级相关系数检验不同评价方法评价结果的密切程度。支持-过程-结果三维度的5种综合评价结果 Spearman 等级相关系数见表7-23～表7-25。

表 7-22　公立医院社会评价及治理适宜性主体选择综合评价排序结果汇总

	评价主体	综合评分法	Topsis 法	秩和比法	灰色关联法	综合指数法	合计	排序
支持维度	政府相关公务人员	4	4	5	5	6	24	5
	医务工作者	3	3	3	3	3	15	3
	社会专业组织人员	1	1	1	1	1	5	1
	患者及家属	6	6	6	6	5	29	6
	社会公众代表	2	2	2	2	2	10	2
	公共媒体代表	5	5	4	4	4	22	4
过程维度	政府相关公务人员	2	2	2	2	2	10	2
	医务工作者	6	6	5	6	6	29	6
	社会专业组织人员	1	1	1	1	1	5	1
	患者及家属	3	3	3	3	3	15	3
	社会公众代表	4	4	4	4	4	20	4
	公共媒体代表	5	5	6	5	5	26	5
结果维度	政府相关公务人员	3	2	3	3	3	14	3
	医务工作者	6	6	6	6	6	30	6
	社会专业组织人员	1	1	1	1	1	5	1
	患者及家属	5	5	5	5	5	25	5
	社会公众代表	2	3	2	2	2	11	2
	公共媒体代表	4	4	4	4	4	20	4

表7-23　支持维度5种综合评价结果 Spearman 等级相关系数

	综合评分法	Topsis 法	秩和比法	灰色关联法	综合指数法
综合评分法	1.000				
Topsis 法	1.000**	1.000			
秩和比法	0.943**	0.943**	1.000		
灰色关联法	0.829**	0.829**	0.943**	1.000	
综合指数法	0.943**	0.943**	1.000**	1.000**	1.000

注:** $P<0.01$。

表7-24　过程维度5种综合评价结果 Spearman 等级相关系数

	综合评分法	Topsis 法	秩和比法	灰色关联法	综合指数法
综合评分法	1.000				
Topsis 法	1.000**	1.000			
秩和比法	0.943**	0.943**	1.000		
灰色关联法	1.000**	1.000**	0.943**	1.000	
综合指数法	1.000**	1.000**	0.943**	1.000**	1.000

注:** $P<0.01$。

表7-25 结果维度5种综合评价结果 Spearman 等级相关系数

	综合评分法	Topsis 法	秩和比法	灰色关联法	综合指数法
综合评分法	1.000				
Topsis 法	0.943**	1.000			
秩和比法	0.943**	1.000**	1.000		
灰色关联法	0.943**	1.000**	1.000**	1.000	
综合指数法	0.943**	1.000**	1.000**	1.000**	1.000

注:** $P<0.01$。

四、公立医院社会评价及治理主体-指标模型的构建

基于评价指标的确立与评价主体的选择是一个互相契合、影响过程的研究构想,结合问卷调查及专家咨询结果的综合考量,笔者构建了公立医院社会评价及治理主体-评价指标的契合匹配架构模型,如图7-1所示。即不管是在支持维度、过程维度还是结果维度,均应由社会专业组织及人员主导评价过程及实施组织管理。在资源投入与管理制度组成的支持维度,尚需激活和发动社会公众、医务工作者、公共媒体积极协同性参与,政府及相关部门公务人员给予协调性的配合;在由公立医院提供的基本医疗卫生服务及相关社会职责落实情况等构成的过程维度,需要政府相关公务人员、患者及家属乃至社会公众代表积极协同性参与,医务工作者、公共媒体协同配合性参与;在由医患双方满意度构成

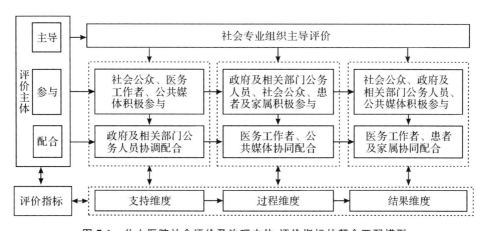

图 7-1 公立医院社会评价及治理主体-评价指标的契合匹配模型

的结果维度,社会公众代表、政府相关公务人员、公共媒体应积极协同性参与,医务工作者、患者及家属则应协同配合性参与。该模型的构建遵循了公立医院社会评价主体选择的多元、独立、专业、权威、主动性等原则,从系统协同的角度考虑了公立医院社会评价主体及评价指标的契合性配置,对公立医院适时、客观、公正、公平开展其社会评价活动具有针对性的意义。

本章小结 借鉴国际社会基于社会评价及协同治理的新型公共管理的学术前沿及视野,应强调激活和发挥患者、公民、公众及公共媒体等社会系统协同参与公立医院改革及治理的活力和功效。在医患双方主要涉及的政府及相关主管部门、公立医院、社会专业或行业组织、公共新闻媒体、患者及家属、公民及公众等社会多元参与主体间,构建以公立医院有效履行社会职责及其社会治理效果为导向的有效发挥社会民主作用的良性互动及多元主体协作治理平台。以独立性、专业性、权威性、主动性为筛选原则,并根据各参与评价主体的社会经济地位、专业背景、利益取向、心理情感以及自身社会角色感知的优势和劣势等不同特征,选择性匹配开展其能尽可能理性、准确、客观的适宜评价内容及具体指标。这对促进协同治理达到医患双方乃至社会满意的有序和谐管理,促进多元主体共同行动及共担风险的公立医院有序社会治理结构的形成以及获得社会普遍认可的治理效应,具有进一步的学术探究和应用的重要价值。公立医院及其供给的服务具有人才密集型、知识密集型、技术密集型、劳动密集型、风险密集型、情感密集型、资本密集型于一体且专业性极强的特殊性,这无疑对其社会评价的主导主体提出了特别的要求。借鉴国际经验,理应选择由完全独立的民间的、非官方的、非营利的社会第三方专业组织主导其社会评价及作用机制。只有聚集了大量"专家库"的社会专业组织对公共服务价值做出中立、独立、客观及科学的判断,才能保证其有效性。我国社会专业组织尚处在兴起和培育阶段,笔者认为,在当前社会诚信危机大环境下,特别是在社会医疗卫生服务及治理领域,完全独立的社会第三方专业主导机制尚不成熟,其公信力也会受到多方质疑。基于我国实际,建议政府加快推进公立医院社会管理体制改革,建设有限责任政府承担监管和服务角色,在完善医疗信息公开制度建设的基础上,建立政府委托各级地方医疗行业协会和学会等社会专业组织独立代理公立医院社会评价有关事务的主导及作用机制,以简政放权,规范并激活社会专业组织的活力,发挥其主导作用,科学设计、制定、解读并有效执行具有稳定性和持续性的社会评价专业标准,利用社会第三方的专业、权威优势(使其真正成为有效落实公众知情权、参与权和监督权的维护者,成为社会公众利益的忠实代表),并为社会搭建医疗信息、专业知识及技术指导等培训与交流平台,加强公众理性认知及参与能力建设,着实体现和促进实现"内行管内行"的社会监督及其治理。

第八章

公立医院社会评价及治理指标体系研究

本章摘要　本章以公立医院履行社会职责及强化治理效果为导向，构建公立医院社会评价指标体系，为适时开展公立医院社会评价及治理实践提供理论依据。通过综合文献分析法、专题小组讨论、个人深入访谈等形式收集初始指标体系，运用 Delphi 法筛选评价指标体系并确定指标权重。基于公立医院社会评价初始理论模型，研究构建了 3 个一级指标、10 个二级指标、32 个三级指标体系。一级指标结果维度(0.360)及二级指标患者满意度(0.1855)的权重值最大。本章创新性地站在社会系统的考察视角，建立并侧重反映公立医院社会职责及价值的评价指标体系，渗透并贯穿了社会协同治理的策略思维，为探究、丰富公立医院社会评价及治理理论与实践体系提供了借鉴和思考。

　　公立医院社会评价指标体系客观反映其社会职责的概念和内涵，也是进一步探究选择适宜的多元评价主体及角色分工并有效发挥其社会协同治理策略的指向性关键要素，对于监督和引导公立医院、政府及相关部门和公众协同履行其应负有的社会责任具有重要的社会价值引领作用。本研究以公立医院履行社会职责的治理效果为导向，在科学界定公立医院社会职责概念的基础上，从支持-过程-结果三维度构建初始概念逻辑模型框架，在文献研究、专题小组讨论的基础上初选出公立医院社会评价指标并进行指标解释，运用专家咨询法筛选出公立医院履行社会职责的分类指标体系及指标，结合专家咨询意见，确定核心关键指标，最终确定公立医院社会评价指标体系，为丰富公立医院社会评价理论体系，有效引导政府监管评价和推动公立医院绩效评价及治理策略提供依据。

一、公立医院社会评价理论系统模型的构建

本研究以卫生管理与政策评价领域常用的"结构-过程-结果"框架为基础，参考了世界卫生组织 2000 年的评价卫生系统绩效框架模型[①]，以国家新医改（中发〔2009〕6 号）提出的为群众提供"安全、有效、方便、价廉"的基本医疗卫生服务，国务院关于城市公立医院综合改革试点的指导意见（国办发〔2015〕38 号）提出的"维护公益性、调动积极性、保障可持续"运行新机制为依据，以公立医院履行社会职责及治理效果为导向，构建了包括政府对公立医院的保障、监督及管理制度，公立医院及公众对医德医风、信息公开及社会监督和医务社会工作制度建设参与方面的支持维度指标，包括基本医疗保健服务、医药费用及成本控制、医学人才教育培养与科学研究、政府指令性任务承担、社会公益与慈善活动、医疗废物处理及环境保护在内的过程维度指标，包括患者及医务人员两者满意度在内的结果维度指标。公立医院社会评价指标初始理论模型见图 8-1。

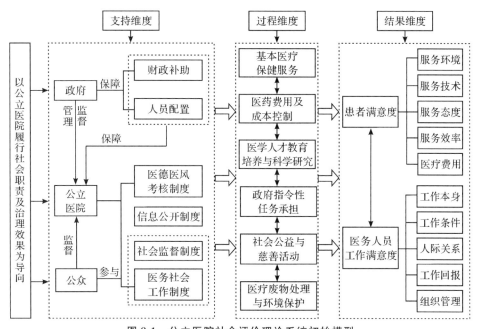

图 8-1　公立医院社会评价理论系统初始模型

---

① 李晓森，魏力，付旻，等.以公益性为导向公立医院绩效评价指标体系构建[J].中国卫生政策研究，2014(6)：16-21.

（一）支持维度

公立医院履行社会职责的实质是政府公共服务功能的延伸。因此，政府领导并发动公立医院及社会公众等多方支持参与是公立医院体现社会职责的前提和基础性条件。政府及财政部门对公立医院履行社会职责支持维度的要素，应重点包括对公立医院基本建设和设备购置、重点学科发展、人才培养、符合国家规定离退休人员费用和政策性亏损补贴等投入，以及对公立医院承担的保障政府指定的紧急救治、救灾、援外、支农、支边和城乡医院对口支援等公共服务给予专项补助的保障责任；卫生计生部门具有对公立医院属地化的组织规划、准入、绩效考核和引导公立医院加强内部管理以及社会治理等监管责任；公立医院对落实政府对公众诉求及舆情回应的医德医风、信息公开、社会监督、医务社会工作制度以及支持国家医疗体制机制改革等引导支持性政策的配合程度；社会公众及组织参与公立医院外部社会治理监督以及对医务社会工作的响应支持等。

（二）过程维度

公立医院作为代表政府意志向民众提供基本公共医疗服务的具体生产者，其服务过程维度的要素应主要包括确保向患者提供优质、高效、可及的基本医疗保健服务，开展对不合理医疗行为、医药费用及成本的控制管理，进行医学生实习培养、医务人员规范化培训和进修教育以及科学探究，接受完成政府指令性公共服务、应急性医疗卫生服务的任务，举办义诊、健康咨询讲座、健康服务及疾病管理咨询、便民利民惠民服务、慈善性及医疗救助公益活动，以法以规处置和管理医疗感染性、毒性和其他危害性废物，以及含有化学物质、放射性和病原体的污水，并加强环境保护和节能降耗等。

（三）结果维度

政府举办公立医院并经其加强管理和支持，由医务人员直接向民众供给基本公共医疗服务的最终质量及效果，是其履行社会职责程度及最终社会价值的体现。国内外诸多研究表明，在医疗卫生服务及管理领域，同样普遍存在企业中"员工满意才有客户满意"的基本关系逻辑。因此，结果维度的评判要素不仅包括站在社会系统的角度观察患者、家属及社会的满意度，还应包含站在公立医院系统的角度考量直接提供并持续改善患者就医环境和就医过程体验的一线医务人员的满意程度。只有患者及社会满意了，医务人员积极性调动了，医患双方满意度及关联互动和持续提升，才能真正促进并实现公立医院履行社会职责及治理效果。

二、公立医院社会评价及治理指标体系的构建原则

在选取公立医院社会评价指标时，应该遵循相应的原则，以保障指标体系的合理性及可行性，为科学建立评价指标体系奠定坚实的基础。公立医院社会指标评价体系设计所遵循的原则如下所述。

(一)全面性原则

在对公立医院进行社会评价时，应对体现公立医院社会职责的相关指标进行全面的文献检索，并进行分析，尽可能构建完整的评价指标体系，保证评价结果的客观性。在设置评价指标时，既要注重社会利益，又要兼顾医疗质量及医疗效率等因素；既要关注直接的、显著的显性效益，又要考虑长远的潜在效应，要尽可能全面地考虑公立医院社会评价的影响因素。

(二)科学性原则

要建立一套科学合理的指标体系，每项评价指标的设置都应当在充分论证与调研的基础上，并对其进行严谨、周密的统计分析。各个公立医院社会评价指标之间应该具有逻辑性和合理性，在同一个评价层次上的评价指标要相互独立，指标之间相互不矛盾。

(三)导向性原则

公立医院社会评价指标应该具有导向性，评价只是途径和手段，重要的是通过评价工作不断促使公立医院更好地履行社会职责，提高医疗卫生服务的可及性、公平性、患者满意度以及医院自身的社会效益等。

(四)可操作性原则

可操作性指的是在满足评价目标的基础上，在设计时评价指标的概念要

清晰,指标数据应当客观并易于采集,计算方法应通俗易懂且容易掌握,评价过程应简单且易于掌握和操作,这样有利于降低管理成本和提高管理的时效性。

(五)代表性原则

选取的评价指标应代表性较强,贴近我国公立医院当前的实际状况,能直接反映公立医院社会职责的行为表现。

(六)可比性原则

可比性指的是评价指标应具有普遍的统计学意义,使评价指标可以实现各个不同医院之间社会职责的履行程度的横向比较,以及同一医院在不同阶段社会职责的履行情况的纵向比较。

(七)系统性原则

公立医院社会评价指标体系要覆盖公立医院工作的主要环节,同时指标所涉及的内容必须贯穿结构-过程-结果等方面,以便在评价过程中能保证客观、公正地评价公立医院的整体工作。

三、公立医院社会评价及治理指标的初步形成

以"公立医院""公益性""社会责任""社会功能"及"社会职能"等为检索关键词,在中国知网、万方医学网资源、维普、ISI Web of Knowledge、PubMed 等数据库检索 2000—2016 年的期刊文献,同时查阅《医院管理评价指南(2008版)》《医院评价标准(征求意见稿)》《综合医院评价标准(修订稿)》《三级综合医院评审标准(2013 年版)》《二级综合医院评审标准(2011 年版)》《国家统计年鉴》《国家卫生统计年鉴》《医药卫生体制改革近期重点实施方案(2009—2011年)》《国务院办公厅印发关于县级公立医院综合改革试点意见的通知》《国务院办公厅关于印发 2011 年公立医院改革试点工作安排的通知》等文献及相关政策文件,结合公立医院社会评价逻辑初始指标模型,对各指标的用途、优缺点、恰当性进行逐个分析,形成初步的评价指标。根据初选指标的目的性、代表性、可得性、可比性、客观性、可操作性等遴选原则,结合对公立医院的实践运行分

析、专题小组讨论以及询问长期从事医院管理及实践工作的专家,对指标不断地进行修正,指标由初拟的 106 个删减到 38 个,形成初步的公立医院社会评价指标专家咨询表,见表 8-1。其中,包括支持、过程、结果的 3 个一级指标,11 个二级指标,38 个三级指标。

根据专家遴选原则,选取国内长期从事基本医疗卫生服务与管理评价研究、实践及评论领域研究的专家学者、资深社会观察员、人大政协委员共 24 位专家进行了 2 轮信件咨询,整理分析专家对初选指标的结构、内容、权重评议及指标删减建议。根据 Likert 5 分量表法赋值打分情况,最终修正并确立评价指标及权重系数。专家咨询表的主要内容包括:①引言、研究背景、目的和填写说明等;②专家的一般情况,包括职务、职称和工作领域等;③指标体系的重要性与可操作性评分;④专家的熟悉程度和判断依据自评表。在咨询过程中,专家对指标的重要性与可操作性进行打分,打分标准为五级评价:很重要/很好=5;重要/较好=4;一般/一般=3;不重要/较不好=2;很不重要/很不好=1。请专家对二、三级指标是否属于一、二级指标做出"是"或"否"的判断。均值表示所有专家对指标评价的平均分值,其值越大,表明该指标越重要,操作性越好;标准差与变异系数反映专家意见的集中程度,其值越小,表明专家对该指标的评价意见越集中,协调性越好。

表 8-1　公立医院社会评价及治理指标(初始指标)

一级指标	二级指标	三级指标
1 支持指标	1.1 资源投入	1.1.1 政府对公立医院的财政补助占医院总收入的比例(%)
		1.1.2 政府对公立医院员工基本工资的财政补助占医院总收入的比例(%)
		1.1.3 政府对公立医院基本设施及大型仪器设备的财政补助占医院总收入的比例(%)
		1.1.4 政府对公立医院重点学科发展及人才培养的财政补助占医院总收入的比例(%)
		1.1.5 政府对公立医院承担社会公益性工作补助占医院总收入的比例(%)
		1.1.6 公立医院卫生技术人员配置情况
	1.2 管理制度	1.2.1 医德医风考评制度及落实情况
		1.2.2 社会监督制度及落实情况
		1.2.3 医疗信息社会公示制度及落实情况
		1.2.4 医院社会工作制度及落实情况
	1.3 公众支持	1.3.1 公众参与度(%)

续表

一级指标	二级指标	三级指标
2 过程指标	2.1 医疗保健服务	2.1.1 疾病预防保健工作落实情况
		2.1.2 年入出院诊断符合率(%)
		2.1.3 年平均住院日(天)
		2.1.4 年预约门诊比例(%)
		2.1.5 平均医疗事故发生数(%)
	2.2 费用控制	2.2.1 次均住院费用年平均增长率(%)
		2.2.2 次均门诊费用年平均增长率(%)
		2.2.3 年药品收入占医疗总收入的比例(%)
		2.2.4 年基本药物使用率(%)
	2.3 政策职责	2.3.1 年支援农村、社区、边疆的卫生技术人员数占医院卫生技术人员总数的比例(%)
		2.3.2 年承担公共卫生突发事件紧急救援的次数(次)
	2.4 教育科研	2.4.1 年发表论文数占医院卫生技术人员总数的比例(%)
		2.4.2 年接受实习生与基层医疗机构进修人员数占医院卫生技术人员总数的比例(%)
		2.4.3 年卫生技术人员人均接受培训的次数(次)
	2.5 社会公益	2.5.1 年开展健康教育咨询等形式社会活动次数占医院卫生技术人员总数的比例(%)
		2.5.2 年医疗费用减免的总额占医院总收入的比例(%)
	2.6 环境保护	2.6.1 医院全年医疗废弃物、污水、生活垃圾处置费占医院总收入的比例(%)
		2.6.2 医院全年医疗能耗支出费用占医院总收入的比例(%)
3 结果指标	3.1 患者满意度	3.1.1 医疗服务环境患者满意度(%)
		3.1.2 医疗服务态度患者满意度(%)
		3.1.3 医疗服务效率患者满意度(%)
		3.1.4 医疗服务技术(质量)患者满意度(%)
		3.1.5 医疗服务费用患者满意度(%)
	3.2 医务人员满意度	3.2.1 工作本身满意度(%)
		3.2.2 工作条件满意度(%)
		3.2.3 人际关系满意度(%)
		3.2.4 工作回报满意度(%)
		3.2.5 组织管理满意度(%)

四、Delphi 专家咨询及结果

(一)Delphi 专家咨询的基本情况

1. 专家基本情况

本研究第一轮 Delphi 专家咨询共遴选出 24 位从事公立医院评价相关工作的专家与学者参与,第二轮有 23 位专家参与,这些专家分别在卫生管理、预防医学、临床医学、卫生经济、卫生政策、卫生信息化等领域工作,平均工作年限为 10 年,见表 8-2。24 位专家对指标表示很熟悉的平均占 43.1%,熟悉的占 37.5%,较熟悉的占 16.7%,一般的占 2.7%,没有专家表示较不熟悉或不熟悉,具体情况见表 8-3。

表 8-2 Delphi 咨询会专家的基本情况

类 别		人 数	百分数
工龄	10 年以下	10	41.7%
	10~20 年	7	29.2%
	20~30 年	3	12.5%
	30 年以上	4	16.7%
职业	大学教研人员	17	70.8%
	专职研究人员	1	4.2%
	卫生行政管理人员	2	8.3%
	医院管理者	2	8.3%
	医务人员	2	8.3%
学历	博士	12	50.0%
	硕士	8	33.3%
	本科	4	16.7%
职称	高级	16	66.7%
	中级	7	29.2%
	初级	1	4.2%
专业背景	社会医学	6	13.0%
	卫生管理	18	39.1%
	卫生经济	6	13.0%
	公共卫生	3	6.5%
	医院管理	8	17.4%
	临床医学	3	6.5%
	健康管理	2	4.3%
	合计	24	100%

表 8-3　专家对指标熟悉程度(%)

指标熟悉程度	很熟悉	熟 悉	较熟悉	一 般	较不熟悉	很不熟悉
支持维度	37.5	41.7	16.6	4.2	0.0	0.0
过程维度	41.7	33.3	20.8	4.2	0.0	0.0
结果维度	50.0	37.5	12.5	0.0	0.0	0.0
平均值	43.1	37.5	16.6	2.8	0.0	0.0

2. 专家积极系数

专家积极系数即专家咨询表的回收率,其值越大,表明专家对该评价指标越关心。发出函询 24 份,回收 24 份,有效表 24 份,有效表回收率为 100%。第二轮发出问卷 24 份,回收 23 份,有效表 23 份,有效表回收率为 95.8%。按照社会学研究方法,一般认为专家咨询表的回收率达到 50% 是可以用来分析和报告的起始比例,60% 的回收率较为理想。本次专家咨询表的有效回收率分别达到了 100% 和 95.8%,表明本次研究中的专家的积极程度很高,见表 8-4。

表 8-4　专家积极系数

发出的调查表数/份		收回的调查表数/份		回收率/%	
一轮	二轮	一轮	二轮	一轮	二轮
24	24	24	23	100%	95.8%

3. 专家权威系数

指标评价的可靠程度在很大程度上取决于专家的权威程度,咨询专家的权威程度常用权威系数来衡量。本研究专家的权威程度主要采用专家自我评价的方式,通过填写权威程度量化表来计算权威程度。权威程度(C_r)一般由专家对问题的熟悉程度(C_s)和专家做出判断的依据(C_a)两个因素决定。专家对问题的熟悉程度分为 6 个等级,即很熟悉、熟悉、较熟悉、一般、较不熟悉、很不熟悉,对应的熟悉程度系数分别为 0.9,0.7,0.5,0.3,0.1,0,具体见表 8-5。判断依据为理论分析(判断系数分别为 0.3,0.2,0.1)、实践经验(判断系数分别为 0.5,0.4,0.3)、国内外同行的了解(判断系数均为 0.1)和直觉(判断系数均为 0.1),见表 8-6。判断系数总和等于 1,表明对专家判断的影响程度大;判断系数总和等于 0.8,表明对专家判断的影响程度中等;判断系数总和等于 0.6,表明对专家判断的影响程度小。专家对本研究指标的判断依据值见表 8-7。权威系数为熟悉程度系数和判断系数的算术平均值,计算公式:$C_r = (C_s + C_a)/2$,数值范围在 0.80～0.85,见表 8-8。

表 8-5　专家对指标的熟悉程度系数表

熟悉程度	很熟悉	熟　悉	较熟悉	一　般	较不熟悉	很不熟悉
C_s	0.9	0.7	0.5	0.3	0.1	0

表 8-6　判断依据及其影响程度量化

判断依据	对专家判断的影响程度		
	大	中	小
理论分析	0.3	0.2	0.1
实践经验	0.5	0.4	0.3
国内外同行的了解	0.1	0.1	0.1
直觉	0.1	0.1	0.1

表 8-7　专家判断依据

指　　标	支持指标	过程指标	结果指标
理论分析	0.26	0.25	0.23
实践经验	0.43	0.45	0.46
国内外同行的了解	0.10	0.10	0.10
直觉	0.10	0.10	0.10

表 8-8　专家权威程度统计表

指　　标	熟悉程度系数	判断系数	权威程度系数
支持维度	0.73	0.89	0.81
过程维度	0.73	0.90	0.82
结果维度	0.78	0.90	0.84
平均值	0.75	0.90	0.82

4. 专家协调系数

专家意见的协调程度是一项十分重要的指标,通过计算可以判断专家对每项指标的评价是否存在较大分歧或者找出高度协调的专家组和持异端意见的专家。衡量协调程度的指标有各指标评价结果的变异系数和专家意见协调系数,前者表示 m 个专家对 j 指标的协调程度,后者表示全部 m 个专家对全部 n 个指标的协调程度。专家意见协调系数介于 0～1,该系数越大越好。通过协调系数 W 检验及卡方检验得到的专家协调系数见表 8-9。在指标的重要性与可操作性评价中,专家对机会指标、过程指标、结果指标的评价意见协调系数均大于 0.01,表明专家意见协调程度较好。

表 8-9　专家意见协调系数

指标名称	重要性			可操作性		
	协调系数	卡方值	P 值	协调系数	卡方值	P 值
支持维度	0.117	25.241	<0.003	0.370	79.874	<0.001
过程维度	0.194	79.013	<0.001	0.229	93.362	<0.001
结果维度	0.089	17.091	<0.029	0.101	19.452	<0.013

(二)第一轮专家咨询结果

在咨询过程中,专家对指标的重要性与可操作性进行打分,打分标准为五级评价:很重要/很好=5;重要/较好=4;一般/一般=3;不重要/较不好=2;很不重要/很不好=1。另外,请专家对二、三级指标是否属于一、二级指标做出"是"或"否"的判断,具体打分结果见表 8-10～表 8-12。均值表示所有专家对指标评价的平均分值,其值越大,表明该指标越重要,操作性越好;标准差与变异系数反映专家意见的集中程度,其值越小,表明专家对该指标的评价意见越集中,协调性越好。

表 8-10　公立医院社会评价一级指标第一轮专家咨询结果

编号	指标	重要性			可操作性		
		M	SD	CV	M	SD	CV
1	支持维度	4.17	0.70	0.168	4.38	0.49	0.113
2	过程维度	4.67	0.48	0.103	3.92	0.72	0.183
3	结果维度	4.88	0.34	0.069	4.67	0.48	0.103

表 8-11　公立医院社会评价二级指标第一轮专家咨询结果

编号	指标	重要性			可操作性		
		M	SD	CV	M	SD	CV
1.1	资源投入	4.54	0.78	0.172	4.71	0.46	0.099
1.2	管理制度	4.58	0.50	0.110	4.29	0.81	0.188
1.3	公众支持	4.33	0.75	0.173 2	4.29	0.62	0.144 5
2.1	医疗保健服务	4.88	0.34	0.069	3.88	0.90	0.232
2.2	费用控制	4.63	0.58	0.124	4.21	0.83	0.198
2.3	政策职责	4.46	0.59	0.132	4.29	0.75	0.175
2.4	教育科研	4.46	0.59	0.132	4.33	0.70	0.162
2.5	社会公益	4.04	0.69	0.171	4.33	0.64	0.147
2.6	环境保护	3.67	1.05	0.286	3.96	0.91	0.229
3.1	患者满意度	4.92	0.28	0.057	4.38	0.65	0.148
3.2	医务人员满意度	4.63	0.58	0.124	4.50	0.51	0.114

表 8-12　公立医院社会评价及治理三级指标第一轮专家咨询结果

编　号	指　标	重要性			可操作性		
		M	SD	CV	M	SD	CV
1.1.1	政府对公立医院的财政补助占医院总收入的比例(%)	4.79	0.51	0.106	4.75	0.53	0.112
1.1.2	政府对公立医院员工基本工资的财政补助占医院总收入的比例(%)	4.42	0.83	0.188	4.63	0.65	0.140
1.1.3	政府对公立医院基本设施及大型仪器设备的财政补助占医院总收入的比例(%)	4.33	0.87	0.201	4.58	0.72	0.157
1.1.4	政府对公立医院重点学科发展及人才培养的财政补助占医院总收入的比例(%)	3.96	0.69	0.174	4.38	0.71	0.162
1.1.5	政府对公立医院承担社会公益性工作补助占医院总收入的比例(%)	4.29	0.91	0.212	4.04	0.95	0.235
1.1.6	公立医院卫生技术人员配置情况	4.46	0.83	0.186	4.54	0.72	0.159
1.2.1	医德医风考评制度及落实情况	4.33	0.82	0.189	3.42	0.83	0.243
1.2.2	社会监督制度及落实情况	4.38	0.71	0.162	3.71	0.69	0.186
1.2.3	医疗信息社会公示制度及落实情况	4.54	0.59	0.130	3.96	0.86	0.217
1.2.4	医院社会工作制度及落实情况	4.00	0.72	0.180	3.88	0.95	0.245
1.3.1	公众参与度(%)	4.29	0.72	0.168	4.16	0.67	0.161
2.1.1	疾病预防保健工作落实情况	4.67	0.48	0.103	3.54	0.93	0.263
2.1.2	年入出院诊断符合率(%)	4.63	0.58	0.125	4.58	0.72	0.157
2.1.3	年平均住院日(天)	4.58	0.65	0.142	4.83	0.38	0.079
2.1.4	年预约门诊比例(%)	4.00	0.72	0.180	4.42	0.72	0.163
2.1.5	平均医疗事故发生数(%)	4.67	0.48	0.103	3.96	0.91	0.230
2.2.1	次均住院费用年平均增长率(%)	4.67	0.70	0.150	4.63	0.65	0.140
2.2.2	次均门诊费用年平均增长率(%)	4.54	0.78	0.172	4.63	0.65	0.140
2.2.3	年药品收入占医疗总收入的比例(%)	4.42	0.65	0.147	4.71	0.55	0.117
2.2.4	年基本药物使用率(%)	4.33	0.76	0.176	4.67	0.70	0.150
2.3.1	年支援农村、社区、边疆的卫生技术人员数占医院卫生技术人员总数的比例(%)	4.25	0.68	0.160	4.50	0.66	0.147
2.3.2	年承担公共卫生突发事件紧急救援的次数(次)	4.38	0.82	0.187	4.58	0.78	0.170
2.4.1	年发表论文数占医院卫生技术人员总数的比例(%)	3.58	0.78	0.218	4.67	0.76	0.163
2.4.2	年接受实习生与基层医疗机构进修人员数占医院卫生技术人员总数的比例(%)	4.33	0.64	0.148	4.79	0.51	0.106
2.4.3	年卫生技术人员人均接受培训的次数(次)	4.33	0.70	0.162	4.71	0.55	0.117
2.5.1	年开展健康教育、咨询等形式社会活动次数占医院卫生技术人员总数的比例(%)	4.46	0.78	0.175	4.33	0.64	0.148
2.5.2	年医疗费用减免的总额占医院总收入的比例(%)	4.21	0.83	0.197	4.42	0.65	0.147
2.6.1	医院全年医疗废弃物、污水、生活垃圾处置费占医院总收入的比例(%)	4.04	0.86	0.213	4.13	0.95	0.230

续表

编 号	指 标	重要性			可操作性		
		M	*SD*	*CV*	*M*	*SD*	*CV*
2.6.2	医院全年医疗能耗支出费用占医院总收入的比例(%)	4.04	0.86	0.213	4.29	0.81	0.189
3.1.1	医疗服务环境患者满意度(%)	4.33	0.70	0.162	4.38	0.58	0.132
3.1.2	医疗服务态度患者满意度(%)	4.79	0.41	0.086	4.33	0.48	0.111
3.1.3	医疗服务效率患者满意度(%)	4.58	0.50	0.109	4.46	0.51	0.114
3.1.4	医疗服务技术(质量)患者满意度(%)	4.79	0.41	0.086	4.13	0.61	0.148
3.1.5	医疗服务费用患者满意度(%)	4.58	0.58	0.127	3.96	0.69	0.174
3.2.1	工作本身满意度(%)	3.96	0.57	0.144	4.24	0.62	0.146
3.2.2	工作条件满意度(%)	4.67	0.48	0.103	4.17	0.64	0.153
3.2.3	人际关系满意度(%)	4.50	0.59	0.131	4.17	0.64	0.153
3.2.4	工作回报满意度(%)	4.63	0.49	0.106	4.08	0.72	0.176
3.2.5	组织管理满意度(%)	4.54	0.51	0.112	4.13	0.54	0.131

(三)第二轮专家咨询结果

经过第一轮专家咨询及与部分专家深入访谈,根据专家反馈的意见及建议,综合考虑专家对指标的重要性与可操作性的评分结果(均数、标准差及变异系数),以及目前我国城乡基本医疗卫生服务进展实践情况与趋势等方面因素,对评价指标进行一定程度的修改,形成第二轮评价指标专家咨询表。

删除的二级指标为环境保护。删除的三级指标:政府对公立医院重点学科发展及人才培养的财政补助占医院总收入的比例(%);年预约门诊比例(%);年发表论文数占医院卫生技术人员总数的比例(%);医院全年医疗废弃物、污水、生活垃圾处置费占医院总收入的比例(%);医院全年医疗能耗支出费用占医院总收入的比例(%);工作本身满意度(%)。将第一轮专家咨询结果进行总结并反馈给参加过第一轮专家咨询的专家,对指标从重要性与可操作性再次进行评分,计算指标得分的均数、标准差及变异系数,结果见表8-13～表8-15。

表 8-13　公立医院社会评价及治理一级指标第二轮专家咨询结果

编 号	指 标	重要性			可操作性		
		M	*SD*	*CV*	*M*	*SD*	*CV*
1	支持维度	4.17	0.72	0.172	4.39	0.50	0.114
2	过程维度	4.70	0.47	0.100	3.91	0.73	0.187
3	结果维度	4.91	0.29	0.059	4.74	0.45	0.095

表 8-14　公立医院社会评价及治理二级指标第二轮专家咨询结果

编　号	指　标	重要性			可操作性		
		M	SD	CV	M	SD	CV
1.1	资源投入	4.52	0.79	0.175	4.74	0.45	0.095
1.2	管理制度	4.57	0.51	0.111	4.35	0.78	0.178
1.3	公众支持	4.39	0.62	0.141	4.16	0.63	0.151
2.1	医疗保健服务	4.87	0.34	0.071	3.87	0.92	0.238
2.2	费用控制	4.61	0.58	0.127	4.26	0.81	0.190
2.3	政策职责	4.43	0.59	0.133	4.30	0.76	0.178
2.4	教育科研	4.26	0.69	0.162	4.35	0.71	0.164
2.5	社会公益	4.00	0.67	0.169	4.35	0.65	0.149
3.1	患者满意度	4.91	0.29	0.059	4.39	0.66	0.149
3.2	医务人员满意度	4.26	0.62	0.145	4.52	0.51	0.113

表 8-15　公立医院社会评价及治理三级指标第一轮专家咨询结果

编　号	指　标	重要性			可操作性		
		M	SD	CV	M	SD	CV
1.1.1	政府对公立医院的财政补助占医院总收入的比例(%)	4.78	0.52	0.108	4.74	0.54	0.114
1.1.2	政府对公立医院员工基本工资的财政补助占医院总收入的比例(%)	4.39	0.84	0.191	4.61	0.66	0.142
1.1.3	政府对公立医院基本设施及大型仪器设备的财政补助占医院总收入的比例(%)	4.35	0.88	0.203	4.61	0.72	0.157
1.1.4	政府对公立医院承担社会公益性工作补助占医院总收入的比例(%)	4.26	0.92	0.215	4.04	0.98	0.241
1.1.5	公立医院卫生技术人员配置情况	4.43	0.84	0.190	4.57	0.73	0.159
1.2.1	医德医风考评制度及落实情况	4.30	0.82	0.191	3.39	0.84	0.247
1.2.2	社会监督制度及落实情况	4.35	0.71	0.164	3.74	0.69	0.184
1.2.3	医疗信息社会公示制度及落实情况	4.52	0.59	0.131	3.96	0.88	0.222
1.3.1	公众参与度(%)	4.32	0.60	0.139	4.18	0.65	0.156
2.1.1	疾病预防保健工作落实情况	4.65	0.49	0.105	3.52	0.95	0.269
2.1.2	年入出院诊断符合率(%)	4.61	0.58	0.127	4.57	0.73	0.159
2.1.3	年平均住院日(天)	4.57	0.66	0.145	4.83	0.39	0.080
2.1.4	平均医疗事故发生数	4.65	0.49	0.105	4.00	0.90	0.226
2.2.1	次均住院费用年平均增长率(%)	4.65	0.71	0.153	4.65	0.65	0.139
2.2.2	次均门诊费用年平均增长率(%)	4.52	0.79	0.175	4.65	0.65	0.139
2.2.3	年药品收入占医疗总收入的比例(%)	4.39	0.66	0.149	4.74	0.54	0.114
2.2.4	年基本药物使用率(%)	4.30	0.76	0.178	4.65	0.71	0.153
2.3.1	年支援农村、社区、边疆的卫生技术人员数占医院卫生技术人员总数的比例(%)	4.22	0.67	0.159	4.52	0.67	0.147

续表

编 号	指 标	重要性			可操作性		
		M	SD	CV	M	SD	CV
2.3.2	年承担公共卫生突发事件紧急救援的次数（次）	4.35	0.83	0.191	4.61	0.78	0.170
2.4.1	年接受实习生与基层医疗机构进修人员数占医院卫生技术人员总数的比例（%）	4.30	0.63	0.148	4.78	0.52	0.108
2.4.2	年卫生技术人员人均接受培训的次数（次）	4.30	0.70	0.163	4.70	0.56	0.119
2.5.1	年开展健康教育、咨询等形式社会活动次数占医院卫生技术人员总数的比例（%）	4.43	0.79	0.178	4.30	0.63	0.148
2.5.2	年医疗费用减免的总额占医院总收入的比例（%）	4.17	0.83	0.200	4.43	0.66	0.149
3.1.1	医疗服务环境患者满意度（%）	3.87	0.63	0.162	4.39	0.58	0.133
3.1.2	医疗服务态度患者满意度（%）	4.30	0.76	0.178	4.35	0.49	0.112
3.1.3	医疗服务效率患者满意度（%）	4.35	0.71	0.164	4.48	0.51	0.114
3.1.4	医疗服务技术(质量)患者满意度（%）	4.83	0.39	0.080	4.13	0.63	0.151
3.1.5	医疗服务费用患者满意度（%）	4.48	0.59	0.132	3.87	0.69	0.179
3.2.1	工作条件满意度（%）	4.65	0.49	0.105	4.17	0.65	0.156
3.2.2	人际关系满意度（%）	4.48	0.59	0.132	4.17	0.65	0.156
3.2.3	工作回报满意度（%）	4.61	0.50	0.108	4.17	0.58	0.138
3.2.4	组织管理满意度（%）	4.52	0.51	0.113	4.13	0.55	0.133

（四）评价指标权重的确立

根据专家对指标的重要性、可操作性之间的得分分配,确定了权重计算中的隶属度。最后得分:指标的重要性54.2分,指标的可操作性45.8分。根据专家评分,采用专家评分归一法计算各级指标的权重系数,具体包括均数法和连乘累积组合赋权法。计算各项指标的权重值公式为 $P_i = Y_i / \sum Y_i$,式中,P_i 为权重;Y_i 为均值分值。各级指标组合权重见表8-16~表8-18。

表8-16　一级指标组合权重

一级指标	重要性均值	P_i	$P_i \times 0.542$	可操作性均值	P_j	$P_j \times 0.458$	组合权重
1.支持维度	4.17	0.303	0.1640	4.39	0.337	0.1542	0.318
2.过程维度	4.70	0.341	0.1849	3.91	0.300	0.1373	0.322
3.结果维度	4.91	0.356	0.1931	4.74	0.363	0.1665	0.360

表 8-17　二级指标组合权重

二级指标	重要性均值	P_i	可操作性均值	P_j	P_{ij}	组合权重
1.1 资源投入	4.52	0.3388	4.74	0.3577	0.3475	0.1105
1.2 管理制度	4.57	0.3426	4.35	0.3283	0.3360	0.1069
1.3 公众支持	4.39	0.3186	4.16	0.3140	0.3165	0.1006
2.1 医疗保健服务	4.87	0.2197	3.87	0.1832	0.2030	0.0654
2.2 费用控制	4.61	0.2079	4.26	0.2016	0.2050	0.0661
2.3 政策职责	4.43	0.1998	4.30	0.2035	0.2015	0.0649
2.4 教育科研	4.26	0.1922	4.35	0.2059	0.1985	0.0639
2.5 社会公益	4.00	0.1804	4.35	0.2059	0.1921	0.0619
3.1 患者满意度	4.91	0.5354	4.39	0.4927	0.5158	0.1855
3.2 医务人员满意度	4.26	0.4646	4.52	0.5073	0.4842	0.1741

注：$P_{ij}=P_i\times0.542+P_j\times0.458$。

表 8-18　三级指标组合权重

三级指标		重要性均值	P_i	可操作性均值	P_j	P_{ij}	组合权重
1.1.1	政府对公立医院的财政补助占医院总收入的比例（%）	4.78	0.2152	4.74	0.2100	0.2128	0.0235
1.1.2	政府对公立医院员工基本工资的财政补助占医院总收入的比例（%）	4.39	0.1977	4.61	0.2043	0.2007	0.0222
1.1.3	政府对公立医院基本设施及大型仪器设备的财政补助占医院总收入的比例（%）	4.35	0.1959	4.61	0.2043	0.1997	0.0221
1.1.4	政府对公立医院承担社会公益性工作补助占医院总收入的比例（%）	4.26	0.1918	4.04	0.1790	0.1859	0.0205
1.1.5	公立医院卫生技术人员配置情况	4.43	0.1995	4.57	0.2025	0.2008	0.0222
1.2.1	医德医风考评制度及落实情况	4.30	0.3265	3.39	0.3057	0.3170	0.0339
1.2.2	社会监督制度及落实情况	4.35	0.3303	3.74	0.3372	0.3335	0.0356
1.2.3	医疗信息社会公示制度及落实情况	4.52	0.3432	3.96	0.3571	0.3496	0.0374
1.3.1	公众参与度（%）	4.32	1.0000	4.18	1.0000	1.0000	0.1006
2.1.1	疾病预防保健工作落实情况	4.65	0.2516	3.52	0.2080	0.2316	0.0151
2.1.2	年入出院诊断符合率（%）	4.61	0.2495	4.57	0.2701	0.2589	0.0169
2.1.3	年平均住院日（天）	4.57	0.2473	4.83	0.2855	0.2648	0.0173
2.1.4	平均医疗事故发生数	4.65	0.2516	4.00	0.2364	0.2446	0.0160
2.2.1	次均住院费用年平均增长率（%）	4.65	0.2604	4.65	0.2488	0.2551	0.0168
2.2.2	次均门诊费用年平均增长率（%）	4.52	0.2531	4.65	0.2488	0.2511	0.0166
2.2.3	年药品收入占医疗总收入的比例（%）	4.39	0.2458	4.74	0.2536	0.2494	0.0165
2.2.4	年基本药物使用率（%）	4.30	0.2408	4.65	0.2488	0.2445	0.0161
2.3.1	年支援农村、社区、边疆的卫生技术人员数占医院卫生技术人员总数的比例（%）	4.22	0.4924	4.52	0.4951	0.4936	0.0320

续表

三级指标		重要性均值	P_i	可操作性均值	P_j	P_{ij}	组合权重
2.3.2	年承担公共卫生突发事件紧急救援的次数(次)	4.35	0.5076	4.61	0.5049	0.5064	0.0329
2.4.1	年接受实习生与基层医疗机构进修人员数占医院卫生技术人员总数的比例(%)	4.30	0.5000	4.78	0.5042	0.5019	0.0321
2.4.2	年卫生技术人员人均接受培训的次数(次)	4.30	0.5000	4.70	0.4958	0.4981	0.0318
2.5.1	年开展健康教育、咨询等形式社会活动次数占医院卫生技术人员总数的比例(%)	4.43	0.5151	4.30	0.4926	0.5048	0.0312
2.5.2	年医疗费用减免的总额占医院总收入的比例(%)	4.17	0.4849	4.43	0.5074	0.4952	0.0306
3.1.1	医疗服务环境患者满意度(%)	3.87	0.1773	4.39	0.2069	0.1909	0.0354
3.1.2	医疗服务态度患者满意度(%)	4.30	0.1970	4.35	0.2050	0.2007	0.0372
3.1.3	医疗服务效率患者满意度(%)	4.35	0.1993	4.48	0.2111	0.2047	0.0380
3.1.4	医疗服务技术(质量)患者满意度(%)	4.83	0.2213	4.13	0.1946	0.2091	0.0388
3.1.5	医疗服务费用患者满意度(%)	4.48	0.2052	3.87	0.1824	0.1948	0.0361
3.2.1	工作条件满意度(%)	4.65	0.2547	4.17	0.2506	0.2528	0.0440
3.2.2	人际关系满意度(%)	4.48	0.2453	4.17	0.2506	0.2477	0.0431
3.2.3	工作回报满意度(%)	4.61	0.2525	4.17	0.2506	0.2516	0.0438
3.2.4	组织管理满意度(%)	4.52	0.2475	4.13	0.2482	0.2478	0.0431

注:$P_{ij} = P_i \times 0.542 + P_j \times 0.458$。

(五)评价指标分值的确定

根据均数法、连乘累积组合赋权法计算各级指标权重系数,确定每个指标的分值。为了现场计算和统计方便,以 1000 分为满分,详见表 8-19。

表 8-19　公立医院社会评价及治理指标及指标值

	指标	分值
1	支持维度	318
2	过程维度	322
3	结果维度	360
1.1	资源投入	111
1.2	管理制度	107
1.3	公众支持	100
2.1	医疗保健服务	65
2.2	费用控制	66

五、指标解释、评价要求、评价方法和评分标准的确定

研究组成员对前期的研究成果进行了细致分析和总结,并进行多次讨论,同时再次查阅了最新的公立医院改革文件、政策和评价标准,按照本研究所产生的指标体系,逐个对每项指标制定了评价标准及信息采集方法。由于各地经济和社会发展状况的差异,有些指标的指标值很难予以明确和界定,因此在进行数据比较时,往往采用动态变化的趋势或进行相对值比较,从而简化公立医院社会评价的过程。各项指标解释、指标获取、评分标准和分值具体见表8-20。

表 8-20　公立医院社会评价及治理指标、指标获取及评分标准

三级指标	指标解释	指标获取	评分标准	分　值
1.1.1 政府对公立医院的财政补助占医院总收入的比例(%)	指近3年各级政府对公立医院的财政补助占医院总收入的比例(%)。医院总收入主要包括财政补助收入、上级补助收入、医疗收入、药品收入和其他收入等(下同)	查阅政府部门对公立医院的拨款清单、公立医院的收款凭证等(银行进账单、电汇通知单等)	要求政府对公立医院财政补助增长速度高于同期财政支出的增长速度	24
1.1.2 政府对公立医院员工基本工资的财政补助占医院总收入的比例(%)	指近3年各级政府对公立医院员工基本工资财政补助占医院总收入的比例(%)	查阅政府部门对公立医院的拨款清单、公立医院的收款凭证等(银行进账单、电汇通知单等)	要求政府对公立医院财政补助增长速度高于同期财政支出的增长速度	22
1.1.3 政府对公立医院基本设施及大型仪器设备的财政补助占医院总收入的比例(%)	指近3年各级政府对公立医院基本设施及大型仪器设备的财政补助占医院总收入的比例(%)	查阅政府部门对公立医院的拨款清单、公立医院的收款凭证等(银行进账单、电汇通知单等)	要求政府对公立医院财政补助增长速度高于同期财政支出的增长速度	22

续表

三级指标	指标解释	指标获取	评分标准	分 值
1.1.4 政府对公立医院承担社会公益性工作补助占医院总收入的比例(%)	指近3年各级政府对公立医院承担社会公益性工作补助占医院总收入的比例(%)。政府公益性工作补助指政府对公立医院用于突发公共卫生事件和重大灾害事故紧急医疗救援、支农、支边、支援社区等社会公益工作的投入	查阅政府部门对公立医院的拨款清单、公立医院的收款凭证等(银行进账单、电汇通知单等)	要求政府对公立医院财政补助增长速度高于同期财政支出的增长速度	22
1.1.5 公立医院卫生技术人员配置情况	指公立医院卫生技术人员的配备情况	查阅医院人事部门资料	要求:每床至少配备0.7名卫生技术人员;每床至少配备0.4名护士;医护比不低于1∶2	22
1.2.1 医德医风考评制度及落实情况	指公立医院建立的医德医风考评与监管制度及实际执行情况	①查阅医务人员医德考评办法或制度,检查医务人员医德档案;②现场访谈10名医护人员(医、护各5名)对医德医风制度的知晓情况;③体验式的实情暗访	要求:①建立医务人员的岗位职责与行为规范;②每年对医务人员医德医风至少组织一次考评;③建立了医务人员医德档案;④将医务人员医德考评结果与晋升、晋级挂钩;⑤引入了第三方医德医风调查机制	34
1.2.2 社会监督制度及落实情况	指公立医院建立的社会监督制度及实际执行情况	①查阅工作记录;②体验式的实情暗访,选取3名当地评价者实地模拟患者进行投诉	要求:①医院内要设立社会监督、投诉电话和意见箱,有专人负责管理,投诉受理时间不能超过24小时;②邀请患者或社会公众代表,定期召开座谈会,征求意见,并有会议记录与照片	36

续表

三级指标	指标解释	指标获取	评分标准	分值
1.2.3 医疗信息社会公示制度及落实情况	指公立医院建立的医疗信息公示制度及实际执行情况	①现场查看信息公示内容;②现场访谈,访谈3～5名医院相关部门人员对信息公开相关规章和工作制度、岗位职责、处理程序的熟悉程度	要求:①设有信息公开领导小组协调办公室,负责院务信息公开的具体事宜,制订具体实施方案,落实办法并严格执行;②信息公开工作部门人员熟悉信息公开相关工作制度、岗位职责、处理程序;③信息公示内容包括医院资质、组织机构、医疗服务价格和收费信息、便民措施、集中采购招标、行业作风建设情况;④医院及时更新公开的信息内容	37
1.3.1 公众参与度(%)	指具有社会良知及责任感,关心公众健康利益的社会问题,并愿意通过公开、理性的讨论或辩论等方式积极反映合理利益诉求的社会群体,主动参与或被邀请来参与公立医院的管理、监督、评价,并有针对性地提出意见或建议	①查阅工作记录;②现场访谈医院管理层人员	要求:①公立医院每年至少召开两次社会公众监督评价座谈会,提供会议照片及会议记录(50分);②针对社会公众提出的问题或建议,要有书面的持续质量改进记录或方案(50分)	100
2.1.1 疾病预防保健工作落实情况	指公立医院医务人员在给患者治疗的过程中,针对患者症状及日常生活行为方式给出了针对性的预防保健措施或建议并进行干预	①现场调查呼吸内科、消化内科、骨科、心内科各5名住院患者获得数据;②暗访公立医院的呼吸内科、消化内科、骨科、心内科门诊、普通外科患者(每科室2人),模拟胸闷、胃疼、腰腿痛、胸闷等症状进行体验式暗访,进行实情考察	要求被调查的患者或陪同家属能够基本复述医生给予的针对性的预防保健措施或建议。若该名患者或陪同家属不能复述,则扣1分	15

续表

三级指标	指标解释	指标获取	评分标准	分 值
2.1.2 年入出院诊断符合率(%)	入出院诊断符合率=诊断符合患者数/(出院患者数-疑诊患者数)×100%	现场查阅医院信息系统获得数据	入出院诊断符合率≥95%,每降低1%扣2分	17
2.1.3 年平均住院日(天)	指公立医院近一年出院患者占用总床日数与出院患者人数的比例。平均住院日=出院患者占用总床日数/出院人数	现场查阅工作记录及相关报表	平均住院日小于7天,每增加0.1天,扣1分,扣完为止	17
2.1.4 年预约门诊比例(%)	指公立医院近一年接受预约诊疗服务(电话、网络、短信、门诊服务台及诊间预约等)数量占医院总门诊数量的比例	①通过电话、网络或现场体验式预约诊疗服务;②现场查阅预约管理平台的电子记录	要求:①有信息化预约管理平台;②社区转诊预约占门诊就诊量的比例达到20%	16
2.1.5 平均医疗事故发生数	指公立医院近3年平均发生的医疗事故例数。医疗事故是指医疗机构及其医务人员在医疗活动中,违反医疗卫生管理法律、行政法规、部门规章和诊疗护理规范、常规,过失造成患者人身损害的事故	由该地医政部门,省、市医学会提供相关参考的考核依据(含法院委托),现场查阅相关佐证材料	由第三方医学鉴定部门判定医院有轻微责任及以上的案件例数,参评医院按指标值由高往低排序,以10个百分位数为一组,第一组医院得满分,第二组在第一组基础上减1分,依此类推	17
2.2.1 次均住院费用年平均增长率(%)	指公立医院近3年出院患者次均住院医疗费用的年平均增长率。次均住院费用=(医疗住院收入+药品住院收入)/出院人次数	查阅公立医院工作记录及相关报表	要求增幅≤5%。每超过1%,扣2分,扣完为止	17
2.2.2 次均门诊费用年平均增长率(%)	指公立医院近3年每诊疗人次医疗费用的年平均增长率。次均门诊费用=(医疗门诊收入+药品门诊收入)/医院总诊疗人次数	查阅公立医院工作记录及相关报表	要求增幅≤5%。每超过1%,扣2分,扣完为止	17

续表

三级指标	指标解释	指标获取	评分标准	分值
2.2.3 年药品收入占医院医疗总收入的比例(%)	指公立医院近一年药品收入占医院医疗总收入的比例。药品收入占医疗总收入的比例=药品收入/医疗总收入×100%。药品收入指医疗机构在开展医疗业务活动中所取得的中、西药品收入。医疗总收入包括医疗收入和药品收入	查阅公立医院工作记录及相关报表	要求药品收入占医疗总收入的比例≤40%。每增加1%	16
2.2.4 年基本药物使用率(%)	指公立医院近一年国家基本药物(含中药饮片)及省、市级增补药物销售额占药品总销售额的比例。基本药物使用率=公立医院基本药物销售额/药品销售总额×100%	查阅公立医院工作记录及相关报表	公立医院基本药物销售额/药品销售总额×100%>30%	32
2.3.1 年支援农村、社区、边疆的卫生技术人员数占医院卫生技术人员总数的比例(%)	指公立医院近一年支援农村、社区、边疆的卫生技术人员数占医院卫生技术人员总数的比例	查阅支援与受援双方签订的协议及工作记录	以同级同类医院指标均值为参照。指标值每高出1%加1分,加满为止;指标值每低1%减2分,减完为止	33
2.3.2 年承担公共卫生突发事件紧急救援次数(次)	指公立医院近一年承担本区域内突发公共事件的紧急医疗救援任务和配合突发公共卫生事件防控工作的次数	查阅医院公共卫生突发事件紧急救援的工作记录	以同级同类医院指标均值为参照。指标值每高出1%加1分,加满为止;指标值每低1%减2分,减完为止	32
2.4.1 年发表论文数占医院卫生技术人员总数的比例(%)	指公立医院近一年发表文章总数与医院卫生技术人员总数的比例	查阅近一年该院发表的期刊论文复印材料及医院人事部门的人事材料	以同级同类医院指标均值为参照。指标值每高出1%加1分,加满为止;指标值每低1%减2分,减完为止	32
2.4.2 年接收实习生与基层医疗机构进修人员数占医院卫生技术人员总数的比例(%)	指公立医院近一年接收实习医生、护士与基层进修卫生技术人员数占医院卫生技术人员总数的比例	查阅医院工作记录及相关佐证材料	以同级同类医院指标均值为参照。指标值每高出1%加1分,加满为止;指标值每低1%减2分,减完为止	31

公立医院社会评价及治理指标体系研究

三级指标	指标解释	指标获取	评分标准	分　值
2.4.3 年卫生技术人员人均接受培训的次数（次）	指公立医院近一年卫生技术人员接受继续培训教育人次数占医院卫生技术人员总数的比例	查阅医院工作记录和现场访谈 10 名卫生技术人员	以同级同类医院指标均值为参照。指标值每高出 1％加 1 分，加满为止；指标值每低 1％减 2 分，减完为止	31
2.5.1 年开展健康教育、健康咨询等形式社会活动次数占医院卫生技术人员总数的比例（％）	指公立医院近一年为当地居民提供健康咨询、健康讲座、座谈会等形式服务的次数占医院卫生技术人员总数的比例	查阅公立医院开展社会活动工作记录或活动照片	以同级同类医院指标均值为参照；指标值每高出 1％加 1 分，加满为止；指标值每低 1％减 2 分，减完为止	35
2.5.2 年医疗费用减免的总额占医院总收入的比例（％）	指公立医院近一年对"三无"患者、孤寡老人等弱势群体的医疗费用减免的总额占医院总收入的比例	查阅公立医院费用减免措施目录和服务对象的名单或服务费用记录	以同级同类医院指标均值为参照；指标值每高出 1％加 1 分，加满为止；指标值每低 1％减 2 分，减完为止	37
3.1.1 医疗服务环境患者满意度（％）	指患者对医院医疗服务环境（门诊大厅、候诊室、病房、卫生间干净整洁情况）的满意程度	通过暗访、拦截、调查来该家医院就诊的 60 名患者（门诊、住院患者各 30 名）获得数据	要求对所就诊的公立医院满意的患者数占被调查患者人数的 80％以上。每降低 5％，扣 10 分	38
3.1.2 医疗服务态度患者满意度（％）	指患者对医院医务人员（医生、护士及医技人员）服务态度的满意程度	通过暗访、拦截、调查来该家医院就诊的 60 名患者（门诊、住院患者各 30 名）获得数据	要求对所就诊的公立医院满意的患者数占被调查患者人数的 80％以上。每降低 5％，扣 10 分	39
3.1.3 医疗服务效率患者满意度（％）	指患者对医院医疗服务效率（挂号、检查等待时间及服务流程便捷性等）的满意程度	通过暗访、拦截、调查来该家医院就诊的 60 名患者（门诊、住院患者各 30 名）获得数据	要求对所就诊的公立医院满意的患者数占被调查患者人数的 80％以上。每降低 5％，扣 10 分	36
3.1.4 医疗服务技术（质量）患者满意度（％）	指患者对医院医疗服务技术（医生诊疗及预防保健的能力、护士护理操作的娴熟程度等）的满意程度	通过暗访、拦截、调查来该家医院就诊的 60 名患者（门诊、住院患者各 30 名）获得数据	要求对所就诊的公立医院满意的患者数占被调查患者人数的 80％以上。每降低 5％，扣 10 分	44
3.1.5 医疗服务费用患者满意度（％）	指患者对医院医疗服务费用（挂号、检查、药品费用）的满意程度	通过暗访、拦截、调查来该家医院就诊的 60 名患者（门诊、住院患者各 30 名）获得数据	要求对所就诊的公立医院满意的患者数占被调查患者人数的 80％以上。每降低 5％，扣 10 分	43

续表

三级指标	指标解释	指标获取	评分标准	分值
3.2.1 工作条件满意度(%)	指医务人员对工作条件(信息资源、办公条件)的满意程度	随机抽取 30 名医务人员进行电话暗访调查以获得数据	要求对工作条件满意的医务人员数占被调查人数的 85% 以上,每降低 5%,扣 10 分	44
3.2.2 人际关系满意度(%)	指医务人员对工作过程中与领导、与同事关系的满意程度	随机抽取 30 名医务人员进行电话暗访调查以获得数据	要求对人际关系满意的医务人员数占被调查人数的 85% 以上,每降低 5%,扣 10 分	43
3.2.3 工作回报满意度(%)	指医务人员对工作回报(薪酬、工作晋升、培训进修等)的满意程度	随机抽取 30 名医务人员进行电话暗访调查以获得数据	要求对工作回报满意的医务人员数占被调查人数的 85% 以上,每降低 5%,扣 10 分	24
3.2.4 组织管理满意度(%)	指医务人员对医院组织管理(医院管理制度、领导行为等)的满意程度	随机抽取 30 名医务人员进行电话暗访调查以获得数据	要求对组织管理满意的医务人员数占被调查人数的 85% 以上,每降低 5%,扣 10 分	22

本章小结　本章遵循社会公民健康需求及利益诉求从发生到不断满足实现的循环回路逻辑,构建了公立医院社会评价指标理论模型。该模型渗透贯穿社会治理理论及策略思维,侧重评定公立医院存在的社会价值,包含支持、过程和结果三个维度的层层相互递进及关联互动与影响。支持维度作为过程和结果维度的基础保障和充分条件,确保公立医院履行社会职责的可能性,其直接影响着公立医院为民众提供基本医疗保健服务的优质、高效和可及性。支持与过程维度最终表现为医患双方及社会系统关联互动的综合满意度评价。评价指标体系正是立足于该理论逻辑模型进行框架设计并细化论证完善而成的,通过对指标可靠性的科学验证,进一步佐证该模型的内容及逻辑结构的合理性,为循环持续促进公立医院更好地履行社会职责、维护公益性回归及可持续健康发展提供可考量的逻辑切入点。与国内同领域研究相比,在本模型论证构建中,特别注重了从社会系统协同治理的视角,突破性地补充考察了政府对公立医院资源保障及监管、公众及社会系统参与支持性效应要素。基于文献研究、理论分析、逻辑推理及专家访谈,在公立医院社会评价理论系统模型的基础

上,经过多次专题小组讨论形成初选指标,从指标体系的系统导向性、科学性、可操作性、可得性、可比性原则出发,层层分解形成树状结构指标模型,并对同一层次横向指标和不同层次纵向指标进行逻辑关系论证,经两轮 Delphi 专家咨询确立指标,从专家权威性、协调程度及积极性三要素综合论证了咨询结果的可靠性和有效性。咨询专家的遴选吸纳了医疗卫生领域的资深社会观察员,代表公众身份的提案、建言、献策的人大政协委员,突破以往研究仅局限于理论学者及实践工作者的视野。确立的评价指标体系弥补了已有相关文献的缺陷及不足,如强调对公立医院的社会责任而忽视了政府对保障和监管公立医院、公众参与公立医院社会管理应有的责任和义务,医务人员积极性不足等。

第九章

公立医院社会评价及治理核心指标
——患者满意度测评研究

本章摘要　　本章探究并研制了公立医院社会评价核心指标——患者满意度测评量表,为当前普遍存在的条目设计难使患者体验感知并做出理性判断、相关指标内容模糊及权重不合理等问题提供解决方案。运用文献资料及专家咨询法编制住院患者满意度测评量表,对 8 家三级公立医院共 862 名患者进行现场调查,采用内部一致性检验、Spearman 相关因子分析评价量表信效度,运用综合评分法、Topsis 法、加权秩和比法、灰色关联法、综合指数法对 8 家医院的患者满意度进行综合评价。结果显示,门诊患者满意度测评量表 Cronbach's α 系数为 0.939,分半信度系数为 0.962,因子分析共提取 5 个公因子,方差累计贡献率为 71.657%。住院患者满意度测评量表 Cronbach's α 系数为 0.9,分半信度系数为 0.951,因子分析共提取 5 个公因子,方差累计贡献率为 69.87%。5 种综合评价方法与 8 家公立医院患者满意度的评价结果密切相关,相关系数均大于 0.9。综合表明,所研制的患者满意度测评量表有效地丰富了服务技术及费用等核心因素的指标内涵及条目,实证验证量表信效度良好,综合评价结果稳定,可作为公立医院医疗服务质量及综合管理水平社会评价的参考工具。

随着医药卫生体制改革及治理的不断深化,患者满意度作为公立医院履行社会职责及提升医疗服务质量的重要社会评价核心考量指标,越来越受到政府、医疗机构及社会各界的广泛关注①。大量文献综述发现,近年来患者满意度测评研究大多基于一般顾客满意度理论,在探讨患者非理性因素对满意度测评结果的影响方面,还缺乏系统的理论及方法指导②;测评指标的构建均从"管理者"的视角或"研究者"的视角,未从患者及社会的视角细化考察患者能体验感知的服务技术与费用等关键因素对满意度的影响,依旧存在指标内容模糊、权重不合理等问题,某种程度上已影响到患者满意度测量数据的客观性及结果的可靠性。本研究基于对当前患者满意度研究及实践应用中存在问题的重新审视与分析,试图在一般顾客满意度理论的基础上,从患者有限理性的视角探索构建医疗服务患者满意度研究策略及框架,系统设计患者满意度测评指标体系与权重,为其深入研究及实践应用提供新视野。

一、国内外患者满意度研究进展

(一)患者满意度的概念及内涵

自 20 世纪 50 年代起,以顾客为导向的企业文化从西方兴起,企业在激烈的市场竞争中纷纷争取顾客的最大满意度。伴随着新公共管理理论的提出,公共管理服务部门逐渐尝试引入市场运作机制,以公众为导向的管理方式也逐步兴起。患者满意度的研究即在这样的背景下发展并日益受到重视。Risser 较早提出了患者满意度并将其定义为患者理想状态下的医疗服务与患者实际感受到的医疗服务的一致性程度③。Hills 和 Kitchen 认为,患者满意度是满足患者对基本医疗保健服务需求或期望之后的知足及成就感④。Gill 和 White 基于文献研究,指出患者满意度是对医疗服务的感知,是难以掌握与预测的概念,过于关注患者满意度并将其用于衡量服务结果和服务质量也存在缺陷⑤。Erin

---

① 纪颖. 患者满意度测评的困境分析[J]. 中华医院管理,2008,24(7):437-440.

② 滕志香,兰迎春. 门诊患者满意度调查量表设计[J]. 中华医院管理,2009,25(3):156-161.

③ Risser N L. Development of an instrument to measure patient satisfaction with nurses and nursing care in primary care settings[J]. Nursing Research,1975,24(1):45-52.

④ Hills R, Kitchen S. Development of a model of patient satisfaction with physiotherapy[J]. Physiotherapy Theory & Practice,2007,23(5):255-271.

⑤ Gill L, White L. A critical review of patient satisfaction[J]. Leadership in Health Services,2009,22(22):8-19.

Dupree 等提出,患者满意度是指满足患者对基本医疗保健服务的需求或期望,其随着社会、经济、技术发展的变化而变化[①]。国内学者纪颖将患者满意度界定为人们由于健康、疾病、生命质量等诸方面的要求而对医疗保健服务产生某种期望,基于该期望对经历的医疗保健服务情况进行评价[②]。黄鹤冲等认为,患者满意度是指在接受医疗服务过程中形成的"满意"与"不满意"的比较,是医疗服务感知与服务期望的差值[③]。

基于上述文献梳理,学界研究均基于传统顾客满意度理论,将患者的直接体验和主观感受作为"理性经济人"进行满意度测评设计,多将患者满意度作为加强医院内部管理及提升服务质量的一项评价指标,未考虑公立医院相关利益主体对其影响及治理作用的路径分析。本项目组认为,由于医疗保健服务不同于一般商品市场服务,且其具有医疗信息严重不对称、高风险高期望、多部门监管治理等特征,当前其测评研究忽视了信息不对称条件下患者的认知、信息、心理及社会舆论环境等非理性因素及其对满意度结果的影响,测评结果的科学、客观及可靠性有待商讨,患者满意度测评及其在医院治理体系中的作用机制尚需挖掘。

(二)患者满意度的影响因素

国外在患者满意度影响因素方面的研究具有代表性的学者及观点主要有:Rogut 等研究得出,患者年龄、种族、收入水平、保险情况、自我感觉健康状况及是否拥有固定医生会影响患者满意度[④]。Aditi 研究发现,影响患者满意度的因素主要有服务可及性、护理质量、医疗费用、医生角色和行为、医疗物理设施等[⑤]。Ali 等调查发现,医务人员的同情心、沟通质量以及医疗保险等因素决定

[①] Erin Dupree M D, Anderson R, Nash I S. Improving quality in healthcare: start with the patient [J]. Mount Sinai Journal of Medicine: A Journal of Translational & Personalized Medicine,2011,78(6):813-819.

[②] 纪颖. 患者满意度测评的困境分析[J]. 中华医院管理,2008,24(7):437-440.

[③] 黄鹤冲,陈沛军,陈志明. 关于医院患者满意度的研究综述[J]. 现代医院,2015,15(3):109-111.

[④] Rogut L, Newman L S, Cleary P D. Variability in patient experiences at 15 New York City hospitals [J]. Bulletin of the New York Academy of Medicine,1996,73(2):314-334.

[⑤] Aditi N. Factors affecting patient satisfaction and healthcare quality[J]. International Journal of Health Care Quality Assurance,2009,22(4):366-381.

患者是否满意且会再次选择来医院就医①。在 Larsson 等综述文献中,Wensing 等通过系统回顾研究发现,人道主义精神、医疗技能、患者参与决定的权利、护理时间、患者知情权、关注患者需求、医患之间沟通与交流、可行的特殊服务是影响患者满意度的主要因素②。

国内学者张远兰和王文艳通过对门诊患者进行满意度调查发现,医疗技术水平、医生服务态度、治疗费用、健康知识宣传、取药排队等候时间、检查时舒适性与就医环境等指标对综合满意度的影响具有统计学意义($P<0.05$)③。廖慧群等经过对深圳市某二级医院随机抽取 772 例门诊患者调查发现,患者的文化程度、收入、医生态度、挂号费、是否得到尊重、等待时间、医护态度、医疗环境等是影响患者满意度的主要因素④。陈树彤和冼利青指出,患者对医疗服务的评价很大程度上受其心理主观感受及舆论导向的影响,并且认为服务态度及有效沟通对患者满意度的影响比技术水平更为显著⑤。

综上所述,归纳影响患者满意度的因素大致可分为以下 3 类:①人口社会学要素;②医疗服务过程的相关要素,主要涉及医务人员专业能力、诊疗效果、服务态度、医患沟通、就诊环境、医疗费用、候诊时间等;③医院组织管理的相关要素,主要包括医院信息公开、就医流程、专家资源、医院等级、医药设施设备及便利程度等。而患者的非理性认知、心理、情绪等因素以及政策环境、媒体报道、社会舆情等相关要素的影响作用尚有待进一步探索与实证。

(三)患者满意度指数模型的构建

1985 年,Parasuram、Zeithaml、Berry 创立的 SERVQUAL 模型已被广泛用于顾客满意度研究。瑞典最先于 1989 年建立起顾客满意度指数模型;之后,德国、加拿大、美国等 20 多个国家和地区先后建立了全国性或地区性的顾客满意

---

① Ali A, Sirajoon N G, Hematram Y, et al. Patient satisfaction and loyalty to the private hospitals in Sana'a, Yemen[J]. International Journal for Quality in Health Care: Journal of the International Society for Quality in Health Care, 2010, 22(4):310-315.

② Larsson I E, Sahlsten M J M, Segesten K, et al. Patients' perceptions of nurses' behaviour that influence patient participation in nursing care: a critical incident study[J]. Nursing Research & Practice, 2011 (4):1-8.

③ 张远兰,王文艳.门诊患者满意度的影响因素分析[J].护理管理杂志,2007(9):35-36.

④ 廖慧群,曾新宇,任裕谦,等.深圳市某区医院门诊患者满意度及影响因素分析[J].中国卫生统计,2010,27(4):375-376.

⑤ 陈树彤,冼利青.对影响患者满意度相关因素的医学伦理思考[J].医学与哲学,2012,33(5):25-27.

度指数模型。现以在1989年美国密歇根大学Claes Fornell提出的费耐尔逻辑模型基础上构建的美国顾客满意度指数模型(American Customer Satisfaction Index,ACSI)最为典型和最具影响力。后来,ACSI被诸多学者引入患者满意度测评领域。该模型认为,顾客感知服务质量的高低取决于服务过程中顾客实际感觉与服务期望值间的差异程度①。Lv等基于ACSI构建了包括患者期望、医院形象、感知价值、患者满意、患者忠诚、患者抱怨等6项隐变量14条因果关系的住院患者满意度模型②。

国内学者刘桂英和王韬基于国外顾客满意度模型的研究,建立了包括顾客预期、感知质量、感知价值这3个患者满意的起因变量,顾客信任、顾客忠诚两个患者满意的效果变量,加上顾客满意度共7个结构变量,是顾客满意理论在我国医疗服务行业中的应用尝试③。顾海基于美国顾客满意度理论(ACSI),构建了包括结构变量(包括约束条件、顾客期望、感知质量、感知价值、顾客满意)和结果变量(包括顾客忠诚和顾客抱怨)的医疗服务患者满意度模型④。刘莎基于ACSI构建了含有医院形象、质量期望、质量感知、价值感知、患者满意和患者忠诚6个潜变量的大型综合性医院患者满意度指数模型⑤。

文献梳理发现,国内外学者对患者满意度指数模型的研究均基于经典顾客满意度理论,多站在某种产品或服务质量及企业或组织内部经营管理的治理视角。本项目组认为,在当前中国复杂的社会医疗现实环境下,患者满意度及其提升不仅仅是公立医院内部治理的问题,更已成为政府及相关部门和社会系统广泛聚焦新医改成败且具有重大社会影响的公共管理命题,患者满意度测评的理论模型也需创新和深入探究。

(四)患者满意度的测评量表或指标体系及动态趋势

1983年,Ware等研制了患者满意度测评量表(Patient Satisfaction Ques-

---

① Chakraborty R, Majumdar A. Measuring consumer satisfaction in health care sector: the applicability of SERVQUAL[J]. Journal of Arts, Science & Commerce, 2011, 2(4):149-160.
② Lv J. Research of hospitalization patient satisfaction based on path analysis[C]. International Conference on Information Management, Innovation Management and Industrial Engineering, IEEE, 2011:460-463.
③ 刘桂瑛,王韬.医疗顾客满意度指数测评理论模型研究[J].中国卫生质量管理,2005,12(4):30-33.
④ 顾海.城镇居民医疗顾客满意度指数的实证研究[J].南京社会科学,2008(3):102-107.
⑤ 刘莎.大型综合性医院患者满意度指数模型的构建与实证分析[D].长春:吉林大学,2013.

tionnaire，PSQ），即从医疗服务的可及性、资金花费、资源可利用性、医疗服务连续性、医务人员业务能力和品质、医务人员人道主义、总满意度、保健效力等8维度测定患者满意程度，该量表在20世纪90年代在国外得到了广泛的应用[①]。Baker等针对通科诊所服务研制了由护理服务、医患关系、感知时间3个部分组成的患者满意度量表[②]。2002年，美国医疗保险与医疗补助服务中心和卫生保健与质量管理局联合研发了涵盖患者在住院期间核心体验内容的HCAHPS（Hospital Consumer Assessment of Healthcare Providers and Systems Survey）量表，该量表涵盖了与医生和护士的沟通、医院员工响应性、疼痛管理、药物信息、出院信息、医院环境、对医院的整体满意程度及是否愿意向他人推荐这家医院共8维度[③]。

国内具有代表性的研究有：张澄宇等建立了一套包括就医环境、服务技术、服务态度、服务项目、服务流程、服务结果、投诉处理和诊疗费用的门诊患者满意度测评指标体系[④]。张超等研制了包括救护车服务、治疗结果与费用、医生服务、辅助科室服务、护理服务、知情权、就医环境和等待时间8个因素共26个条目的综合医院（急）诊患者满意度量表[⑤]。蒋海燕从环境质量、医疗服务质量、医疗设备和药品齐全度、医疗费用和医院公关形象5方面构建了患者满意度评价指标体系[⑥]。严慧萍等通过对出院患者回访信息挖掘，构建含服务态度、效率、水平、环境、流程及医患沟通、医疗收费和医德医风8个方面25个条目的出院患者满意度测评指标体系[⑦]。上述代表性成果汇总见表9-1。

———————————

① Sakharkar P，Bounthavong M，Hirsch J D，et al. Development and validation of PSPSQ 2.0 measuring patient satisfaction with pharmacist services[J]. Research in Social & Administrative Pharmacy，2014，11(4)：487-498.

② Baker R. Development of a questionnaire to assess patients' satisfaction with consultations in general practice[J]. British Journal of General Practice：the Journal of the Royal College of General Practitioners，1990，40(341)：487-490.

③ Wild D M G，Nancy K，Suparna D，et al. Who's behind an HCAHPS score? [J]. Joint Commission Journal on Quality & Patient Safety，2011，37(10)：461-468.

④ 张澄宇，郑忠民，姜蓉. 门诊患者满意度测评指标体系的研究[J]. 上海第二医科大学学报，2003，23(1)：107-109.

⑤ 张超，杨俊明，桑显富，等. 综合医院（急）诊患者满意度量表研制初探[J]. 中华医院管理，2005，21(6)：403-405.

⑥ 蒋海燕. 柳河医院顾客满意度研究[D]. 长春：吉林大学，2006.

⑦ 严慧萍，苏小强，严祥，等. 出院患者满意度测评工具的研制[J]. 中国医院管理，2011，31(12)：72-73.

表 9-1　国内外代表性患者满意度问卷测评维度

量表或研究者	维　度
PSQ	可及性和便利性、医务人员的业务、能力和品质、医务人员的人道主义、交流能力、价格、服务时间、保健的效力、总满意度
SERVQUAL	可靠性、反应性、保证性、情感性、有形性
IPSQ	技术质量、内心感受、沟通、花费、与医生接触时间、入院过程、总满意度
HCAHPS	沟通、医院员工响应性、疼痛管理、药物信息、出院信息、医院环境
陈平雁	入院过程、花费、医生服务、伙食供应、辅助科室服务、护理、治疗结果、医疗环境与设施
张澄宇	就医环境、服务技术、服务态度、服务项目、服务流程、服务结果、投诉处理和诊疗费用
尹惠萍,苏小强	服务态度、就医环境、技术水平、服务效率、生活服务、医疗费用、医患沟通
姜良美,郭继志	医院形象、患者忠诚、患者满意、感知环境、感知费用、感知服务、感知技术

经上述文献梳理发现,国内外已有的患者满意度测评量表及指标体系所存在的问题如下:①未对患者满意度评价指标进行患者理性分析和理性程度的筛选,诸多研究不同程度地存在着对医疗技术、诊疗效果、医疗费用维度等概念性模糊、指标笼统、权重不合理等现象,也未见对其适宜评价主体及其关系的研究;②在实际工作中,患者满意度评价主体多为政府和医疗机构自身,由于自身利益、角色或政治性倾向的策略,难以理性、科学、客观地从公众及社会整体视角来考量并获得社会普遍认可的测评结果。

二、患者满意度研究当前所存在的主要问题

从 20 世纪 50 年代起,员工及顾客满意度的研究得到了企业及学术界的高度关注[1]。随着新公共管理理论的建立,公共服务部门逐渐尝试引入市场运作机制,因此以公众为导向的服务管理方式也逐步付诸实践[2]。在这样的背景下,患者满意度的研究兴起、发展到日益受到重视。近年来,国内外诸多学者基

---

　　① Druss B G, Rosenheck R A, Stolar M. Patient satisfaction and administrative measures as indicators of the quality of mental health care[J]. Psychiatric Services,1999,50(8):1053-1058.

　　② Hasin M, Seeluangsawat R, Shareef M A. Statistical measures of customer satisfaction for health care quality assurance: a case study[J]. International Journal of Health Care Quality Assurance,2001,14(1): 6-14.

于一般顾客满意度理论[1]，开发了一系列医疗服务患者满意度测评模型，构建了包括服务技术、态度、价格、质量等要素在内的患者满意度测评指标体系[2]。大量文献研究发现，诸多研究基于患者为"理性经济人"的角度进行满意度评价设计，评价内容缺乏对患者认知水平、社会心理等要素影响的分析，评价指标的选取缺乏系统的理论指导与客观的决策筛选程序。例如，患者在对医疗服务技术、质量及价格等方面均存在非理性，这在某种程度上影响了测量数据，没法客观、有效地反映医疗服务的工作绩效[3]。此外，在实际工作中，患者满意度评价主体主要为政府和医疗机构自身。由于评价主体基于自身利益或政治性倾向策略的考虑来选取评价指标，难以从患者能否理性评价的角度来进行指标筛选与评价标准及流程的设计，这使得患者满意度评价的科学性及真实性受到很大的影响，评价结果还难以得到社会的普遍认可。

三、患者满意度测评研究基本思路

本研究系统综述与凝练了顾客及患者满意度测评研究的现状及存在的问题，科学界定患者满意度概念及内涵，在现场访谈、专家咨询、专题小组讨论的基础上，从服务环境、服务效率、服务态度、服务技术、医疗费用五维度设计患者满意度测评问卷[4]。从理论层面，对当前患者满意度研究及实践应用中存在的理论基础、指标权重、评价主体等问题进行重新审视与分析，引入有限理性理论，筛选出反映医疗服务患者满意度测评完全理性、有限理性、非理性的评价指标。遴选社会公众、患者及家属、专家学者代表共同组成专题小组讨论，确定核心关键指标，设计并优化患者满意度调查问卷及现场调查方案。根据Kendl样本量估算原则：样本量等于问卷条目的 10～20 倍，确立样本容量及抽样方式。调查员从高等志愿者协会中选择志愿者，在调查前针对沟通方

---

① 绳宇，赵盈盈，赵培，等.住院患者护理工作满意度调查量表初步研制[J].中国护理管理，2011，11(1):39-43.

② 张超，杨俊明，桑显富，等.综合医院(急)诊患者满意度量表研制初探[J].中华医院管理，2005，21(6):403-405.

③ 廖礼奎，周立.医疗服务满意度调查中存在的问题分析[J].医学与哲学：人文社会医学版，2006，27(2):29-30.

④ Urden L D. Patient satisfaction measurement: current issues and implications.[J]. Outcomes Management，2002，6(3):194-200.

式、问卷发放及填写方式做统一培训①。数据收集后,从患者及专家的视角确立患者满意度各维度的权重,综合评价各家公立医院的患者满意度,如图 9-1 所示。

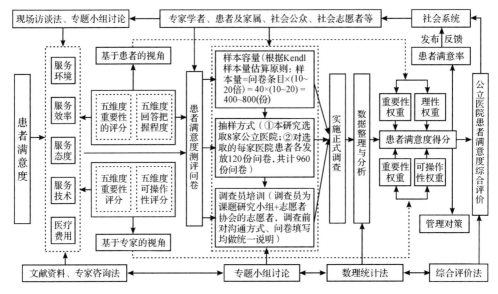

图 9-1　患者满意度测评研究基本思路

四、患者满意度测评问卷的设计

本研究在文献研究患者满意度概念及影响因素的基础上,根据门诊及住院医疗服务和患者特点,结合公立医院社会评价指标体系专家咨询结果,从服务环境、服务效率、服务态度、服务技术、医疗费用五维度设计患者满意度测评问卷,每个维度 4 个条目,共 20 个条目。问卷选项设为完全不同意、较不同意、不确定、较同意、完全同意,分别按 1~5 分计分,总体得分均值越高,患者满意度越高。门诊和住院患者满意度测评问卷条目内容分别见表 9-2 和表 9-3。

① Hekkert K D, Cihangir S, Kleefstra S M, et al. Patient satisfaction revisited: a multilevel approach [J]. Social Science & Medicine,2009,69(1):68-75.

表 9-2　门诊患者满意度测评问卷条目内容

维　度	条目编号	条目内容
服务 环境	B_1	医院门诊大厅干净、整洁、舒适
	B_2	医院各楼层有清楚、明确的导医指示标志
	B_3	医院的卫生间干净、清洁、无异味
	B_4	医院门诊检查室干净、舒适
服务 效率	B_5	您对就诊时排队挂号所花费的时间
	B_6	您对等候检查及治疗所花费的时间
	B_7	您对等候检查结果报告所花费的时间
	B_8	您对整个看病流程(挂号、缴费、检查等)的便捷性
服务 态度	B_9	医务人员以礼貌温和的语气与您说话
	B_{10}	医生耐心地听您讲述目前的病情与症状
	B_{11}	医生耐心地向您讲述了疾病具体的治疗方案
	B_{12}	医务人员向您详细地说明了药物的使用方法和注意事项
服务 技术	B_{13}	医生能很快诊断、识别您的症状或疾病
	B_{14}	医护人员的诊断或护理操作很熟练
	B_{15}	医生让您做的检查项目是需要且合理的
	B_{16}	医生对您的病症给出了针对性的预防保健措施或建议
医疗 费用	B_{17}	您觉得本次就诊花费的门诊诊查(疗)费用是合理的
	B_{18}	您觉得本次就诊花费的检查费用是需要且合理的
	B_{19}	您觉得本次就诊花费的药品费用是需要且合理的
	B_{20}	该院各项医疗费用收取标准公开、透明且方便查询

表 9-3　住院患者满意度测评指标体系

维　度	条目编号	条目内容
服务 环境	B_1	医院各楼层有清楚、明确的导医指示标志
	B_2	医院卫生间干净、整洁、无异味
	B_3	医院病房安静、舒适、温度适宜
	B_4	医院病房里床上用品(床单、被单等)干净、整洁
服务 效率	B_5	您对等候办理住院或出院手续的时间及程序
	B_6	您能及时得到医生的诊治或护士的护理服务
	B_7	您对等候检查(化验、B超、CT等)的时间
	B_8	您对这次整个住院看病流程的便捷性及合理性
服务 态度	B_9	医生耐心地倾听及检查您的病情和症状
	B_{10}	医生耐心向您讲述了治疗方案且征求了您或家属的意见
	B_{11}	医生护士对您都很尊重,服务态度亲切和蔼
	B_{12}	护士常向您清楚、明白地介绍疾病治疗过程中的注意事项
服务 技术	B_{13}	医生能很快地诊断、识别您的症状或疾病
	B_{14}	医护人员的诊断或护理操作很熟练
	B_{15}	医生对您的病症给出了针对性的预防保健措施或建议
	B_{16}	经过治疗后,您的病情得到了有效的改善或好转

续表

维　度	条目编号	条目内容
医疗	B_{17}	您觉得本次住院花费的住院诊查(疗)费用是合理的
	B_{18}	您觉得本次住院花费的检查费用是需要且合理的
费用	B_{19}	您觉得本次住院花费的药品费用是需要且合理的
	B_{20}	医院各项医疗费用收取标准公开、透明且方便查询

五、患者满意度测评问卷信效度分析

在基于样本数据进行统计分析的过程中,为保证数理统计分析得出有意义的结论,必须确保变量测评的信度和效度。信度分析又称为可靠性分析,用来衡量变量的测量方法是否具有稳定性和可靠性。本研究采用 Cronbach's α 系数与分半信度系数作为问卷信度的衡量指标。效度分析是指测量的正确性,以衡量问卷是否能够测量到其所要测量的潜在概念。一般而言,问卷的效度包括表面效度、内容效度和结构效度。表面效度是指问卷调查的直观内容(如语句表述等)是否符合测评目的;内容效度是指问卷测量的内容是否反映了研究所要测量的概念;结构效度是效度分析中最重要的部分,是指概念的定义与测量之间的一致程度。

(一)门诊患者满意度测评问卷信效度分析

1. 调查对象的基本情况

本研究共回收有效问卷 421 份。在调查对象中,男性 194 人(46.1%),女性 227 人(53.9%);本地户口 249 人(59.1%),外地户口 172 人(40.9%);从调查年龄结构来看,调查患者的年龄集中在 20～40 岁,占所有样本总数的 61.7%;从文化程度的分布来看,被调查者的文化程度主要集中在初中、高中(中专)、大专、本科 4 个档次,分别占所有样本总数的 23.8%,21.9%,18.3%,23.0%;从就诊频率分布来看,第一次就诊的有 109 人(25.9%),很少来就诊的有 195 人(46.3%),经常来就诊的有 117 人(27.8%),见表 9-4。

表 9-4　调查对象的基本情况

类　别		人　数	百分比
性别	男	194	46.1%
	女	227	53.9%
	合计	421	100.0%
户籍	本地户口	249	59.1%
	外地户口	172	40.9%
	合计	421	100.0%
年龄	20 岁及以下	30	7.1%
	20～30 岁	155	36.8%
	30～40 岁	105	24.9%
	40～50 岁	53	12.6%
	50～60 岁	46	10.9%
	60 岁以上	32	7.6%
	合计	421	100.0%
文化程度	小学及以下	45	10.7%
	初中	100	23.8%
	高中(中专)	92	21.9%
	大专	77	18.3%
	本科	97	23.0%
	研究生	10	2.4%
	合计	421	100.0%
就诊频率	第一次就诊	109	25.9%
	很少来就诊	195	46.3%
	经常来就诊	117	27.8%
	合计	421	100.0%

2. 问卷的信度

(1)内部一致性。采用 Cronbach's α 系数,估计门诊患者满意度测评问卷各条目间测量内容的一致性。量表的总体 Cronbach's α 系数为 0.939,五维度的 Cronbach's α 系数均大于 0.700,见表 9-5。

表 9-5　问卷总体与各维度 Cronbach's α 系数

维　度	条目数	Cronbach's α 系数
服务环境	4	0.858
服务效率	4	0.872
服务态度	4	0.871
服务技术	4	0.849
医疗费用	4	0.859
量表	20	0.939

(2)分半信度。采用奇偶分半,将所有门诊患者满意度测评问卷条目随机分成等数量的两半,计算 2 个部分得分的相关系数,然后根据斯皮尔曼-布朗公式 $R=2r/(1+r)$,可得整个问卷的分半信度系数。结果显示,门诊患者满意度测评问卷的分半信度系数为 0.962,大于 0.700,说明该问卷的信度较好,见表 9-6。

表 9-6 量表的分半信度

条目组成	Cronbach's α 系数	条目数	总条目数	相关系数	分半信度系数
奇数项	0.875	10	20	0.926	0.962
偶数项	0.886	10			

3. 问卷的效度

(1)内容效度。内容效度是指测量工具中的条目样本能恰当地反映所要测量的概念的程度。具体做法是计算每个条目得分和其所属领域得分的相关系数,相关系数没有统计学意义,表示该条目与该领域的关系不大。若把该条目纳入测评问卷,用于测量被调查者的特征,则最好加以剔除。相关系数越高,则量表的效度越高。经过数理分析可得,每个问题条目与门诊患者满意度总得分的相关系数都有统计学意义,$P<0.01$,且相关系数均大于 0.500,说明门诊患者满意度测评问卷具有较好的内容效度,见表 9-7。

表 9-7 各条目得分与总体满意度之间的相关系数

条目编号	与量表总体得分的相关系数	条目编号	与量表总体得分的相关系数
B_1	0.599*	B_{11}	0.727*
B_2	0.524*	B_{12}	0.704*
B_3	0.648*	B_{13}	0.676*
B_4	0.705*	B_{14}	0.684*
B_5	0.668*	B_{15}	0.688*
B_6	0.729*	B_{16}	0.712*
B_7	0.706*	B_{17}	0.627*
B_8	0.776*	B_{18}	0.673*
B_9	0.735*	B_{19}	0.663*
B_{10}	0.714*	B_{20}	0.664*

注:* $P<0.01$。

(2)结构效度。

1)探索性因子分析。对住院患者满意度测评问卷进行因子分析。巴特利球度检验(Barlett test sphericity)和 KMO(Kaiser-Meyer-Olkin)检验的结果显示,$P<0.01$,$KMO=0.940$,比较接近 1。根据统计学的要求,所设计的指标和样本量均适合用因子分析法。用因子分析法抽取公因子,并使用 $Vari_{max}$ 正交旋转法以因子负荷大于 0.500 为原则,共抽取 5 个公因子数。转轴后,5 个因子的特征值分别为 2.931,2.921,2.912,2.881 和 2.687,其解释变异量分别为 14.655%,14.605%,14.560%,14.404% 和 13.434%,5 个公因子占总方差的 71.657%,见表 9-8。因子分析碎石图如图 9-2 所示。门诊患者满意度调查问卷条目 $Vari_{max}$ 旋转后公因自载荷系数见表 9-9。

表 9-8　门诊患者满意度调查问卷因子分析结果

因　子	特征值	方差贡献率/%	方差累计贡献率/%
1	2.931	14.655	14.655
2	2.921	14.605	29.260
3	2.912	14.560	43.820
4	2.881	14.404	58.224
5	2.687	13.434	71.657

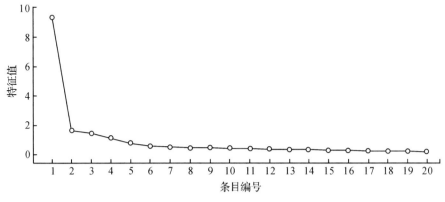

图 9-2　因子分析碎石图

表 9-9   门诊患者满意度调查问卷条目 Vari_{max} 旋转后公因自载荷系数

条目编号	条目内容	方差最大化正交旋转后的因素负荷量				
		因素 1	因素 2	因素 3	因素 4	因素 5
B_1	医院门诊大厅干净、整洁、舒适	0.143	0.815	0.110	0.178	0.128
B_2	医院各楼层有清楚、明确的导医指示标志	0.020	0.787	0.109	0.056	0.239
B_3	医院的卫生间干净、清洁、无异味	0.281	0.734	0.218	0.183	0.052
B_4	医院门诊检查室干净、舒适	0.277	0.759	0.192	0.165	0.215
B_5	您对就诊时排队挂号所花费的时间	0.787	0.127	0.184	0.224	0.117
B_6	您对等候检查及治疗所花费的时间	0.782	0.148	0.209	0.227	0.217
B_7	您对等候检查结果报告所花费的时间	0.702	0.236	0.256	0.112	0.246
B_8	您对整个看病流程(挂号、缴费、检查等)的便捷性	0.675	0.261	0.259	0.256	0.258
B_9	医务人员以礼貌温和的语气与您说话	0.285	0.230	0.185	0.324	0.628
B_{10}	医生耐心地听您讲述目前的病情与症状	0.207	0.234	0.167	0.226	0.784
B_{11}	医生耐心地向您讲述了疾病具体的治疗方案	0.178	0.170	0.183	0.400	0.708
B_{12}	医务人员向您详细地说明了药物使用方法和注意事项	0.226	0.164	0.200	0.320	0.676
B_{13}	医生能很快诊断、识别您的症状或疾病	0.213	0.128	0.170	0.712	0.277
B_{14}	医护人员的诊断或护理操作很熟练	0.143	0.189	0.173	0.739	0.284
B_{15}	医生让您做的检查项目是需要且合理的	0.172	0.175	0.263	0.721	0.201
B_{16}	医生对您的病症给出了针对性的预防保健措施或建议	0.294	0.126	0.190	0.674	0.298
B_{17}	您觉得本次就诊花费的门诊诊查(疗)费用是合理的	0.142	0.184	0.803	0.180	0.100
B_{18}	您觉得本次就诊花费的检查费用是需要的且合理的	0.206	0.114	0.772	0.304	0.105
B_{19}	您觉得本次就诊花费的药品费用是需要的且合理的	0.205	0.159	0.789	0.143	0.190
B_{20}	该院各项医疗费用收取标准公开、透明及方便查询	0.285	0.167	0.656	0.123	0.254

2)验证性因子分析。为了进一步判断门诊患者满意度结构要素的合理性，进一步采用 Amos 17.0 对数据进行服务环境、服务效率、服务态度、服务技术、医疗费用 5 个因素的验证性分析。结果显示：$\chi^2/\mathrm{d}f = 1.945$，拟合优度指数($GFI$)、规范拟合指标($NFI$)、比较拟合指数($CFI$)均大于 0.900，简约基准拟合指数($PNFI$)、简约拟合指标($PGFI$)均大于 0.500，渐近残差均方根($RMSEA$)及残差均方根($RMR$)小于 0.080，说明门诊患者满意度测评问卷具有较好的结构效度，见表 5-10。门诊患者满意度测评问卷效度分析如图 9-3 所示。

表 9-10　模型拟合度评价

拟合指数	指数值	拟合度标准	拟合情况
绝对拟合指数			
χ^2 自由度比值（NC）	1.945	1<NC<3	理想
拟合优度指标（GFI）	0.931	>0.90	理想
残差均方根（RMR）	0.024	<0.08	理想
渐近残差均方根（RMSEA）	0.047	<0.08	理想
简约拟合指数			
简约基准拟合指数（PNFI）	0.791	>0.50	理想
简约拟合指标（PGFI）	0.710	>0.50	理想
增值拟合指数			
规范拟合指标（NFI）	0.940	>0.90	理想
比较拟合指标（CFI）	0.969	>0.90	理想

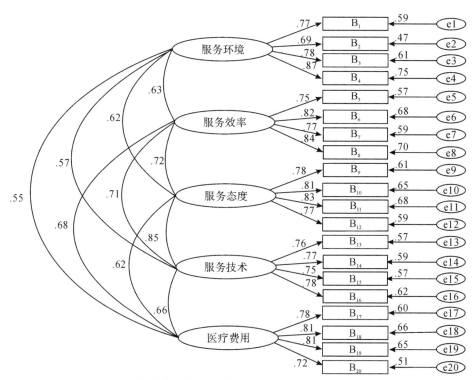

图 9-3　门诊患者满意度测评问卷验证因子分析结构模型

（二）住院患者满意度测评问卷信效度分析

1. 调查对象的基本情况

本研究共回收有效住院患者满意度测评问卷 441 份。在调查对象中，男性 227 人（51.5%），女性 214 人（48.5%）；本地户口 285 人（64.6%），外地户口

156人(35.4%);从调查年龄结构来看,调查对象的年龄集中在40岁以上,占所有样本总数的56.8%;从文化程度的分布来看,调查对象的文化程度主要集中在初中、高中(中专)、大专、本科4个档次,分别占所有样本总数的30.2%,23.1%,13.6%,14.7%;从就诊频率分布来看,第一次就诊的有164人(37.2%),很少来就诊的有184人(41.7%),经常来就诊的有93人(21.1%),见表9-11。

表 9-11　调查对象的基本情况

类　别		人　数	百分比
性别	男	227	51.5%
	女	214	48.5%
	合计	441	100.0%
户籍	本地户口	285	64.6%
	外地户口	156	35.4%
	合计	441	100.0%
年龄	20 岁及以下	25	5.7%
	20~30 岁	78	17.7%
	30~40 岁	87	19.7%
	40~50 岁	77	17.5%
	50~60 岁	65	14.7%
	60 岁以上	108	24.5%
	合计	441	100.0%
文化程度	小学及以下	69	15.6%
	初中	133	30.2%
	高中(中专)	102	23.1%
	大专	60	13.6%
	本科	65	14.7%
	研究生	11	2.5%
	合计	441	100.0%
就诊频率	第一次就诊	164	37.2%
	很少来	184	41.7%
	经常来	93	21.1%
	合计	441	100.0%

2. 问卷的信度

(1)内部一致性。信度代表问卷的一致性或稳定性。在社会科学领域中,Likert 量表的信度估计,采用最多的是 Cronbach's α 系数。Cronbach's α 系数又被称为内部一致性系数。统计结果显示,本研究设计的评估量表总的 Cronbach's α 系数为 0.939。服务环境、服务效率、服务态度、服务技术、医疗费用五维度 Cronbach's α 系数值分别为 $0.839, 0.844, 0.862, 0.851, 0.891$，均大于 0.900，说明该住院患者满意度测评问卷的信度较高，见表 9-12。

表 9-12　问卷总体与各维度 Cronbach's α 系数

维　　度	条目数	Cronbach's α 系数
服务环境	4	0.839
服务效率	4	0.844
服务态度	4	0.862
服务技术	4	0.851
医疗费用	4	0.891
量表	20	0.939

（2）分半信度。本研究将住院患者满意度测评问卷中所有项目进行了分半信度检验。统计结果显示，住院患者医疗服务满意度测评问卷的分半信度系数为 0.951，大于 0.900，说明住院患者满意度测评问卷内部一致性很好，见表 9-13。

表 9-13　问卷的分半信度

条目组成	Cronbach's α 系数	条目数	总条目数	相关系数	分半信度系数
奇数项	0.881	10	20	0.907	0.951
偶数项	0.889	10			

3. 问卷的效度

（1）内容效度。经数据分析可得，住院患者满意度测评问卷每项问题条目得分与领域总得分的相关系数都有统计学意义，$P < 0.01$，而且相关系数均大于 0.600，说明住院患者满意度测评问卷具有较好的内容效度，见表 9-14。

表 9-14　各条目得分与总体满意之间的相关系数

条目编号	与量表总体得分的相关系数	条目编号	与量表总体得分的相关系数
B_1	0.494*	B_{11}	0.752*
B_2	0.640*	B_{12}	0.746*
B_3	0.692*	B_{13}	0.765*
B_4	0.687*	B_{14}	0.718*
B_5	0.692*	B_{15}	0.696*
B_6	0.680*	B_{16}	0.689*
B_7	0.671*	B_{17}	0.672*
B_8	0.747*	B_{18}	0.696*
B_9	0.697*	B_{19}	0.682*
B_{10}	0.707*	B_{20}	0.647*

注：* $P < 0.01$。

(2)结构效度。

1)探索性因子分析。对住院患者满意度测评问卷进行因子分析。巴特利球度检验和 KMO 检验的结果显示,$P<0.01$,KMO$=0.934$。根据统计学的要求,所设计的指标和样本量均适合用因子分析法。用因子分析法抽取公因子,并使用 $Vari_{max}$ 正交旋转法以因子负荷大于 0.500 为原则,共抽取 5 个公因子数。转轴后,5 个因子的特征值分别为3.247,3.102,2.858,2.525 和 2.242,其解释变异量分别为 16.233%,15.508%,14.291%,12.624% 和 11.212%,4 个公因子占总方差的 69.868%,见表 9-15。因子分析碎石图如图 9-4 所示。住院患者满意度调查问卷条目$Vari_{max}$旋转后,公因自载荷系数见表 9-16。

表 9-15　住院患者满意度调查问卷因子分析结果

因　子	特征值	方差贡献率/%	方差累计贡献率/%
1	3.247	16.233	16.233
2	3.102	15.508	31.741
3	2.858	14.291	46.033
4	2.525	12.624	58.656
5	2.242	11.212	69.868

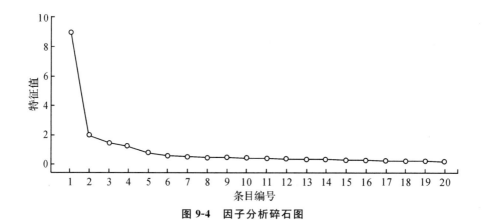

图 9-4　因子分析碎石图

表 9-16　住院患者满意度调查问卷条目 Vari$_{max}$ 旋转后公因自载荷系数

编　号	问卷条目	方差最大化正交旋转后的因素负荷量				
		因素 1	因素 2	因素 3	因素 4	因素 5
B$_1$	医院各楼层有清楚、明确的导医指示标志	0.091	−0.024	−0.011	0.739	0.371
B$_2$	医院卫生间干净、整洁、无异味	0.127	0.164	0.315	0.749	0.072
B$_3$	医院病房安静、舒适、温度适宜	0.123	0.334	0.314	0.721	0.081
B$_4$	医院病房里床上用品(床单、被单等)干净、整洁	0.165	0.277	0.245	0.742	0.153
B$_5$	您对等候办理住院或出院手续的时间及程序	0.239	0.202	0.718	0.240	0.117
B$_6$	您能及时得到医生的诊治或护士的护理服务	0.128	0.151	0.634	0.291	0.335
B$_7$	您对等候检查(化验、B 超、CT 等)的时间	0.161	0.281	0.775	0.144	0.107
B$_8$	您对这次整个住院看病流程的便捷性及合理性	0.279	0.175	0.694	0.203	0.318
B$_9$	医生耐心地倾听及检查您的病情和症状	0.194	0.238	0.261	0.179	0.736
B$_{10}$	医生耐心地向您讲述了治疗方案且征求了您或家属的意见	0.174	0.317	0.192	0.196	0.743
B$_{11}$	医生和护士对您都很尊重,服务态度亲切和蔼	0.248	0.405	0.237	0.240	0.573
B$_{12}$	护士常向您清楚、明白地介绍疾病治疗过程中的注意事项	0.263	0.470	0.221	0.201	0.523
B$_{13}$	医生能很快地诊断、识别您的症状或疾病	0.267	0.611	0.360	0.132	0.321
B$_{14}$	医护人员的诊断或护理操作很熟练	0.214	0.736	0.242	0.216	0.175
B$_{15}$	医生对您的病症给出了针对性的预防保健措施或建议	0.202	0.677	0.156	0.195	0.318
B$_{16}$	经过治疗后,您的病情得到了有效的改善或好转	0.279	0.693	0.179	0.143	0.214
B$_{17}$	您觉得本次住院花费的住院诊查(疗)费用是合理的	0.843	0.111	0.156	0.125	0.215
B$_{18}$	您觉得本次住院花费的检查费用是需要的且合理的	0.798	0.282	0.213	0.095	0.099
B$_{19}$	您觉得本次住院花费的药品费用是需要的且合理的	0.822	0.171	0.191	0.115	0.172
B$_{20}$	医院各项医疗费用收取标准公开透明及方便查询	0.747	0.247	0.130	0.134	0.119

2)验证性因子分析。为了进一步判断与探索住院患者满意度结构因素的合理性,进一步采用 Amos17.0 对数据进行验证性因子分析。结果显示:$\chi^2/\mathrm{d}f$ =2.165,拟合优度指数(GFI)、规范拟合指标(NFI)、比较拟合指数(CFI)均大于 0.90,简约基准拟合指数($PNFI$)、简约拟合指标($PGFI$)均大于 0.50,渐近残差均方根($RMSEA$)及残差均方根(RMR)小于 0.08,说明住院患者满意度测评问卷具有较好的结构效度,见表 9-17。住院患者满意度测评问卷验证因子分析结构模型如图 9-5 所示。

表 9-17 模型拟合度评价

拟合指数	指数值	拟合度标准	拟合情况
绝对拟合指数			
χ^2 自由度比值（NC）	2.165	1＜NC＜3	理想
拟合优度指标（GFI）	0.939	＞0.90	理想
残差均方根（RMR）	0.022	＜0.08	理想
渐近残差均方根（RMSEA）	0.047	＜0.08	理想
简约拟合指数			
简约基准拟合指数（PNFI）	0.798	＞0.50	理想
简约拟合指标（PGFI）	0.817	＞0.50	理想
增值拟合指数			
规范拟合指标（NFI）	0.947	＞0.90	理想
比较拟合指标（CFI）	0.971	＞0.90	理想

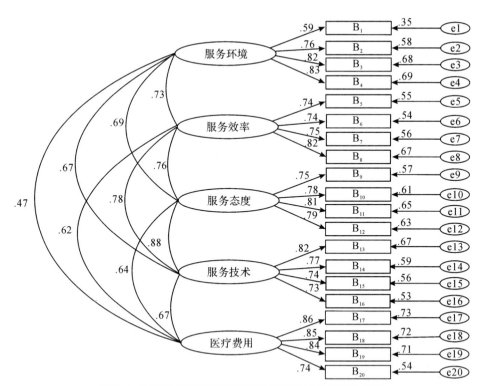

图 9-5 住院患者满意度测评问卷验证因子分析结构模型

六、患者满意度的综合评价

（一）门诊患者满意度的综合评价

1. 门诊患者满意度五维度平均得分

经对浙江、湖北、陕西三省共 8 家医院 421 名患者的问卷调查，8 家医院在服务环境、服务效率、服务态度、服务技术和医疗费用五维度的平均得分见表 9-18。

表 9-18　8 家公立医院门诊患者满意度五维度平均得分

公立医院名称	服务环境	服务效率	服务态度	服务技术	医疗费用
A	14.25	13.16	14.71	14.36	13.70
B	15.25	12.18	14.93	14.70	13.80
C	15.39	14.03	16.01	15.45	14.49
D	15.84	13.37	15.37	14.94	13.92
E	15.00	13.88	15.38	15.19	13.78
F	13.27	10.84	13.45	12.77	11.89
G	14.09	10.93	13.48	12.65	11.78
H	15.24	12.14	14.63	14.76	12.90

2. 门诊患者满意度五维度权重

本研究从患者和专家两个视角来确定门诊患者满意度五维度的权重系数。从门诊患者的视角，根据被调查门诊患者对五维度重要性排序来确立重要性权重，依据患者对每个维度题目回答的把握程度来确定理性权重，再将每维度的重要性权重与理性权重分别乘以相应的权重隶属度后相加（本研究将重要性权重及理性权重的隶属度均设为 0.500，下同），最后根据归一法确定五维度的组合权重。从专家的视角，根据专家对指标的重要性、可操作性之间的评分，计算可得重要性与可操作性权重的隶属度分别为 0.542 和 0.438，再根据评分归一法计算患者满意度五维度指标的权重，最后将基于患者视角的组合权重与基于专家视角的组合权重相加后归一化处理，得到门诊患者满意度服务环境、服务效率、服务态度、服务技术、医疗费用的综合权重。综合权重计算结果可见表 9-19。

表 9-19　公立医院门诊患者满意度五维度权重

权重		服务环境	服务效率	服务态度	服务技术	医疗费用	权重隶属度
基于门诊 患者的视角	重要性权重	0.121	0.196	0.214	0.280	0.189	0.500
	理性权重	0.225	0.223	0.215	0.166	0.171	0.500
	组合权重	0.173	0.209	0.215	0.223	0.180	
基于专家 的视角	重要性权重	0.177	0.199	0.197	0.221	0.205	0.542
	可操作性权重	0.207	0.211	0.205	0.195	0.182	0.438
	组合权重	0.191	0.205	0.201	0.209	0.195	
综合权重		0.182	0.205	0.210	0.216	0.187	

3. 门诊患者满意度综合评价结果

本研究根据门诊患者满意度的五维度平均得分以及综合权重,运用综合评分法、Topsis 法、秩和比法、灰色关联法、综合指数法来综合评价 8 家公立医院门诊患者满意度,并将每类评价方法的结果进行排序,结果见表 9-20。

表 9-20　8 家公立医院门诊患者满意度综合评价结果

公立医院名称	综合评分法		Topsis 法		秩和比法		灰色关联法		综合指数法	
	综合得分	序位	C_i	序位	RSR	序位	γ_i	序位	I	序位
A	70.22	5	0.611	4	0.649	5	0.557	5	1.009	5
B	70.81	4	0.602	5	0.507	4	0.597	4	1.014	4
C	75.44	1	0.941	1	0.148	1	0.953	1	1.084	1
D	73.40	2	0.804	3	0.306	2	0.755	2	1.052	3
E	73.30	3	0.813	2	0.365	3	0.741	3	1.053	2
F	62.23	8	0.025	8	0.950	8	0.337	8	0.892	8
G	62.86	7	0.105	7	0.925	7	0.351	7	0.899	7
H	69.69	6	0.532	6	0.651	6	0.550	6	0.997	6

根据秩和比法 $WRSR$ 值从小到大排序后,计算 $WRSR$ 值特定的向下累计频率 $P(P=R/n×100\%)$,将百分率 P 换算为概率单位 Probit,Probit 为百分率 P 对应的标准正态离差 U 加 5。以累计频率所对应的概率单位值 Probit 为自变量,以 $WRSR$ 为应变量,根据表 9-21 中 $WRSR$ 值和 Probit 值,求出回归方程:$WRSR=-0.919+0.283$Probit。根据 WRSR 合理分档要求,可分为好、中、差 3 档。根据回归方程,代入概率单位值,计算出理论的 $WRSR$ 值,然后与实际 $WRSR$ 相比较,把公立医院门诊患者满意度进行归档,结果见表9-22。经方差检验,3 档加权秩和比值间差异有统计学意义($F=13.783$,$P=0.013$),故可认为分档有效。

表 9-21　不同公立医院住院满意度各评价要素 *RSR* 的分布与排序

WRSR	f	$\sum f$	R	$\bar{R}$	$(\bar{R}/n) \times 100\%$	Probit
0.1478	1	1	1	1	12.5%	3.82
0.3061	1	2	2	2	25.0%	4.33
0.3650	1	3	3	3	37.5%	4.68
0.5065	1	4	4	4	50.0%	5.00
0.6491	1	5	5	5	62.5%	5.32
0.6505	1	6	6	6	75.0%	5.67
0.9254	1	7	7	7	87.5%	6.15
0.9496	1	8	8	8	96.9%	6.87

表 9-22　不同公立医院门诊患者满意度各评价要素 *WRSR* 分档情况

等　级	P_x	Probit	WRSR	分档排序结果
好	$<P_{15.866}$	<4	<0.213	C
中	$P_{15.866}\sim$	$4\sim$	$0.216\sim0.779$	A、B、D、E、H
差	$P_{86.134}\sim$	$6\sim$	>0.779	F、G

采用 Spearman 等级相关系数检验不同评价方法评价结果的密切程度。5 种综合评价方法的 Spearman 等级相关系数见表 9-23。以 0.05 为显著性水平,8 为自由度,查 r_s 表得临界值 $P=0.738$;以 0.01 为显著性水平,8 为自由度,查 r_s 表得临界值 $P=0.881$。这表明,关于 8 家公立医院门诊患者满意度,5 种综合评价的结果密切相关,具有一致性。

表 9-23　Spearman 等级相关系数

	综合评分法	Topsis 法	秩和比法	灰色关联法	综合指数法
综合评分法	1.000				
Topsis 法	1.000**	1.000			
秩和比法	0.934**	0.934**	1.000		
灰色关联法	0.952**	0.952**	0.994**	1.000	
综合指数法	0.976**	0.976**	0.970**	0.976**	1.000

注:** $P<0.001$。

(二)住院患者满意度的综合评价

1.住院患者满意度五维度平均得分

通过对浙江、湖北、陕西三省共 8 家医院 441 名住院患者问卷调查,8 家医院在服务环境、服务效率、服务态度、服务技术和医疗费用五维度的平均得分见表 9-24。

表 9-24 8 所公立医院住院患者满意度五维度平均得分

公立医院名称	服务环境	服务效率	服务态度	服务技术	医疗费用
A	14.92	14.08	15.68	15.41	14.24
B	14.45	14.41	15.73	15.65	13.96
C	16.23	15.16	16.65	16.21	14.56
D	15.26	13.53	13.51	13.72	12.07
E	14.57	13.49	14.38	14.49	13.38
F	12.61	11.63	13.54	12.81	12.15
G	12.88	11.17	12.71	12.67	11.03
H	15.53	14.10	15.92	15.52	12.68

2. 住院患者满意度五维度权重

本研究从患者和专家两视角来确定住院患者满意度五维度的权重系数。从住院患者的视角,根据被调查住院患者对五维度重要性排序来确立各维度的重要性权重,根据患者对每个维度题目回答的把握程度来确定理性权重,再将每维度的重要性权重与理性权重分别乘以相应的权重隶属度后相加,最后根据归一法确定五维度的组合权重(本研究将基于患者视角的重要性权重与理性权重的隶属度分别设置为 0.500)。从专家的视角,根据专家对指标的重要性、可操作性的评分结果,计算可得重要性权重与可操作性权重的隶属度分别为0.542 和0.438,再根据评分归一法计算患者满意度五维度指标的权重。最后将基于患者视角的组合权重与基于专家视角的组合权重相加后再归一化处理,得到服务环境、服务效率、服务态度、服务技术、医疗费用的综合权重,见表9-25。

表 9-25 公立医院住院患者满意度五维度权重

	权重	服务环境	服务效率	服务态度	服务技术	医疗费用	权重隶属度
基于患者的视角	重要性权重	0.121	0.195	0.211	0.281	0.192	0.500
	理性权重	0.220	0.214	0.217	0.179	0.171	0.500
	组合权重	0.170	0.204	0.214	0.230	0.181	
基于专家的视角	重要性权重	0.177	0.199	0.197	0.221	0.205	0.542
	可操作性权重	0.207	0.211	0.205	0.195	0.182	0.438
	组合权重	0.191	0.205	0.201	0.209	0.195	
综合权重		0.181	0.203	0.209	0.220	0.188	

3. 住院患者满意度综合评价结果

根据住院患者满意度五维度平均得分以及综合权重,运用综合评分法、Topsis 法、秩和比法、灰色关联法、综合指数法来综合评价 8 家公立医院住院患者满意度,并将每类评价方法的结果进行排序,结果见表 9-26。

表 9-26　8 家公立医院住院患者满意度综合评价结果

公立医院名称	综合评分法		Topsis 法		秩和比法		灰色关联法		综合指数法	
	综合得分	序位	C_i	序位	WRSR	序位	γ_i	序位	I	序位
A	74.52	2	0.754	2	0.454	4	0.687	3	1.059	3
B	74.48	3	0.751	3	0.390	3	0.689	2	1.060	2
C	78.99	1	1.000	1	0.125	1	1.001	1	1.121	1
D	70.42	5	0.541	5	0.628	5	0.526	5	0.998	5
E	68.10	6	0.425	6	0.707	6	0.480	6	0.959	6
F	62.88	7	0.171	7	0.849	7	0.369	7	0.894	7
G	60.58	8	0.028	8	0.978	8	0.337	8	0.858	8
H	73.99	4	0.711	4	0.374	2	0.665	4	1.049	4

根据秩和比法 WRSR 值从小到大排序后,计算 WRSR 值特定的向下累计频率 $P(P = R/n \times 100\%)$,将百分率 P 换算为概率单位 Probit,Probit 为百分率 P 对应的标准正态离差 U 加 5。以累计频率所对应的概率单位值 Probit 为自变量,以 WRSR 为应变量,根据表 9-27 中 WRSR 值和 Probit 值,求出回归方程为:$WRSR = -0.895 + 0.279\ Probit$。根据 WRSR 合理分档要求,可分为好、中、差 3 档。根据回归方程,代入概率单位值,计算出理论的 WRSR 值,然后与实际 WRSR 相比较,把公立医院住院患者满意度进行归档,结果见表 9-28。经方差检验,3 档加权秩和比值间差异有统计学意义($F = 11.620, P = 0.013$),故可认为分档有效。

表 9-27　不同公立医院住院满意度各评价要素 *RSR* 的分布与排序

WRSR	f	$\sum f$	R	$\bar{R}$	$(\bar{R}/n) \times 100\%$	Probit
0.1251	1	1	1	1	12.5%	3.82
0.3736	1	2	2	2	25.0%	4.33
0.3904	1	3	3	3	37.5%	4.68
0.4535	1	4	4	4	50.0%	5.00
0.6275	1	5	5	5	62.5%	5.32
0.7071	1	6	6	6	75.0%	5.67
0.8489	1	7	7	7	87.5%	6.15
0.9784	1	8	8	8	96.9%	6.87

表 9-28　不同公立医院住院患者满意度各评价要素 *WRSR* 分档情况

等级	P_x	Probit	WRSR	分档排序结果
好	$<P_{15.866}$	<4	<0.221	C
中	$P_{15.866}\sim$	$4\sim$	$0.221\sim0.779$	A、B、D、E、H
差	$P_{86.134}\sim$	$6\sim$	>0.779	F、G

　　采用 Spearman 等级相关系数检验不同评价方法评价结果的密切程度。5 种综合评价方法的 Spearman 等级相关系数见表 9-29。以 0.05 为显著性水平,8 为自由度,查 r_s 表得临界值 $P=0.738$;以 0.01 为显著性水平,8 为自由度,查 r_s 表得临界值 $P=0.881$,表明 8 所公立医院住院患者满意度的 5 种评价结果密切相关,具有一致性。

表 9-29　Spearman 等级相关系数

	综合评分法	Topsis 法	秩和比法	灰色关联法	综合指数法
综合评分法	1.000				
Topsis 法	1.000**	1.000			
秩和比法	0.958**	0.958**	1.000		
灰色关联法	0.976**	0.976**	0.994**	1.000	
综合指数法	0.976**	0.976**	0.994**	1.000**	1.000

注:** $P<0.01$。

本章小结　　患者满意度是指在相对理性的认知水平和环境下,人们由于健康、疾病、预防等方面的要求而对医疗服务产生某种期望;在接收服务过程中或之后,将这种期望与自己实际感知对比后所产生的理性评价。本研究在查阅大量文献的基础上,采取自下而上的方式,通过问卷调查、访谈、座谈、参与式评估等方法,全面、准确地了解患者的期望,侧重拓展服务技术与医疗费用两维度条目及内容,共精细筛选了 20 项评价条目,基本覆盖了患者满意度核心概念内容。从重要性及理性两个层面综合评价满意度测评指标的权重,综合考虑患者对服务技术、医疗费用等方面的评价仍然易受到认知水平及有限理性因素的影响。联合使用 5 种综合评价方法对调查的 8 所医院的患者满意度进行评价、排序及分类分档。实际验证了 5 种方法联合应用具有良好的实用性和区分判断力,评价结果也较为客观,保证了患者满意度评价的科学性及客观性。本研究研制的门诊、住院患者满意度测评量表总体折半信度系数和 Cronbach's α 系数均大于 0.9,量表五维度的 Cronbach's α 系数均大于 0.8,说明量表具有良好的信度。研究发现,门诊、住院患者满意度测评量表总体得分与各维度得分均存在相关关系,说明量表具有良好的内容效度。采用因子分析评价量表的结构效度,因子分析共提取了 5 个公因子,每个条目在公因子上的载荷均大于 0.4,而对其他公因子的负荷值较低,累计方差贡献率均接近 70%。结构方程模型检验的拟合优度指数均大于国际检验标准 0.9,综合验证了量表的"服务环境""服务费用""服务技术""服务态度"和"服务效率"5 个维度与理论假设完全相符,表明该量表具有较好的结构效度。在当前国家推进治理体系和治理能力现代化,强调主体多元、公民参与的现代管理情景下,社会治理的评价标准更侧重于公众满意度的测评。探讨应用患者满意度测评方法及工具事关公立医院改革及治理效果检验,乃是全面深化改革与推进公立医院管理现代化的当务之急。患者满意度测评是系统评价的过程,宏观层面上涉及政府、公立医院、社会等方面多维多关联的影响;微观层面要考虑患者对医疗服务满意度评价内容有限的认知、信息掌握及心理环境等非理性要素的影响。运用系统思维探寻影响因子或要素之间的因果关系,探索满意度评价指标背后隐含的有关治理主体,明确以患者为核心的利益相关主体职权责关系,探究其在医院治理体系中的作用机制,寻找对公立医院治理、控制和引导的推动作用、监督作用和保证作用,研讨如何通过满意度评价形成患者诉求自主表达、医患协商对话、社会各方达成共识,为制定符合整体利益的公共政策提供依据,是当前学界应该进一步深入探究及关注的命题。

第十章

公立医院社会评价及治理核心指标
——医务人员工作满意度测评研究

本章摘要 针对当前学术界及实践工作者聚焦关注的医务人员工作满意度测评,文献综述发现其测评量表忽视和缺失考察了患方及社会舆论因素的影响以及医患满意协同的作用。本研究运用文献资料及专题小组讨论法编制了医务人员工作满意度量表,在条目设计上弥补了患者对医务人员的尊重、认可、信任及社会舆论环境等因素对其满意度影响的考察,并对浙江省 8 家综合医院 436 名医务人员进行问卷调查,采用内部一致性检验、Spearman 相关和因子分析等方法对量表信效度进行评价,量表内部一致性系数为 0.917,分半信度系数为 0.953,各条目得分与总体得分相关系数在 0.403～0.759($P<0.01$)。因子分析发现,量表六维度结构较为合理,可累升解释总体方差变异的72.89%,具有较好的信效度,可作为医务人员工作满意度测评及治理的参考工具。

医务人员是医疗卫生事业健康发展的主力军,其工作满意度及积极性直接关系到公立医院管理绩效及改革的顺利推行。文献综述发现,医务人员工作满意度研究多见立足于医院内部管理及医务人员需求满足测度的视角,探讨组织内部工作环境、工作条件、工作报酬等诸要素对医务人员工作满意度的影响,缺失考察患者对医务人员的理性尊重、工作认可、信任关系及现行舆论环境等社会因素对其满意度影响及作用机制的深入研究。本研究基于对当前医务人员工作满意度测评的问题梳理,编制医务人员工作满意度测评量表,对其信效度进行综合评价,为科学地测评医务人员工作满意度并对其进行治理提供参考依据。

一、医务人员工作满意度测评研究综述

(一)医务人员工作满意度的概念及内涵

员工满意度研究最初起源于国外梅奥等(1924—1932)著名的经典"霍桑实验"。该研究认为,员工自身情感影响工作行为,工作满意度及生产力取决于员工的社会心理状况。Hoppock 于 1935 年编著的 *Job Satisfaction* 中最先提出了工作满意度这一概念,认为工作满意度是指工作者在心理、生理方面对工作情境的主观反应以及对周围环境氛围的感受满足。在 Spector 等综述文献中,Weiss 等认为,工作满意度是一个人对其工作评估而得出的判断,而这种判断部分源于工作中的情绪体验[①]。Ommen 等认为,医务人员工作满意度是医务人员对其工作的综合态度,是对诸如工作条件、同事和工作时间的消极或积极的感觉,是工作中的任务、角色、职责、激励等多种因素复杂关系相互作用后的产物[②]。Scheurer 等指出,医务人员满意度不是某个医生或医疗组的静态属性,反映的是他们的期望和环境之间的动态相互作用的结果[③]。国内学者张宜民等在国家自然科学基金的资助下开展研究,认为工作满意度是指来自于员工个人对其工作或经历评价后所感受到的一种愉悦的或积极的情感状态[④]。王文星等将医务人员工作满意度定义为医务人员对医疗事业、工作环境及其他因素认知的评价,比较自己的投入产出及他人的回报和实际获得的价值与期望价值差距之后,产生的对工作本身以及其他方面的态度和情感体验[⑤]。

经上述文献梳理及综述发现,医务人员工作满意度的概念是从一般企业或组织员工满意度衍伸而来,并结合医疗服务工作特质的。其主要通过反映医务人员对比工作本身、工作条件、人际关系、职业发展、管理水平、执业环境以及社

---

① Spector P E. Introduction: the dispositional approach to job satisfaction[J]. Journal of Organizational Behavior, 2005, 26(1):57-58.

② Ommen O, Driller E, Köhler T, et al. The relationship between social capital in hospitals and physician job satisfaction[J]. Bmc Health Services Research, 2009, 9(5):1-9.

③ Schearer D, Mckean S, Miller J, et al. U. S. physician satisfaction: a systematic review[J]. Journal of Hospital Medicine, 2009, 4(9):560-568.

④ 张宜民,尹文强,孙葵,等.公立医院医生工作满意度实证分析[J].中华医院管理,2008,24(7):459-462.

⑤ 王文星,马利,徐雅.医务人员工作满意度调查研究综述[J].医学与哲学,2014,35(4):34-35.

会政策等与工作直接或间接相关的各种内部或外部因素的感知与其期望所得，并对各种比较结果做出综合评定后所得到的整体满意程度。

(二)医务人员工作满意度的影响因素

近十余年来，国外对医务人员满意度影响因素研究具有代表性的学者及观点如下。Konrad 等认为，影响医生工作满意度的因素有工作自主、同事间关系、医患关系、工资、资源、社会地位等[1]。Pathman 等研究发现，临床医生离职的计划与对报酬不满意、对团队关系不满意存在关联，不同专业和不同年龄组临床医生计划离职与工作不满意有相关性[2]。Scheurer 等通过文献综述研究得出，影响医务人员工作满意度的外在因素包括工作要求、工作条件、同事关系、薪酬收入、专业特征以及医患关系，内在因素包括执业年限和专业技术[3]。Filipova通过横断面研究发现，影响医务人员工作满意度的因素有年龄、文化程度、工作量、工作时间、门诊量等[4]。

国内对医务人员满意度影响因素研究具有代表性的学者及观点如下。袁璐和李继平调查发现，影响护士满意度由强到弱的因素依次为个人发展机会、福利待遇、工作负荷、专业交流机会等[5]。李永鑫和谭亚梅研究发现，情绪劳动会影响到医护人员的工作倦怠感和工作满意度，积极的情绪劳动有助于降低工作倦怠、提高工作满意度[6]。张宜民采用结构方程模型法研究了医院员工工作满意度、离职意向和职业倦怠 3 个结构变量间的关系及影响因素[7]。孙红等以影响工作满意度的个人心理因素为出发点，研究医务人员特质情绪智力与工作

---

① Konrad T R, Williams E S, Linzer M, et al. Measuring physician job satisfaction in a changing workplace and a challenging environment. SGIM Career Satisfaction Study Group. Society of General Internal Medicine[J]. Medical Care,1999,37(11):1174-1182.

② Pathman D E, Konrad T R, Williams E S, et al. Physician job satisfaction, dissatisfaction, and turnover[J]. Journal of Family Practice, 2002, 51(7):593-599.

③ Scheurer D, McKean S, Miller J, et al. U.S. physician satisfaction: a systematic review[J]. Journal of hospital medicine,2009,4(9):560-570.

④ Filipova A. Factors influencing the satisfaction of rural physician assistants: a cross-sectional study [J]. Journal of Allied Health, 2014, 43(1):22-31.

⑤ 袁璐,李继平.特需医疗服务机构中护士工作满意度的调查分析[J].中国卫生事业管理,2003, 19(5):310-311

⑥ 李永鑫,谭亚梅.医护人员的情绪劳动与工作倦怠及工作满意度的关系[J].中华护理杂志,2009, 44(6):506-509

⑦ 张宜民.城市公立医疗机构医生工作满意度、职业倦怠与离职意向关系的模型研究[D].上海:复旦大学,2011.

满意度的相关关系,研究表明,特质情绪智力与管理者、同事满意、工作本身、交际、工作满意度总分间存在不同程度的正相关[1]。

(三)医务人员工作满意度的测评量表或指标体系及动态趋势

国外对医务人员工作满意度的测量一般借鉴企业员工工作满意度量表。如 Hackman 和 Oldham 编制的工作诊断调查量表(JDS),Hack man 编制的工作满足量表(JSI),Bray field 和 Rothe 编制的整体工作满意度量表(OJS),Spector 编制的工作满意调查量表(JSS),这些量表的形式和内容不一,使用的范围和对象也各有不同。目前,在一般的实证研究中,最常见使用的还是明尼苏达满意问卷(MSQ)和工作描述指数量表(JDI),尤其是这两种量表修订中文版的出现,有利于国内学者开展本土化研究。Shah 等通过焦点访谈以及问卷调查构建了包括工作成就感、工作本身、职业晋升、工作条件、薪酬、医院管理制度、同事关系、与医院管理人员关系共 8 个维度的测评量表[2]。Muya 等采用半结构式问卷深入访谈、因子分析法,研究编制了包括工作情绪、工作意义、工作支持、工作环境 4 个方面的护士满意度测评量表[3]。

国内医务人员工作满意度测评量表设计工作开展较为滞后。李艳丽等设计了包括工作满意度总体评价、工作回报、领导作风、工作条件、管理制度、团队合作、人际关系等内容的医生工作满意度与稳定性调查问卷,信效度检验证明该调查表具有良好的信效度[4]。王阳等采用职业倦怠问卷(MBI)及 MSQ 量表对辽宁智铁岭煤矿集团总医院的 600 名医护人员进行问卷调查,研究发现医护人员的工作满意度与情绪衰竭、人格解体、离职意愿呈负相关关系,而与个人成就感呈正相关关系[5]。钟文明等自行设计调查问卷,分析论证确定了影响医务人员工作综合满意度的直接因素为职业发展、医院综合状况、工作状况,而间接

---

① 孙红,丁璐,刘芙蓉.医务人员特质情绪智力与工作满意度相关关系的研究[J].中国医院管理,2012,32(6):58-60.

② Shah M A, Chowdhury R I, Al-enezi N, et al. Determinants of job satisfaction among selected care providers in Kuwait.[J]. Journal of Allied Health, 2001,30(2):68-74.

③ Muya M, Katsuyama K, Ozaki F, e tal. Development of a scale measuring the job satisfaction of Japanese hospital nurses[J].Japan Journal of Nursing Science,2014,11(3):160-170.

④ 李艳丽,尹文强,黄冬梅,等.医生工作满意度与稳定性量表编制的构想[J].中华医院管理,2006,22(8):541-543.

⑤ 王阳,杨小湜,吴辉,等.医护人员工作倦怠与工作满意度现况调查及其影响因素[J].职业与健康,2011,27(19):2168-2171.

影响因素为领导状况、工作回报及公平性、人际关系[1]。付家亮等采用 MSQ 量表测度工作满意度,采用工作内容问卷(JCQ)和付出-回报失衡问卷(ERI-Q)测量职业紧张,发现社会支持、工作自主、付出回报比值与工作满意度密切相关[2]。对国内外医务人员工作满意度测评工具设计维度及内容的归纳见表10-1。

表 10-1　国内外具有代表性的医务人员工作满意度测评工具及其维度

主要量表或研究者	维度
MSQ	总满意度、能力使用、成就、活动和提升等
JDI	工作本身、人际关系、医患关系、工资薪酬、工作条件和社会地位
Konrad、Williams	工作自主、人际关系、医患关系、工资薪酬、工作条件和社会地位
王阳等	工作满意度、情绪衰弱、人格解体、离职意愿和个人成就感
韶红等	内在满意度、外在满意度、离职意愿和薪酬期望水平
孙桂苓等	工作环境、工作性质、工作关系、薪酬福利、晋升、培训和经营管理等
付家亮等	社会支持、工作自主、付出回报、工作满意度、职业紧张和医患纠纷等
尹文强等	薪酬、公平性、工作条件、执业环境、社会地位、工作能力和工作满意度
顾松涛等	工作满意度、离职倾向、工作本身、执业环境和领导行为
童莉莉等	社会地位、工作氛围、工作量、工作报酬、执业环境和工作风险
李晓惠等	工作环境、工作前景、专业发展、工作压力、安全感和工作报酬
钟文明等	执业环境、医院综合状况、工作本身、领导行为、工作回报和公平性

上述文献综述发现,国内外对医务人员工作满意度影响因素、测评工具的构建以及条目筛选,同样主要借鉴员工满意度量表,多见立足于医院内部管理及医务人员需求满足测度的视角,探讨组织内部工作环境、工作条件、工作报酬等诸要素对医务人员工作满意度的影响,缺失考察患者对医务人员的理性尊重、认可、信任关系及现行社会医疗体制、公共舆论环境等内容及条目设计,对其满意度影响及实证作用机制的深入研究,也缺乏将医务人员满意度测评与政府及相关部门、医院管理者、社会公众以及公共媒体等多元利益相关主体的社会协同治理体系的结合。

① 钟文明,刘晓娟,吴智娟,等.医护人员工作综合满意度影响因素的通径分析[J].中国医院统计,2011,18(1):13-15.
② 付家亮,杨小湜,王阳,等.社区医护人员工作满意度与职业紧张的关系[J].实用预防医学,2012,19(6):933-934.

二、医务人员工作满意度研究当前存在的主要问题

当前,我国"看病难,看病贵"的社会环境将医疗行业推向十分尴尬的境地,舆论媒体锋芒直指医院或医务人员,医疗行业的声誉、医患信任度下降已是不争的事实,以至于医生对当前执业环境及医患关系普遍不满。影响医生工作满意度的因素不仅局限于工作本身的特点、报酬、医院管理制度、领导素质等微观视角,还包括行业、政府、社会等层面的宏观政策,这些也是医生们极为关注的问题。经文献综述及现场访谈医务人员发现,国内外医务人员工作满意度的影响因素、测评量表的构建以及条目筛选,多见立足于医院内部管理及医务人员需求满足测度的视角,探讨组织内部工作环境、工作条件、工作回报等诸要素对医务人员工作满意度的影响,缺失考察患者对医务人员的理性尊重、工作认可、信任关系及现行医疗体制、舆论环境等社会因素对其满意度的影响及对作用机制的深入研究。

三、医务人员工作满意度测评研究基本思路

基于分析医务人员工作满意度研究存在的问题,剖析医务人员工作满意度概念内涵,梳理其关键影响因素,归纳整合既往研究内容或测评指标,设置工作本身维度来反映内源性工作满意度。在外源性工作满意度层面,设置组织管理维度来考察医务人员对组织内部及工作相关的制度方面的满意程度,在工作条件维度考察医务人员对医院内部软硬环境的满意程度,在工作回报维度考察医务人员基本需求满足情况,同时设置了无论在医务人员需求上还是医院内部管理上都很重要的人际关系维度。通过对既往研究的指标进行筛选、分类,初步确立了包含工作本身、组织管理、工作条件、工作回报、人际关系这五个维度在内的评价指标体系。通过设计医务人员对"负面的医疗行业舆论给我的压力很大""来就诊患者尊重我""科室的设备能满足患者诊疗需要""我辛勤付出能够得到患者的认可与信任"等评价指标,来弥补考察患者对医务人员的理性尊重、认可、信任关系及现行公共舆论环境等内容及条目设计。

四、医务人员工作满意度测评问卷的设计

基于医务人员工作满意度测评研究的综述,本研究将患者对医务人员的理性尊重、认可、信任关系等内容分别纳入工作压力、人际关系、工作条件、工作回报维度中,最终形成一个由 20 个封闭式条目组成的医务人员工作满意度量表,共涉及 6 个维度:工作本身(2 个条目)、工作压力(2 个条目)、人际关系(4 个条目)、工作条件(4 个条目)、工作回报(4 个条目)和组织管理(4 个条目),见表10-2。该量表采用 Likert 五级评分法,从左到右依次为"完全不赞同""不赞同""一般""赞同"和"完全赞同",得分依次为 1~5 分,满意度越高,评分越高。

表 10-2 医务人员工作满意度测评问卷条目内容

条　目	条　目
1.我对我的工作很感兴趣	11.科室的设备能满足患者的诊疗需要
2.我觉得我的工作能得到全社会的认可	12.我所在科室的人员配备合理
3.我觉得每天的工作任务繁重	13.对工资及福利待遇感到满意
4.负面医疗行业的公共舆论给我压力很大	14.我能参加业务培训的机会较多
5.我与科室领导关系融洽	15.我辛勤付出能够得到患者的认可与信任
6.我与科室同事关系融洽	16.能通过自身努力得到职务晋升机会
7.来就诊患者尊重我	17.医院的日常管理制度完善规范
8.与行政、后勤管理人员关系融洽	18.医院纠纷处理与奖惩制度完善
9.医院的专业信息资源查阅方便	19.医院的用人晋升制度公开、公平、公正
10.所在科室的办公空间符合工作要求	20.我所在医院有很好的发展前途

五、医务人员工作满意度测评问卷信效度分析

(一)量表的信度

采用奇偶分半法,将所有条目分成数量相等的两半,计算两部分总分的 Spearman-Brown 相关系数,见表 10-3。采用 Cronbach's α 系数估计量表各条目间内容的一致性,量表的总体 Cronbach's α 系数为 0.917,"工作本身""工作压力""人际关系""工作条件""工作回报""组织管理"六维度的 Cronbach's α 系数分别为 0.749,0.764,0.835,0.841,0.840,0.891,均大于 0.700,见表 10-3。

表 10-3　医务人员工作满意度量表分半信度

条目组成	条目/个	Cronbach's α 系数	分半信度系数
奇数条目	10[a]	0.838	—
偶数条目	10[b]	0.832	—
总条目数/个	20	—	0.953

注：a 表示条目 B_1、B_3、B_5、B_7、B_9、B_{11}、B_{13}、B_{15}、B_{17}、B_{19}；b 表示条目 B_2、B_4、B_6、B_8、B_{10}、B_{12}、B_{14}、B_{16}、B_{18}、B_{20}。

表 10-4　医务人员工作满意度量表总体与各维度的 Cronbach's α 系数

维　　度	条目数	Cronbach's α 系数
工作本身	2	0.749
工作压力	2	0.764
人际关系	4	0.835
工作条件	4	0.841
工作回报	4	0.840
组织管理	4	0.891

（二）量表的效度

1. 内容效度

分析各条目得分与总满意度得分的相关性发现，除条目 $B_1 \sim B_7$ 与量表总分的相关系数小于 0.600 外，其余条目的 Cronbach's α 系数均在 0.600~0.759，相关性较强，相关系数检验均具有统计学意义（$P < 0.01$），见表 10-5。量表总体得分与"工作本身""工作压力""人际关系""工作条件""工作回报""组织管理"6 个维度得分的相关系数分别为 0.539，0.354，0.666，0.828，0.819，0.861，均大于维度与维度之间的相关系数，说明量表各维度的聚集度与区分度较好，见表 10-6。

表 10-5　医务人员工作满意度量表各条目得分与总满意度的相关系数

条　目	各条目得分与总分相关系数	条　目	各条目得分与总分相关系数
1	0.505**	11	0.707**
2	0.462**	12	0.675**
3	0.428**	13	0.714**
4	0.403**	14	0.661**
5	0.545**	15	0.669**
6	0.467**	16	0.650**
7	0.515**	17	0.737**
8	0.641**	18	0.759**
9	0.663**	19	0.755**
10	0.690**	20	0.746**

注：* $P < 0.05$，** $P < 0.01$。

表 10-6　医务人员工作满意度量表各维度间与指标总得分的相关矩阵

维　度	工作本身	工作压力	人际关系	工作条件	工作回报	组织管理
工作本身	1.000	0.209**	0.432**	0.314**	0.373**	0.377**
工作压力	0.209**	1.000	0.039**	0.269**	0.245**	0.239**
人际关系	0.432**	0.039**	1.000	0.464**	0.362**	0.475**
工作条件	0.314**	0.269**	0.464**	1.000	0.577**	0.668**
工作回报	0.373**	0.245**	0.362**	0.577**	1.000	0.661**
组织管理	0.377**	0.239**	0.475**	0.668**	0.661**	1.000
总量表	0.539**	0.354**	0.666**	0.828**	0.819**	0.861**

注:** $P<0.01$。

2. 结构效度

以医务人员工作满意度测评量表的 20 个条目作为变量进行因子分析,其 KMO 值为 0.914,Bartlett 的球形度检验近似卡方值为 5998.736,$P<0.001$,拒绝各变量独立的假设,表明各条目之间共同性较好,数据适合进行因子分析。运用 $Vari_{max}$ 正交旋转法,按特征值大于 0.9 提取因子,共提取6个公因子,累计方差贡献率为 72.88%,见表 10-7。为了进一步判断医务人员工作满意度测评量表结构要素的合理性,进一步采用结构方程模型对数据进行结构验证性分析,结果显示 $\chi^2/\mathrm{d}f=2.891$,拟合优度指数($GFI=0.926$)、本特勒波内特规范指数($NFI=0.926$)、比较拟合指数($CFI=0.950$)均大于 0.900,简约基准拟合指数($PNFI=0.756$)、简约拟合指标($PGFI=0.683$)均大于0.05,近似误差平方根($RMSEA=0.057$)及标准差均方根($RMR=0.034$)均小于 0.08,说明其结构与量表最初设计基本吻合,表明量表具有较好的结构效度。医务人员工作满意度量表主成分与各条目因子载荷见表 10-8。

表 10-7　医务人员工作满意度因子方差贡献率

因　子	特征值	方差贡献率/%	累计方差贡献率/%
因子 1	2.974	14.868	14.868
因子 2	2.891	14.453	29.321
因子 3	2.808	14.042	43.364
因字 4	2.601	13.003	56.367
因子 5	1.695	8.476	64.843
因子 6	1.609	8.045	72.888

表 10-8　医务人员工作满意度量表主成分与各条目因子载荷

条　目	因子1	因子2	因子3	因子4	因子5	因子6
1. 我对我的工作很感兴趣	0.118	0.130	0.204	0.144	0.067	0.841
2. 我觉得我的工作能得到全社会的认可	0.156	0.074	0.221	0.137	−0.083	0.836
3. 我觉得每天的工作任务繁重	0.109	0.175	0.015	0.138	0.856	−0.010
4. 负面医疗行业的公共舆论给我压力很大	0.124	0.108	0.039	0.100	0.882	−0.003
5. 我与科室领导关系融洽	0.125	0.150	0.828	0.087	0.020	0.148
6. 我与科室同事关系融洽	0.035	0.128	0.851	0.034	0.016	0.124
7. 来就诊患者尊重我	0.175	0.067	0.758	0.125	0.004	0.138
8. 与行政、后勤管理人员关系融洽	0.293	0.280	0.649	0.133	0.069	0.093
9. 医院的专业信息资源查阅方便	0.197	0.693	0.280	0.201	0.011	0.047
10. 所在科室的办公空间符合工作要求	0.199	0.750	0.135	0.248	0.148	0.040
11. 科室的设备能满足患者的诊疗需要	0.306	0.744	0.151	0.143	0.127	0.040
12. 我所在科室的人员配备合理	0.276	0.725	0.107	0.138	0.148	0.120
13. 对工资及福利待遇感到满意	0.190	0.409	0.039	0.706	0.194	0.078
14. 我能参加业务培训的机会较多	0.167	0.252	0.069	0.791	0.120	0.092
15. 我辛勤付出能够得到患者的认可与信任	0.255	0.134	0.188	0.746	0.084	0.130
16. 能通过自身努力得到职务晋升机会	0.454	0.058	0.127	0.653	0.006	0.143
17. 医院的日常管理制度完善规范	0.692	0.295	0.168	0.264	0.106	0.127
18. 医院纠纷处理与奖惩制度完善	0.750	0.293	0.130	0.130	0.130	0.098
19. 医院的用人晋升制度公开、公平、公正	0.778	0.259	0.215	0.255	0.087	0.048
20. 我所在医院有很好的发展前途	0.739	0.298	0.147	0.210	0.113	0.173

六、医务人员工作满意度综合评价

经过对浙江、湖北、陕西三省共 8 家公立医院医务人员工作满意度的调查，计算可得 8 家医院医务人员工作满意度在工作本身、工作压力、人际关系、工作条件、工作回报、组织管理六维度的平均得分，见表 10-9。

表 10-9　8 家公立医院医务人员工作满意度六维度平均得分

医院名称	工作本身	工作压力	人际关系	工作条件	工作回报	组织管理
A	7.55	7.55	15.86	13.70	12.10	14.01
B	7.71	7.69	15.22	14.18	13.61	13.86
C	7.94	8.08	16.22	14.06	13.58	14.49
D	7.40	7.40	16.11	15.30	14.30	14.96
E	7.06	7.20	14.61	13.45	12.09	13.12
F	7.48	7.90	16.93	14.33	12.75	13.90
G	7.27	8.67	15.65	12.52	12.83	13.26
H	6.98	7.45	16.43	12.07	11.66	13.35

（一）加权累加综合评分法

以医务人员对工作满意度总体评价得分为因变量，以工作本身、工作压力、人际关系、工作条件、工作回报、组织管理六维度的总得分为自变量，通过线性回归分析可得，工作本身、工作压力、人际关系、工作条件、工作回报、组织管理六维度的标准化偏回归系数为 0.2405，0.1680，0.1502，0.1382，0.1580，0.1452。为排除各维度条目数不一致的影响，将各维度总得分除以条目数，得各维度标准化得分，然后进行加权累加得出综合得分，见表 10-10。

表 10-10　8 家公立医院医务人员工作满意度六维度标准化得分及加权综合评价结果

医院名称	工作本身	工作压力	人际关系	工作条件	工作回报	组织管理	综合得分	排　序
A	3.7750	3.7750	3.9650	3.4250	3.0250	3.5025	11.3050	5
B	3.8550	3.8450	3.8050	3.5450	3.4025	3.4650	11.5540	4
C	3.9700	4.0400	4.0550	3.5150	3.3950	3.6225	11.8951	2
D	3.7000	3.7000	4.0275	3.8250	3.5750	3.7400	11.9879	1
E	3.5300	3.6000	3.6525	3.3625	3.0225	3.2800	10.7753	8
F	3.7400	3.9500	4.2325	3.5825	3.1875	3.4750	11.6815	3
G	3.6350	4.3350	3.9125	3.1300	3.2075	3.3150	11.2377	6
H	3.4900	3.7250	4.1075	3.0175	2.9150	3.3375	10.8462	7

（二）Topsis 法

（1）建立评价矩阵：将工作本身、工作压力、人际关系、工作回报、工作条件、组织管理六维度得分汇总后，然后排除各维度条目数影响，计算各维度标准化得分，见表 11-10。将 8 家医院医务人员工作满意度六维度标准化得分（上述数据）进行归一化，得矩阵如下：

0.2649	0.2649	0.2522	0.2920	0.3306	0.2855
0.2594	0.2601	0.2628	0.2821	0.2939	0.2886
0.2519	0.2475	0.2466	0.2845	0.2946	0.2761
0.2703	0.2703	0.2483	0.2614	0.2797	0.2674
0.2833	0.2778	0.2738	0.2974	0.3309	0.3049
0.2674	0.2532	0.2363	0.2791	0.3137	0.2878
0.2751	0.2307	0.2556	0.3195	0.3118	0.3017
0.2865	0.2685	0.2435	0.3314	0.3431	0.2996

(2)计算最优值向量和最劣值向量、最优值和最劣值的距离和相对接近程度:根据矩阵 Z 得到最优值向量 Z^+ 和最劣值向量 Z^-,分别为

$$Z^+ = (0.2865 \quad 0.2778 \quad 0.2738 \quad 0.3314 \quad 0.3431 \quad 0.3049)$$
$$Z^- = (0.2519 \quad 0.2307 \quad 0.2363 \quad 0.2614 \quad 0.2797 \quad 0.2674)$$

(3)计算各单位指标值与最优值和最劣值的距离(D^+,D^-)以及与最优值的相对接近程度(C_i),见表 10-11。

表 10-11 不同公立医院医务人员工作满意度指标值与最优值的相对接近程度及排序

医院名称	D^+	D^-	C_i	排 序
A	0.0091	0.0117	0.5620	6
B	0.0129	0.0081	0.3868	3
C	0.0152	0.0053	0.2574	1
D	0.0160	0.0082	0.3390	2
E	0.0051	0.0165	0.7621	7
F	0.0122	0.0085	0.4090	4
G	0.0102	0.0124	0.5480	5
H	0.0049	0.0181	0.7874	8

(三)秩和比法

(1)编秩:按照由小到大的顺序,分别对各家医院的工作本身、工作压力、人际关系、工作条件、工作回报、组织管理的得分进行编秩,见表 10-12。求得各家医院秩和后,计算其秩和比 RSR,结果见表 10-13。

表 10-12 8家公立医院医务人员工作满意度指标加权秩和比值

医院名称	工作本身	工作压力	人际关系	工作条件	工作回报	组织管理	$WRSR_i$
A	3.7750(3)	3.7750(5)	3.9650(5)	3.4250(5)	3.0250(6)	3.5025(3)	0.5484
B	3.8550(2)	3.8450(4)	3.8050(7)	3.5450(3)	3.4025(2)	3.4650(5)	0.4576
C	3.9700(1)	4.0400(2)	4.0550(3)	3.5150(4)	3.3950(3)	3.6225(2)	0.2930
D	3.7000(5)	3.7000(7)	4.0275(4)	3.8250(1)	3.5750(1)	3.7400(1)	0.4275
E	3.5300(7)	3.6000(8)	3.6525(8)	3.3625(6)	3.0225(7)	3.2800(8)	0.9157
F	3.7400(4)	3.9500(3)	4.2325(1)	3.5825(2)	3.1875(5)	3.4750(4)	0.4079
G	3.6350(6)	4.3350(1)	3.9125(6)	3.1300(7)	3.2075(4)	3.3150(7)	0.6409
H	3.4900(8)	3.7250(6)	4.1075(2)	3.0175(8)	2.9150(8)	3.3375(6)	0.8091
W_i	0.2404	0.1680	0.1502	0.1382	0.1580	0.1452	

（2）计算秩和比，根据 WRSR 的值对评价对象的优劣进行直接排序。

$$WRSR_1=\frac{1}{10}\sum_{j=1}^{6}W_jR_1=\frac{1}{10}(0.2404\times3+0.1680\times5+\cdots+0.1580\times6$$
$$+0.1452\times3)$$

（3）确定 WRSR 分布。

表 10-13　8 家公立医院医务人员工作满意度的 WRSR 值的分布

医院名称	WRSR	f	$\sum f$	R	$\bar{R}$	$(\bar{R}/n)\times100\%$	Probit
C	0.2930	1	1	1	1	12.5	3.82
F	0.4079	1	2	2	2	25.0	4.33
D	0.4275	1	3	3	3	37.5	4.68
B	0.4576	1	4	4	4	50.0	5.00
A	0.5484	1	5	5	5	62.5	5.32
G	0.6409	1	6	6	6	75.0	5.67
H	0.8091	1	7	7	7	87.5	6.15
E	0.9157	1	8	8	8	96.9	6.87

（4）计算回归方程。以累计频率所对应的概率单位值 Probit 为自变量，以 WRSR 值为应变量，求得回归方程 $WRSR=-0.543+0.211Probit$。

（5）分档排序。将 8 家公立医院医务人员工作满意度拟分成上、中、下 3 档，根据 WRSR 估计值进行分类分档，结果见表 10-14。

表 10-14　8 所公立医院医务人员工作满意度分档排序

等　级	Probit	WRSR	分类分档排序结果
上	4 以下	0.301	C
中	4～6	0.301～0.723	F,D,B,A,G,
下	6 以上	0.723	H,E

（四）综合指数法

（1）指标值标准化。由于公立医院医务人员工作满意度指标均为正向指标，按照公式 $Y=X/M$（Y 为标准化值，X 为指标值，M 为平均值）将指标值标准化，并对每家医院医务人员满意度六维度按大小进行编秩，计算结果见表 10-15。

表 10-15　8 家公立医院医务人员工作满意度指标的标准化值及秩次

医院名称	工作本身	工作压力	人际关系	工作条件	工作回报	组织管理
A	1.0170(6)	0.9751(2)	0.9988(3)	0.9999(4)	0.9405(1)	1.0102(5)
B	1.0386(5)	0.9932(2)	0.9585(1)	1.0349(4)	1.0579(6)	0.9994(3)
C	1.0695(6)	1.0436(3)	1.0215(1)	1.0262(2)	1.0556(5)	1.0448(4)
D	0.9968(2)	0.9558(1)	1.0146(3)	1.1167(6)	1.1115(5)	1.0787(4)
E	0.9510(5)	0.9299(2)	0.9201(1)	0.9817(6)	0.9398(3)	0.9460(4)
F	1.0076(3)	1.0203(4)	1.0662(6)	1.0459(5)	0.9911(1)	1.0023(2)
G	0.9793(3)	1.1198(6)	0.9856(4)	0.9138(1)	0.9973(5)	0.9561(2)
H	0.9402(3)	0.9622(4)	1.0347(6)	0.8809(1)	0.9063(2)	0.9626(5)

（2）计算秩和比（RSR）。秩和比的计算公式为 $RSR = \sum R/mn$，其中 R 为秩次，$\sum R$ 为 8 家公立医院医务人员工作满意度六维度秩次总和，m 为指标维度的个数，n 为所调查的公立医院的数量。六维度指标秩和比见表 10-16。

表 10-16　六维度指标的秩和、秩和比、分比、经验权数、权重系数

指标维度	秩和 $(\sum R)$	秩和比 (RSR)	分比 (SR)	经验权数 (W')	$SR \cdot W'$	权重系数 (W)
工作本身	33	0.6875	0.1964	0.2404	0.0472	0.2797
工作压力	24	0.5000	0.1429	0.1680	0.0240	0.1422
人际关系	25	0.5208	0.1488	0.1502	0.0224	0.1324
工作条件	29	0.6042	0.1726	0.1382	0.0239	0.1413
工作回报	28	0.5833	0.1667	0.1580	0.0263	0.1560
组织管理	29	0.6042	0.1726	0.1452	0.0251	0.1485
合计	168	3.5000	1.0000	1.0000	0.1689	1.0000

（3）计算各评价主体的综合指数（I）。$I = WY$，计算结果见表 10-17。

表 10-17　8 家公立医院医务人员工作满意度综合指数及排序

医院名称	综合指数	排　序
A	0.9933	5
B	1.0182	4
C	1.0475	1
D	1.0403	2
E	0.9458	7
F	1.0192	3
G	0.9902	6
H	0.9455	8

(五)灰色关联法

灰色关联法是指通过比较数列与参考数列的关联系数和相关度,来确定各类评价主体的适宜性程度。

(1)确定参考数列和比较数列。选取各指标的最大数值组成参考数列,将评价对象各指标作为比较数列,见表 10-18。

表 10-18　8 家公立医院医务人员工作满意度六维度

医院名称	工作本身	工作压力	人际关系	工作条件	工作回报	组织管理
A	3.7750	3.7750	3.9650	3.4250	3.0250	3.5025
B	3.8550	3.8450	3.8050	3.5450	3.4025	3.4650
C	3.9700	4.0400	4.0550	3.5150	3.3950	3.6225
D	3.7000	3.7000	4.0275	3.8250	3.5750	3.7400
E	3.5300	3.6000	3.6525	3.3625	3.0225	3.2800
F	3.7400	3.9500	4.2325	3.5825	3.1875	3.4750
G	3.6350	4.3350	3.9125	3.1300	3.2075	3.3150
H	3.4900	3.7250	4.1075	3.0175	2.9150	3.3375
最优值	3.9700	4.3350	4.2325	3.8250	3.5750	3.7400

(2)对参考数列和比较数列做无量纲化处理。运用公式 $x_i(k) = [x_i(k) - \min x_i(k)] / [\max x_i(k) - \min x_i(k)]$,$i = 1, 2, 3 \cdots, m$;$k = 1, 2, 3, \cdots, n$。其中,$\max x_i(k)$ 和 $\min x_i(k)$ 分别表示第 k 项指标在 m 主体中的最大值和最小值。计算结果见表 10-19。

表 10-19　8 家公立医院医务人员工作满意度六维度的标准化数列

医院名称	工作本身	工作压力	人际关系	工作条件	工作回报	组织管理
A	0.593 7	0.238 1	0.538 8	0.504 6	0.166 7	0.483 7
B	0.760 4	0.333 3	0.262 9	0.653 3	0.738 6	0.402 2
C	1.000 0	0.598 6	0.694 0	0.616 1	0.727 3	0.744 6
D	0.437 5	0.136 1	0.646 6	1.000 0	1.000 0	1.000 0
E	0.083 3	0.000 0	0.000 0	0.427 2	0.162 9	0.000 0
F	0.520 8	0.476 2	1.000 0	0.699 7	0.412 9	0.423 9
G	0.302 1	1.000 0	0.448 3	0.139 3	0.443 2	0.076 1
H	0.000 0	0.170 1	0.784 5	0.000 0	0.000 0	0.125 0
最优值	1.000 0	1.000 0	1.000 0	1.000 0	1.000 0	1.000 0

（3）求差数列。$\Delta_i k = |x_0(k) - x_i(k)|$，$\Delta_i k$ 表示最优值 x_0 与 x_i 在第 k 项指标处的绝对差。计算结果见表 10-20。

表 10-20　8 家公立医院医务人员工作满意度六维度评价差值

医院名称	工作本身	工作压力	人际关系	工作条件	工作回报	组织管理
A	0.406 3	0.761 9	0.461 2	0.495 4	0.833 3	0.516 3
B	0.239 6	0.666 7	0.737 1	0.346 7	0.261 4	0.597 8
C	0.000 0	0.401 4	0.306 0	0.383 9	0.272 7	0.255 4
D	0.562 5	0.863 9	0.353 4	0.000 0	0.000 0	0.000 0
E	0.916 7	1.000 0	1.000 0	0.572 8	0.837 1	1.000 0
F	0.479 2	0.523 8	0.000 0	0.300 3	0.587 1	0.576 1
G	0.697 9	0.000 0	0.551 7	0.860 7	0.556 8	0.923 9
H	1.000 0	0.829 9	0.215 5	1.000 0	1.000 0	0.875 0

（4）计算灰色关联系数。$\xi_i(k) = (\min_i \min_k \Delta_i k + \zeta \max_i \max_k \Delta_i k)/(\Delta_i k + \zeta \max_i \max_k \Delta_i k)$，$\xi_i(k)$ 表示 x_0 与 x_i 在第 k 项指标处的关联系数，ζ 为分辨系数，通常取 0.5。灰色关联度 $\gamma_i = (1/n) \sum_{k=1}^{n} \zeta_i(k) W_i$，$w_i$ 表示各项指标的主观权重。计算结果见表 10-21。

表 10-21　8 家公立医院医务人员工作满意度六维度的关联系数与灰色关联度

医院名称	工作本身	工作压力	人际关系	工作条件	工作回报	组织管理	灰色关联度	排序
A	0.133	0.067	0.078	0.069	0.059	0.071	0.4774	6
B	0.163	0.072	0.061	0.082	0.104	0.066	0.5467	4
C	0.240	0.093	0.093	0.078	0.102	0.096	0.7033	2
D	0.113	0.062	0.088	0.138	0.158	0.145	0.7041	1
E	0.085	0.056	0.050	0.064	0.059	0.048	0.3628	8
F	0.123	0.082	0.150	0.086	0.073	0.068	0.5815	3
G	0.100	0.168	0.071	0.051	0.075	0.051	0.5163	5
H	0.080	0.063	0.105	0.046	0.053	0.053	0.3998	7

（六）综合评价结果汇总

运用加权综合评分法、Topsis 法、秩和比法、灰色关联法、综合指数法对评分结果进行综合排序，结果汇总见表 10-22。采用 Spearman 等级相关系数检验不同评价方法与评价结果的密切程度。结果显示，5 种综合评价方法的排序结果的相关系数均大于 0.850,P 值均小于 0.01,见表 10-23。

表 10-22　8 家公立医院医务人员工作满意度综合评价结果

医院名称	综合评分法		Topsis 法		秩和比法		灰色关联法		综合指数法	
	综合得分	序位	C_i	序位	$WRSR$	序位	γ_i	序位	I	序位
A	11.3050	5	0.5620	6	0.5484	5	0.4774	6	0.9933	5
B	11.5540	4	0.3868	3	0.4576	4	0.5467	4	1.0182	4
C	11.8951	2	0.2574	1	0.2930	1	0.7033	2	1.0475	1
D	11.9879	1	0.3390	2	0.4275	3	0.7041	1	1.0403	2
E	10.7753	8	0.7621	7	0.9157	8	0.3628	8	0.9458	7
F	11.6815	3	0.4090	4	0.4079	2	0.5815	3	1.0192	3
G	11.2377	6	0.5480	5	0.6409	6	0.5163	5	0.9902	6
H	10.8462	7	0.7874	8	0.8091	7	0.3998	7	0.9455	8

表 10-23　Spearman 等级相关系数

	综合评分法	Topsis 法	秩和比法	灰色关联法	综合指数法
综合评分法	1.000				
Topsis 法	0.905**	1.000			
秩和比法	0.929**	0.881**	1.000		
灰色关联法	0.976**	0.929**	0.905**	1.000	
综合指数法	0.952**	0.952**	0.952**	0.929**	1.000

注:** 表示 $P<0.001$。

本章小结　本章通过文献综述及现场访谈医务人员发现,国内外对医务人员工作满意度的影响因素、测评量表的构建以及条目筛选,同样主要借鉴员工满意度量表,多见立足于医院内部管理及医务人员需求满足测度的视角,探讨组织内部工作环境、工作条件、工作报酬等诸要素对医务人员工作满意度的影响,缺失考察患者对医务人员的理性尊重、工作认可、信任关系及现行公共舆论环境等内容及条目设计。基于上述问题,本章在工作压力、人际关系、工作条件、工作回报等维度中,通过设计医务人员对"负面医疗行业的舆论给我压力很大""来就诊患者尊重我""科室的设备能满足患者的诊疗需要""我辛勤付出能够得到患者的认可与信任"4 条目的评价,为丰富及补充医务人员工作满意度测评内容提供了新的要素。本研究研制的医务人员工作满意度测评量表总体 Cronbach's α 系数为 0.917,六维度的 Cronbach's α 系数介于 0.749~0.891,

均高于同类研究的文献。运用分半信度测试进一步验证量表的信度发现,奇数条目的 Cronbach's α 系数为 0.838,偶数条目的 Cronbach's α 系数为 0.832,该量表的 Spearman-Brown 相关系数为 0.910,分半信度系数为 0.953,高于分半信度要求 Spearman-Brown 相关系数 $\geqslant 0.800$。综合判断量表的 Cronbach's α 系数和分半信度系数分析结果,可见医务人员工作满意度测评量表具有很好的内部一致性。量表各条目与总得分的相关系数在 0.403~0.759,表明医务人员工作满意度测评量表具有良好的内容效度。结构效度是指可观测变量对量表理论结构正确反映的程度。采用主成分分析法提取 6 个公因子,累计方差贡献率为 72.88%,结合结构方程模型检验的拟合优度指数为 0.926,大于国际检验标准 0.9,综合验证了量表的工作本身、工作压力、人际关系、工作条件、工作回报、组织管理六维度与理论假设完全相符,表明医务人员工作满意度问卷具有良好的结构效度。

第十一章

策略与政策建议

　　公立医院社会评价是基于社会治理理论,由社会第三方权威组织主导、政府及社会各方协同多元主体共同参与的系统工程。公立医院社会评价有序治理体系的建立,既需要政府"转得出",也需要社会专业组织第三方评价机构"接得住",更需要公民公众"愿参与、能参与",公共媒体及舆论"看得紧"①。本章在公立医院社会评价理论模型构建→利益相关主体的认知及态度调查→公众参与意愿形成机制研究→评价主体的选择组成框架构建→评价指标体系的确立等系统研究的基础上,从政府的职能转变与管理创新,社会专业组织的培育与发展,公民与公众精神培养及参与意识与能力建设,社会系统的多元主体参与监督以及评价结果的发布、申诉、应用等方面,提出由政府委托、社会专业组织三方评价机构代理并主导、社会公民及公众与社会系统等广度参与的公立医院社会评价有序治理体系的策略与政策建议框架,如图11-1所示。

一、创新驱动政府对公立医院治理的新体制机制

　　我国受传统政治体制与行政体制的影响,推行政府主导的经济社会发展模式,以至于在公共管理过程中片面强调政府权威,奉行典型的"政府本位"价值取向,过度重视政府对社会的管理与控制,忽视了社会治理、社会资本和公众利益。在社会医疗卫生与健康领域,我国多年政府治理及政府监管评价公立医院

---

　　①　民政部.民政部关于探索建立社会组织第三方评价机制的指导意见[J].中国民政,2015(13):1-1.

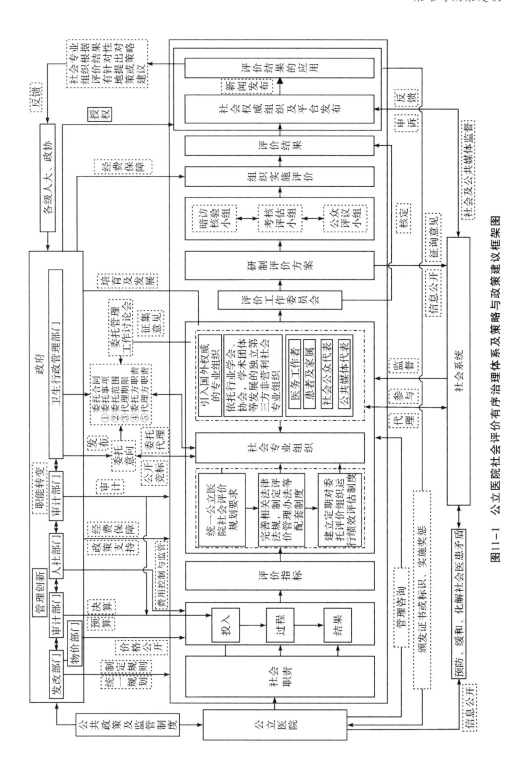

图11-1 公立医院社会评价有序治理体系及策略与政策建议框架图

的实践显示,并未取得预期的社会效果①。当前推行由社会第三方组织独立代理,由卫生行政管理等政府部门、医疗保险经办机构、各界公民及公众和专家代表等多元参与公立医院评价及治理体制机制的建立,无疑会打破单一的政府主导的公立医院等级评审或管理评价格局,这就要求政府从长期注重管理思维向治理理念转变,转变现代公共服务职能,树立以人为本、服务行政、有限行政、社会协同、公众参与、源头治理的新理念,创新驱动建立决策、执行、评价、监督既相对分开又相互制约的现代公立医院治理体制及运行机制②。首先,创新公立医院社会管理体制。政府应厘清与社会的职能分工,把对公立医院管理评价与监督从行政执行领域中撤离并让渡给社会,创造诱致性的激励体制,激发公民、社会组织参与到公立医院监督评价治理中来,实质是政府要把评价权和监督权更多地交给社会、回归社会,在"管""办"的互动中,使"评"保持相对独立,着力建立社会专业组织第三方评估的体制机制和政策保障,促使政府、公立医院与患者及社会公众之间形成理性协商、互惠互利、责任共承为特征的伙伴关系。其次,重点支持培育和发展医疗服务及管理行业学会或协会等社会专业组织,使之成为政府监管的重要抓手,成为社会监督的重要平台。激发社会专业组织活力和治理能力,在经费、人员、法律等方面给予政策支持,帮助其正常、合法、有效运转;改进社会组织管理方式,着重对其进行宏观管理与监督,减少对其内部事务的行政干预,保证社会专业组织的独立性③。再次,培育公民参与和善于进行社会管理的意识和能力,增强公众依法有序参与公立医院管理与监督的自觉性。通过网络、报纸、杂志、电视等媒介平台,向公众传授公共政策的相关知识,加强对公众参与相关技能的传授和培训,提高公众参与公共服务的技能,促使公众依法、有序、理性、负责地参与公立医院治理。最后,建立健全信息发布协调机制。通过各种便于公众知晓的方式,及时、准确地公开政府管理及公立医院医疗管理及服务信息,完善公立医院信息公开的考核、监督和责任追究机制,确保广大公民与公众依法获取信息、利用信息的合法权益。

---

① 陈振明,李德国,蔡晶晶.政府社会管理职能的概念辨析——《"政府社会管理"课题的研究报告》之一[J].东南学术,2005(4):5-11.

② 李克强.用第三方评价促进政府管理方式改革创新[J].当代社科视野,2014(9):1.

③ 程昆.社会管理创新视角下的公众参与[J].江西社会科学,2013(11):185-188.

二、建立政府委托社会专业组织代理的公立医院社会评价机制

传统的以卫生行政管理部门为主导的公立医院评审或管理评价体系,由于其评价主体的特殊利益角色作用,使得治理效果难以获得社会公众的普遍认可,且公平公正性也常受社会公众质疑。在当前社会转型期诚信危机的环境下,特别是在社会医疗卫生与健康治理领域,引入完全独立的社会第三方组织主导的评价机制尚不成熟,其公信力也会受到多方质疑。基于我国实际,建议政府加快推进公立医院社会管理体制改革,建设有限责任政府并承担对公立医院的监管和服务角色,在完善医疗信息公开制度及加强规范化建设的基础上,建立政府委托各级地方医疗行业学会和协会或学术团体等社会专业组织独立代理公立医院社会评价有关事务的主导及作用机制,以简政放权,规范并激活社会专业组织的活力,发挥其主导科学设计、制定、解读并有效执行稳定性和持续性社会评价的专业标准。利用社会第三方组织的专业权威优势,使其成为有效落实公众看病就医知情权、参与权、监督权的维护者以及社会公众利益的代表者,并发挥其为社会搭建医疗信息、专业知识及技术指导等培训与交流平台的作用,加强公民及公众理性认知和参与能力的建设,着实体现和促进实现"内行管内行"的社会监督及其治理的重要作用。

社会专业组织第三方评价机构接受政府委托,吸纳有关部门代表、人大代表、政协委员、专家学者、市场中介机构、患者及家属、社会公众代表、公共媒体代表等,建立信誉好、公信力高的评价委员会和复核委员会,主导设计公立医院社会评价方案,构建评价指标体系,制定评价标准,确立评价流程,推动各项评价活动的实施,收集评价数据和信息,然后对收集的信息或数据进行分析、整理、归纳,形成评价结论,以评估报告的形式提交给政府委托方。在政府授权指导下,举行新闻发布会,公布评价的结果,接受全社会的监督[①]。政府各有关部门要为社会专业组织第三方评价机构提供适当的政策和资源,授予其对评价活动的组织权和管理权,还要提供经费支持,以保证评价活动的正常运行和可持

① 李亚东,金同康.建立和完善中国大学评价的宏观框架——兼谈教育评价中介机构在中国大学评价中的地位与作用[J].科学学与科学技术管理,2004,25(1):48-52.

续发展。同时运用信息的、法律的、行政的手段实施宏观监督与管理,依据评估项目和要求,定期检查第三方评估过程的相关资料记录,调查了解第三方评价结果的社会认可度,确保评估流程规范有序,及时发现和纠正评价工作中存在的问题,定期对社会专业组织的运行绩效进行评估。公立医院应自觉接受社会第三方的外部监管,建立与完善信息公开制度,与社会第三方专业组织形成有机互动,针对评价结果以及评价标准,加强对医务人员的指导和培训,积极收集医院管理中存在的问题,积极主动地咨询社会专业组织第三方评价机构,促使公立医院顺利完成评价前期的自建自评及评价后期的质量持续改进。

为规范化建立政府与社会专业组织之间的委托代理关系,首先,政府有关部门及社会公众应对第三方社会专业组织的资质进行审查及监督。在正式委托授权前,政府向社会公开公立医院社会评价的项目、内容、周期、评审流程及资质要求等,通过招标、邀标等方式,择优选择第三方评价机构①。邀请人大代表、政协委员、专家、行业协会、社会公众、公共媒体等社会各界代表共同召开委托管理工作讨论会,明确第三方评价机构的服务内容、服务期限、权利义务、违约责任、评估验收及合同兑现等内容。其次,细化委托合同。政府部门对委托合同条款的规定必须清楚、全面,用词准确、清晰,避免委托合同中存在不必要的限制,明确社会专业组织第三方评价机构的职权责,并确保不超出评价范围。委托合同细则应包括公立医院社会评价的内容、合同有效期、违约处罚条件、委托方的职责、代理方的职责等,同时为避免评价过程中与评价部门发生争执,委托合同中应就争端处置方式加以说明,当某部门不予配合时,也可依照程序进行处理。再次,实施公开招标。招标过程直接影响第三方社会专业组织或独立评价机构参与的数量与质量,因此需着重注意以下几个方面。一是对评价委托书做尽可能广泛的宣传,自评价委托书发布之日起至正式竞标要有充足的时间供第三方评价组织进行准备。二是举办评价说明会,对公立医院社会评价的评价主体、评价内容及指标、评价标准、评价流程、评价结果的发布及应用进行说明与解释。三是成立评价工作委员会,结合内外部资源,以统一、明确的标准对竞标文件进行评价;审慎处理不合格标书,警惕竞标过程中可能存在的腐败行为;明确评价的实施时间,留有充分的时间供社会专业组织第三方评价机构组织准备与实施;设立违约保证金,以确保评价过程的严肃性与有效性,如第三方

---

① 民政部民间组织服务中心管理服务处.深化社会组织管理制度改革探索建立第三方评估机制[J].中国社会组织,2015(10):10-13.

评价机构在评价过程中未能履行合同约定,评价保证金将予以没收。最后,监测合同的履行。委托承包要求监测与评价社会专业组织第三方评价机构对合同的履行情况,建立系统程序监测第三方评价机构的绩效,监管合同条款履行程度。对合同履行情况的监测要求事先认真规划,明确监测的重点,做好记录与分析①。应该保证工作各个环节的透明度,即过程公开,结果公示,形成"鱼缸效应",促使政府、社会公众、公共媒体等能够进行有效监督。

三、大力培育及发展社会专业组织第三方评价机构

公立医院及其供给的服务具有人才密集型、知识密集型、技术密集型、劳动密集型、风险密集型、情感密集型、资本密集型于一体且专业性极强的特殊性,这无疑对其社会评价的主导主体提出了特别的要求。借鉴国际经验,理应选择由完全独立的民间的、非官方的、非营利的第三方社会专业组织主导其社会评价及作用机制。只有社会专业组织聚集大量"专家",对公共服务价值有中立、独立、客观及科学的判断,才能保证其有效性。在当前社会环境制度相对合适的情况下,以及相关理论成熟和初步探索实践后,在政府引导下由具有较强社会影响力的专家联合牵头,组织成立社会专业组织第三方评价机构,配合良好的舆论文化宣传,借助政府的力量进行运作和发展,建立由相关专家、学者、政府相关部门公务员、医务工作者、患者及家属、社会公众等代表组成的跨学科多领域的综合性决策咨询机构,其主要的工作是帮助政府及公立医院做决策咨询,提供策略与政策建议,以提高公共政策的质量,待该组织正常运行后,其信誉度和权威性提升上来,再逐步转移为民间发展,成为具有独立法人资质、适合承担公立医院社会评价的第三方专业组织和同质化、专业化的评价队伍②;或者以医疗行业学会或协会等社会专业组织团体为依托,组织成立具有独立法人资质的社会评价机构,待该机构运转逐渐成熟后,吸纳人大代表、政协委员、社会公众、公共媒体等社会各界代表,发展成为完全独立的非政府、非营利的社会

---

① 杨拓,陆宁.委托代理模式下"第三方政府绩效评价"的路径完善——兼论公私伙伴关系的建设[J].哈尔滨市委党校学报,2011(5):75-78.

② 李清,李岩.第三方医院评价体系构建探析[J].医院管理论坛,2016,33(10):11-14.

专业组织第三方评价机构①。在社会医疗卫生事业国际化发展的大潮下,还应积极引入医疗发达国家的社会第三方权威评价机构或组织,走多元化、市场化的发展道路。通过多元化发展,一方面,承担公立医院社会评价的专业组织有更多的选择,评价机构之间也能形成良性竞争,有利于自身水平的提升;另一方面,各机构或组织来源不同,评价的思路、力量优势以及关注重点也存在差异,在发展的过程中,将会积累特色发展经验,不断深化公立医院社会评价理论研究,改进评价技术,推动公立医院社会第三方评价体系的完善和评价服务品质的提升。

四、提高社会专业组织第三方评价机构的专业化水准及公信力

公立医院社会评价是专业性很强、技术性含量很高、带有研究性质的一项活动。高效的评价活动往往是由社会第三方专业组织根据评价对象以及自身的实际情况,灵活地选择评价的技术和方法来实现的,因此,应鼓励和发展社会专业组织第三方评价机构。要提高第三方评价机构专业化水准,可以从以下3个方面入手:第一,加快公共政策或管理评价的队伍建设和专门人才培养,鼓励高等院校和研究机构利用自身人才集中的优势,培养专业评价人才。第二,国家可以通过科研政策,引导各级科研院所加强对公立医院评价的研究和实践,加大科研投入,加强对公共政策评价理论、评价方法和评价技术的研究。第三,通过竞争机制,利用市场力量培育优秀的专业评价机构,并借助社会上的政策评价组织使评价活动职业化。社会专业组织第三方评价机构获得公信力的过程,同时也是逐渐被社会大众认可的过程。一方面,评价组织或机构必须始终坚持评价的独立性、评价内容与方法的科学性、评价过程的公开透明性和评价结果的客观公正性;另一方面,社会专业组织第三方评价机构可以加强与公共媒体的合作与联系,扩大评价的影响力,自觉接受评价对象和社会公众对评价工作的咨询与监督,增强评价的导向功能以及树立其公信力②。

---

① 此种模式的优点在于:第一,能够有效利用高校的优质资源,进行政府绩效评价的制度设计和绩效评价指标体系的建设;第二,鉴于高校本身的性质和社会地位,其评价过程和结果较易为民众接受;第三,因其受政府委托,并在政府的支持之下,所以绩效信息的收集和绩效评价活动的展开均会变得便利。
② 段红梅.我国政府绩效第三方评价的研究[J].河南师范大学学报(哲学社会科学版),2009,36(6):47-51.

五、培养公民与公众精神及社会治理参与意识和能力

培育公民与公众精神、扩大公众参与社会治理、激发公民社会活力,已成为当今现代社会建设和发展的迫切要求。公立医院社会评价应在社会专业组织第三方评价机构主导、政府支持、公立医院积极配合、公共媒体监督的社会协同治理框架下,推进公民与公众精神的培养及参与意识和能力的建设,共同营造公众关注公共事务、培养社会责任感、提升素养及能力、积极参与医疗公共服务及管理活动的社会氛围。第一,搭建家庭、学校、社会等多元化教育平台。培养公民与公众精神及参与社会治理的意识和能力,提高公民参与的主动性。加强对公民意识的培育,要从娃娃抓起,建议从小学到大学均开设"系列化公民教育体系课程",培育青少年学生国家意识、权责意识、法治意识和公德意识,让学生了解国家和地方有哪些公共管理事务需要公民参与决策、怎样参与及通过什么渠道参与等。通过社会公共媒体,宣传重大事件和优秀典型人物事迹,发挥典型人物示范作用与影响效应,培养公民的主体意识、权责意识、参与意识及在公共事务管理活动中的主人翁意识[1]。第二,完善医疗服务及管理信息公开制度,明确政府及公立医院信息公开和征求公众意见的责任、义务,落实公民与公众的知情权。政府、公立医院及主流媒体网站开设特色专栏或利用信息平台推送技术,深入解读医改政策、医学知识、医疗服务、医疗费用及价格等信息,将政策条文或医疗预防保健知识变成公众喜爱且易读懂的报道,拉近政策与公众间的距离,提高公众对公共医疗政策及医疗讯息的认知水平。第三,探索、拓宽公民和公众的参与方式及渠道。政府及公立医院要充分发挥座谈会、协调会、调查公众意见等传统的公众参与方式,充分利用现代信息通信技术,通过网络论坛、微博、微信、电视辩论等多种形式来扩展和规范公众参与社会治理的新路径。可借鉴学习西方有效的公众参与社会治理创新的方式,如市民评审团、市民调查群、焦点小组、公民论坛、公共调查、公共辩论等,探索适合我国实际并具有地方特色的公众参与形式。第四,建立健全公众参与回应机制。对正当、合理的公众诉求要付诸行动并予以满足,不能马上解决的也应当以适当形式和方式给予反馈,唯有如此才能真正提高公众参与的效能感,才能切实提高公众参

---

① 朱西括.在社会治理创新中切实推进公众参与[J].哈尔滨市委党校学报,2014(3):75-79.

与的有序性,让群众心里有依靠、冤屈有处诉、意见有处提、怨气有处解、合法权益有保障。第五,引入公众的参与激励机制,提高公众参与热情和积极性,发挥公众主体的能动作用。对参与社会治理决策的公众给予一定的物质资助,对参与中表现优秀、成效显著者给予相应的表彰奖励,使公众在参与社会治理决策中得到应有的尊重和支持,以带动更多的群众参与社会治理决策,不断增强社会治理创新的社会合力。

六、激活并开发社会公众和公共媒体协同参与治理的评价路径

公立医院改革及可持续发展无疑是以实现好、维护好、发展好广大人民群众的健康权益和水平作为出发点和落脚点的,这就决定了其社会评价及治理均离不开人民群众及公共媒体的广泛参与。公众作为人民群众中常常关注和维护公共利益的代表或特殊社会群体,公共媒体作为及时监测社会环境、快速传播信息、教育和引导大众价值观、协调社会关系等方面的社会载体,两方分别凭借其自身独有优势和角色担当,在社会公共事务参与治理中越来越突显出重要作用。在由政府委托社会专业组织第三方评价机构独立代理主导的公立医院社会评价过程中,亟待开发和挖掘符合公民生命健康及社会公共医疗卫生服务利益诉求的公众参与权、知情权、监督权以及有效协同参与的机会和渠道,特别是在搭建公众及公共媒体与公立医院以及政府之间的平等对话、交流和互动平台时,可邀请人大代表、政协委员、监察审计员、社会观察员等公众代表,重点促进政府对公立医院投入保障及监管制度的规范化建设,促进公立医院在有效履行其应有社会责任方面发挥其独特作用。公共媒体应加强对公共医疗政策的讨论或认知性宣教类节目的制作,构建客观公正、权威发布社会评价结果及公众参与治理的交流和互动平台,引导公共舆论并及时回应社会关切,以增进公立医院相关利益方的公共责任感,提升理性认知及参与能力,促进相互间沟通与信任,履行好社会舆论监督作用。

七、形成基于利益相关者的公立医院社会多元主体协作治理评价模式

在当前,借鉴国际社会基于社会评价及协同治理的新型公共管理的学术前

沿及视野,我国应强调激活和发挥患者、公民、公众及公共媒体等社会系统协同参与公立医院改革及治理的活力和功效,在医患双方主要涉及的政府及相关主管部门、公立医院、社会专业或行业组织、公共新闻媒体、患者及家属、公民及公众等社会多元参与主体间,构建以公立医院有效履行社会职责及其社会治理效果为导向的有效发挥社会民主作用的良性互动及多元主体协作治理平台,以独立性、专业性、权威性、主动性为筛选原则,并根据各参与评价主体的社会经济地位、专业背景、利益取向、心理情感以及自身社会角色感知的优势和局限性等不同特征,选择尽可能理性、准确、客观的适宜评价内容及具体指标。这对促进协同治理达到医患双方乃至社会满意的有序和谐管理,促进形成多元主体共同行动及共担风险的公立医院有序社会治理结构以及获得社会普遍认可的治理效应,具有进一步学术探究和应用的重要价值。多元评价主体及协作治理,必有助于有效中和或消减不同利益相关主体角色的影响以及单一主体专业性不足的问题。根据评价内容及具体评价指标契合性配置不同评价主体,无疑会增强公立医院社会评价结果的科学性、客观性和可靠性[①]。借鉴先进国家的经验与做法,促进公立医院社会评价主体多元化,一是要从立法上或者制度上确定公立医院社会评价多元化主体的地位与威信,评价主体通过委托代理合同,享有调查、监督和评价公立医院社会职责的权利;二是通过立法确定公立医院社会评价主体多元化的制度规范,对评价主体评价什么、怎么评价、评价应注意的事项及问题做出决定,使公立医院社会评价有法可依、有章可循。

八、构建和完善以公立医院履行社会职责及治理效果为导向的评价指标体系

(一)公立医院社会评价指标体系的构建应体现政府的责任

公立医院是政府为人民群众提供公共服务的重要窗口,公立医院履行社会职责的实质是政府公共服务功能的延伸,政府肩负着对公立医院的管理、监督、引导职责并保障其履行社会职责。公立医院社会评价指标不仅要体现公立医院社会职责的行为表现,还要体现社会参与且反映政府及相关部门对公立医

① 杨立华.多元协作性治理:以草原为例的博弈模型构建和实证研究[J].中国行政管理,2011(4):119-124.

的管理、保障、监督和引导职责的测评。其应重点包括对公立医院基本建设和设备购置、重点学科发展、人才培养、符合国家规定离退休人员费用、医务人员基本工资和政策性亏损补贴等的投入，以及对公立医院所承担的政府指定的紧急救治、救灾、援外、支农、支边和城乡医院对口支援等公共服务给予专项补助的保障责任。卫生行政管理部门对公立医院属地化的组织规划、准入、绩效考核和引导公立医院加强内部预算、绩效、收费、质量管理以及社会治理等负有监管责任。

(二)公立医院社会评价指标体系构建的核心在于体现其社会价值

公立医院社会评价指标体系的构建，需要渗透社会治理理论及策略思维，侧重评定公立医院存在的社会价值，遵循从社会公民健康需求及利益诉求发生到不断满足实现的循环回路逻辑，包含支持、过程和结果 3 个维度的层层相互递进及关联互动与影响。支持维度作为过程和结果维度的基础保障和充分条件，确保公立医院履行社会职责的可能性。其服务过程维度主要反映公立医院履行社会职责的行为表现，应主要包括确保向患者提供优质、高效、可及的基本医疗保健服务，控制医药费用及管理成本，进行医学生实习培养、医务人员规范化培训和进修教育以及科学研究，接受完成政府指令性任务，举办社会公益及慈善活动，规范处理医疗废弃物等内容。

(三)公立医院社会评价指标体系的构建最终应反映医患及社会多方协同满意的治理功效

政府举办公立医院并加强管理和支持，由医务人员直接向民众供给基本公共医疗服务的最终质量及效果，是公立医院履行社会职责的程度及最终社会价值的体现。国内外诸多研究表明，在医疗卫生服务及管理领域，同样普遍存在企业"员工满意才有客户满意"的基本关系逻辑。因此，结果维度的评判要素不仅包括站在社会系统的角度观察患者、家属及社会的满意度，还应包括站在公立医院系统的角度考查直接提供并持续改善患者就医环境和就医过程体验的一线医务人员的满意程度。只有患者及社会满意了、医务人员的积极性被调动了，以及医患双方满意度及关联互动和持续提升，才能真正促进公立医院履行社会职责及实现治理效果[①]。

---

① 侯琳琳.构筑和谐医患关系注重医患满意度[J].管理观察,2012(31):207-208.

九、科学制定直接评价和间接评价相结合的公立医院社会评价方法及细则

为提高公立医院社会评价的科学性、客观性、公正性，并尽可能获得社会公众的普遍认可与关切，建议应从遵循利于多方交互沟通、医患换位体验、回应公众舆情关切、凝聚社会价值共识、引领社会治理新常态等促进医患社会关系理性调节及中介效应出发，研制社会评价指标的信息获取途径及具体细则。例如，采用直接面对面公开以及间接体验与暗访非公开相结合的方法来研制具体评价细则或操作办法。直接面对面公开方法主要包括：①查阅相关政策及管理制度文件、政府投入进账凭证、医政及医务社会信息公开、医务社会及志愿服务活动、病历病案财务档案记录及医疗服务质量与效率信息；②对医院管理人员、医务人员和患者行为进行现场观察、随机访谈和匿名问卷调查；③邀请公众、专家、人大代表、政协委员、社会观察员、媒体代表、行业人员等社会各界相关代表召开焦点话题圆桌讨论会等。间接非公开方法主要包括客观真实体验式购买医疗服务、现场模拟感知查验、患者及公民拦截满意度和反应性随机调查等。间接评价与直接评价具有互补的关系，对于直接评价不能发掘的情况，间接评价能起到很好的弥补作用[①]，而且在一定程度上，间接评价的结果更加真实、可靠。同时，间接评价在发现存在的问题和掌握细节方面也具有直接评价不可替代的效果。唯有将间接评价与直接评价结合起来用于公立医院社会评价，才能充分发挥公立医院多元主体协同治理的效应，掌握全面、真实的情况，从而提出符合民情、顺应民心、切合实际的改进措施，达到评价目的[②]。

十、建立并规范公立医院社会评价结果的发布、申诉及应用制度

公立医院社会评价结果应选择权威公共媒体或平台，以区域年度周期性社

---

① 韦莉莉.加强成果评价改进评价方法[J].社会科学管理与评论,2005(2):59-63.

② 郭清.社区健康和谐之路——重大疾病社区预防与控制适宜技术评价研究[M].北京:科学出版社,2009.

会评价报告的呈现形式,向社会各界公开发布。首先,应面向公民与公众客观说明并解读公立医院社会评价的目的、内容及指标体系、评价主体及客体、评价标准及程序方法;其次,应重点向公众展示公立医院和政府及相关部门履行社会职责的绩效及所做的努力,公布区域公立医院社会评价绩效排名;再次,应重点向公民与公众阐述并剖析当前社会职责履行过程中存在的主要问题及原因,针对性地从社会各方面给出持续改进及努力的方向、策略及措施;最后,应开诚布公地接受公众监督、征集意见或建议,向公众深入说明当前医、患、社会相关利益方所存在的认知、行为及面临的困难等问题,以缓解和消除公众对医务工作者、公立医院、政府及相关部门的非理性偏见,赢得公众的理解、信任和支持。

由于公立医院工作范围广、责任目标多,因而在评价过程中难免遗漏有关信息,出现评价偏差。为保障评价结果的客观、公正性,建议建立评价申诉机制予以补救。评价申诉指评价对象或者外部社会团体和公民有权依照法律或法规,对评价对象或评价结果向受理申诉的行政机关或司法机关提起申诉与审查、调查,并提出解决问题的办法。这体现出评价对象或者外部的社会团体和公民对于评价主体失当行为的救济权。公立医院社会评价申诉的主体是被评价对象,如果被评价对象——公立医院认为评价参与者尤其是评价组织的评价方法不科学、评价内容不全面、评价结果不正确,可以依照一定的程序向有关部门申诉。评价申诉制度可以用来抵御评价主体对被评价对象正当权益的侵犯,防止权利滥用,纠正评价过程中出现的错误,维护公立医院社会评价的公正性。

评价结果除了直观反映公立医院社会职责履行的情况外,其中蕴含了大量关于提升医疗服务与促进医疗管理的基础信息和数据。从我国公立医院现有的等级评审或管理评价情况来看,政府或公立医院通常对评价的过程和形式比较重视,对评价结果的重视程度还有待提高,特别是评价结果还未引起地方政府高层以及社会公众的足够重视,对评价结果的使用还比较有限。借鉴国内外公立医院评级的主要经验和做法,主要有以下几点建议:一是将评价结果与政府对公立医院投入的财政预算联系起来,以实现公共支出的效益最大化;二是将评价结果用于公立医院的人事改革,作为公立医院院长或有关负责人的选拔、任用,或者降职、惩罚的直接依据;三是将评价结果用于公立医院组织结构和功能的优化,引导公立医院履行社会职责,追踪公立医院持续改进的效果。

第十二章

结论与展望

一、主要研究结论

本研究基于社会治理视角,对公立医院社会评价理论及概念进行阐述;充分查阅国内外公立医院评价及治理研究与实践情况,对公立医院社会评价和社会职责概念及内涵进行科学界定,构建了公立医院社会评价及治理理论系统模型及实现路径。通过现场调查,掌握不同利益相关主体对公立医院社会评价及治理的认知和态度、参与评价的主观意愿,重点且深入分析了公众参与公立医院社会评价及治理意愿的主要影响因素和相互逻辑关系与作用机制,为激活和开发公众参与公立医院社会评价及治理路径和策略提供依据。以公立医院履行社会职责的治理效果为导向,在科学界定公立医院社会职责概念及内涵的基础上,构建公立医院社会评价及治理指标逻辑模型框架,运用专家咨询法筛选出公立医院履行社会职责的分类指标与权重。基于公立医院社会评价及治理指标体系的建立,根据独立性、专业性、权威性、主动性的原则,运用问卷调查、专家咨询、逻辑分析的方法选择了公立医院社会评价及治理的适宜主体及组成方式。同时,进一步挖掘对公立医院社会评价及治理的核心指标——医患满意度的测评研究,为配合政府治理和推动公立医院社会管理制度发展提供新视野。

(一)公立医院社会评价和公立医院社会职责概念的界定

基于对社会评价理论的阐释和对公立医院的社会价值分析,公立医院社会评价是指具有某种权威和影响力的社会"第三部门",遵循科学、客观、公正的原则来判断和评定公立医院社会职责大小及承担社会责任的程度。简而言之，即是从社会角度对公立医院社会职责进行评价，以发挥社会治理的积极作用。公立医院社会职责指公立医院在政府保障、管理、监督、引导的基础上，为满足特定的社会需求，在维护公共卫生、保证基本医疗服务质量和可及性、完成政府指令性任务及其他提高社会效益方面所应履行的责任。

(二)公立医院社会评价及治理理论模型与实现路径的构建

本研究在阐释社会治理及社会评价理论内涵、辨析公立医院社会评价相关概念及关系逻辑、分析公立医院社会评价政策情境的基础上，探索构建了公立医院社会评价及治理理论逻辑模型。即政府选择且独立委托具有权威的且能较好代表社会身份的适宜评价主体，与其签订委托代理合同，为其提供政策支持与经费保障，代理社会系统重点从政府对公立医院的投入及监管等责任保障、公立医院服务过程及医患满意结果3方面维度，研制社会评价及治理指标、评价方案并组织实施，并经政府授权有关社会权威组织向全社会发布评价结果。政府随即会根据社会评价结果及发现的主要问题，及时反馈、调整并制定有针对性的公共政策及管理制度；公立医院则据此反馈减少非理性医疗服务的供给，强化不合理医药费用的控制，加强和改善服务过程的效率和质量，持续改善公众的就医体验和感受；社会系统则据此反馈增强公众意识及参与程度，提高医疗理性认知及理性行为或需求。

(三)利益相关主体对公立医院社会评价及治理的认知及态度

经过文献研究及专题小组讨论，研制的利益相关主体对公立医院社会评价的认知测评问卷具有良好的信效度。调查研究发现，患者及家属、社会公众代表、公共媒体代表对享有公共事务管理参与权、监督权的知晓率均较低；调查两样本城市公众参与公共事务管理仍处在以"信息接收"为特征的较低第一阶梯水平；约有3/4的利益相关主体认为有必要独立开展公立医院社会评价且愿意参与；评价主体的选择应遵循专业性、独立性、权威性、主动性等原则；评价指标有必要纳入政府投入、社会支持或公众参与、信息公开制度等内容。

(四)公众参与公立医院社会评价及治理的意愿及形成机制

公众虽有较强的参与公立医院社会评价及治理的意愿，但结合公众参与认知调查可发现,这种意愿是粗犷、宽泛、不理性的,仍处于以"信息分析"为特征的较低水平,且利益驱动是公众参与的主要原因。大部分公众按照理性经济人的思维来决定是否参与,参与的动机首先是维护自己的切身利益,其次才是促进公共利益的最大化。在公众参与公立医院社会评价及治理意愿的影响因素中,首先是公立医院社会评价的有用性及自身在评价过程中的作用;其次,考虑的是信息、渠道、反馈等外在控制因素,个人的能力、时间及精力等内在控制因素不是影响公众参与意愿的主要因素。认知对态度、主观规范、知觉行为控制有直接正向影响。公众对公立医院社会职责的知晓率越高,对自身权利和责任的理解越清楚,则对感知公立医院社会评价及治理有用性的可能性越大;公众对政府、公立医院的信任程度越高、感知自身参与评价的能力越强,则感知信息、渠道、反馈等控制因素的阻碍越小。公众对公立医院社会评价及治理的认知对其参与意愿没有直接的影响,主要是对公立医院社会评价及治理的态度对参与意愿有间接影响。公众对公立医院社会职责、社会评价多元主体及目的是否知晓,与公众参与社会评价及治理的意愿之间不存在必然关系,见表 12-1。在我国公立医院社会评价还处于起步阶段的背景下,公立医院社会评价作为一个新生事物还没有被大众所熟知。公众能感知到的公立医院社会评价的治理效果及自身在评价中能起到的作用,在很大程度上决定了其参与意愿。

表 12-1　研究假设的验证

类　别	研究假设	结论
H1:认知 vs.态度、主观规范、知觉行为控制	1.认知对公众参与公立医院社会评价的态度具有直接的正向影响	接受
	2.认知对公众参与公立医院社会评价的主观规范具有直接的正向影响	接受
	3.认知对公众参与公立医院社会评价的知觉行为控制具有直接的正向影响	接受
H2:态度、主观规范、知觉行为控制 vs.意愿	1.态度对公众参与公立医院社会评价的意愿具有直接的正向影响	接受
	2.主观规范对公众参与公立医院社会评价的意愿具有直接的正向影响	拒绝
	3.知觉行为控制对公众参与公立医院社会评价的意愿具有直接的正向影响	接受
	4.态度、主观规范、知觉行为控制相互间存在显著相关性	接受
H3:认知 vs.意愿	1.认知对公众参与公立医院社会评价的意愿具有直接的正向影响	拒绝
	2.认知通过态度对公众参与公立医院社会评价的意愿具有间接影响	接受
	3.认知通过主观规范对公众参与公立医院社会评价的意愿具有间接影响	接受
	4.认知通过知觉行为控制对公众参与公立医院社会评价的意愿具有间接影响	接受

(五)公立医院社会评价及治理指标体系的系统设计与构建

基于文献研究、理论分析、逻辑推理及专家访谈,在公立医院社会评价及治理理论系统模型的基础上,经过专题小组讨论形成初选指标,从指标体系的系统导向性、科学性、可操作性、可得性、可比性原则出发,层层分解形成树状结构指标模型,并对同一层次横向指标和不同层次纵向指标进行逻辑关系论证,经两轮 Delphi 专家咨询确立指标,构建了 3 个一级指标、10 个二级指标、32 个三级指标体系,一级指标结果维度(0.360)及二级指标患者满意度(0.1855)的权重值最大。从专家权威性、协调程度及积极性 3 要素综合论证了咨询结果的可靠性和有效性,已有相关文献强调公立医院的社会责任而忽视了政府对公立医院保障和监管职责、公众参与公立医院社会管理的应有责任和义务,医务人员积极性等缺陷及不足。

(六)公立医院社会评价及治理适宜主体的选择及组成

基于评价指标的确立与评价主体的选择是一个互相契合影响过程的研究构想,结合问卷调查及专家咨询结果的综合考量,研究发现,不管是在支持维度、过程维度还是结果维度,均应以社会专业组织及其人员主导评价过程并实施组织管理。在资源投入与管理制度组成的支持维度,尚需激活和发动社会公众、医务工作者、公共媒体积极协同参与,政府及相关部门公务人员给予协调配合;由公立医院提供的基本医疗卫生服务及相关社会职责落实情况等构成的过程维度,需要政府相关人员、患者及家属乃至社会公众代表积极协同参与,由医院工作者、公共媒体协同配合参与;在由医患双方满意度构成的结果维度,社会公众代表、政府相关人员、公共媒体应积极协同参与,医务工作者、患者及家属则应协同配合参与。

(七)公立医院社会评价及治理核心指标——医患满意度的测评与实证研究

基于当前医患满意度测评研究存在的问题,在查阅大量文献的基础上,通过问卷调查、访谈、座谈、参与式评估等方法,全面、准确地了解医务人员及患者的理性期望。患者满意度侧重拓展了服务技术与医疗费用两维度条目及内容,共精细筛选了 20 项评价条目,基本覆盖了患者满意度核心概念内容,从重要性及理性两个层面综合评价满意度测评指标的权重,综合考虑了患者对服务技术、医疗费用等方面的评价仍然易受到认知水平及有限理性因素的影响。医务人员工作满意度增加考察了患者对医务人员的理性尊重、工作认可、信任关系及现行公共舆论环境等内容及条目设计。所研制的医患满意度测评量表信效度较好,综合评价结果稳定,可作为社会评价公立医院医疗服务质量及综合管理水平的参考工具。

二、研究创新点

针对公立医院社会评价及治理体系的构建,本书进行了比较系统的研究,主要有以下 5 个方面的创新。

1.新医改以来针对公立医院改革的理论与实践探索多聚焦于政府治理及公立医院强化内部管理,因此如何尽快监督、引导和规范公立医院较好地履行其社会职责,化解医疗卫生服务领域突出的社会矛盾,实现公立医院与社会和谐发展,是当前各级政府、社会各界及广大群众普遍关注的焦点治理问题。本研究引入了社会评价及治理策略,探索公立医院社会管理路径,在阐释社会治理及社会评价理论内涵、辨析公立医院社会评价相关概念及关系逻辑的基础上,构建了公立医院社会评价与治理理论逻辑模型以及实现路径,为配合政府治理和推动公立医院社会管理制度的发展提供新视野。

2.本研究所构建的公立医院社会评价及治理指标体系,渗透贯穿社会治理理论及策略思维,侧重评定公立医院的社会价值,遵循社会公民健康需求及利益诉求从发生到不断满足实现的循环回路逻辑,包含支持、过程和结果三个维度的层层相互递进及关联互动与影响。与国内同领域研究相比,特别注重了从社会系统协同治理的视角,突破性地补充考察了政府对公立医院资源保障及监管、公众及社会系统参与支持性效应要素,确立的评价指标体系弥补了已有相关文献强调对公立医院的社会责任,而忽视了政府对公立医院的保障和监管责任、公众参与公立医院社会管理的应有责任和义务,医务人员积极性等缺陷与不足。

3.本研究公立医院社会评价及治理主体的选择遵循多元、独立、专业、权威、主动性等原则,并根据各评价及治理主体的社会经济地位、专业背景、利益取向、心理情感以及自身角色感知的优势和局限等特征,选择尽可能理性、准确、客观的适宜评价内容及具体指标,对促进医患双方乃至社会满意的有序和谐管理,促进多元主体共同行动及共担风险的公立医院有序社会治理结构的形成以及社会普遍认可的治理效应的取得,具有进一步的学术探究和应用的重要价值。多元评价主体及协作治理,必有助于有效中和或消减不同利益相关主体利益角色的影响以及单一主体专业性不足的问题。根据评价内容及具体评价指标,契合性配置不同评价主体,无疑会增强公立医院社会评价结果的科学性、客观性和可靠性。

4.科学研制了测评工具,用于测评利益相关主体对公立医院社会评价及治理的认知水平和公众参与公立医院社会评价及治理的意愿,系统分析了公众参与公立医院社会评价及治理意愿的影响因素及形成机制。这对于引导公众参与公立医院评价与监督,制定公众参与公立医院社会评价的策略措施具有指导意义。

5.基于重新审视与分析当前患者满意度研究及实践应用中所存在的问题,并试图在一般顾客满意度理论的基础上,从患者有限理性的视角探索非理性因素对满意度测评结果的影响;基于一般顾客满意度理论和有限理性理论,构建患者满意度研究策略及框架,细化考察患者能体验感知的服务技术与费用等关键因素对患者满意度的影响,系统设计患者满意度测评指标体系与权重,有望避免指标体系出现概念模糊、指标笼统以及患者难以做出理性判断的问题。

三、研究的局限性和未来的研究建议

随着公立医院改革的深入发展,作为公立医院社会治理的重要手段,公立医院社会评价的研究工作也应与社会经济的发展相适应,满足实际工作的需要。公立医院社会职责是随着经济社会发展而螺旋上升的渐进式的发展过程,在不同经济社会发展阶段应具有不同的内涵,评价内容或指标的侧重与标准也应具有与时俱进的特征。因此,对公立医院社会评价的研究不是一个终点,而是另一个研究的起点,并为其他研究提供相关的参考与借鉴。该评价指标的时效性也决定了本项研究的长期性,对于将来在此领域的研究,有以下几点建议。

(一)密切关注最新理论进展,保证指标的先进性

继续关注公立医院评价的最新政策与动态发展趋势,关注治理、社会治理、社会评价等最新理论进展,追踪我国公立医院改革的最新成果与经验,搜集公立医院管理实践工作的详细数据与资料。在原有研究成果的基础上,不断根据现实需要与理论分析修正评价指标,使指标满足公立医院实际发展的需要,既

具有代表性，又具有更强的可操作性，以保证特定阶段公立医院社会评价指标体系的先进性。

（二）不断推进实证研究，增强指标的适应性

本次研究仅针对公立医院 6 类利益相关主体的问卷调查、专家咨询及文献研究而构建出公立医院社会评价及治理指标与适宜主体，评价结果仅仅作为一种参考与借鉴，不能扩展与延伸。在未来的研究中，在科研条件及时间允许的情况下，应不断推进公立医院社会评价试点，评价对象的选择应更加广泛、多样，并进行相互比较分析，使研究内容更加丰富、充实，研究结果更为准确、更有意义，评价指标也更具有说服力和推广价值。

（三）探索医患满意度测评及治理评价机制

我国医患满意度评价主体主要为政府和医疗机构自身，评价设计多侧重于政府及公立医院强化管理效果的视野，未见通过医患满意度测评方法和技术的设计。以后的研究可以深入挖掘医患背后多元利益社会主体对公立医院治理进行引导和控制的推动、治理监督作用，聚集于构建符合系统整体利益的满意度协同提升机制。

附　录

附录一

公立医院社会评价及治理主体与
指标研究专家咨询表

尊敬的_____专家：

　　您好！鉴于您的专业贡献与知名度，我们诚挚邀请您作为"基于社会治理视角的公立医院社会评价主体及指标研究"德尔菲（Delphi）专家咨询会的咨询专家，敬请不吝赐教。我们对您的指导与支持表示最诚挚的谢意！

　　公立医院由政府举办并向人民群众提供公益性、社会性基本医疗服务的载体，其目标决定了应承担的社会职能和负有的社会责任。

　　公立医院社会评价指从具有某种权威和影响力的社会"第三部门"来考查和评定公立医院的社会价值，判断其社会职责大小及承担社会责任的程度。**简而言之，即是从社会角度对公立医院社会职责进行评价，以发挥社会治理的积极作用。**

　　在新医改条件下，如何尽快引导和规范公立医院较好地履行其社会职责，促进并解决群众看病贵、看病难问题，化解医疗领域突出社会矛盾，实现公立医院与社会的和谐发展，已是各级政府、社会各界及广大群众普遍关注的突出问题。在医疗卫生领域，多年政府治理及政府监管且评价公立医院的实践并未取得预期的社会效果。尽管我国公立医院改革路径还存在不确定性，但随着新医改及区域试点的大力推进，国家和社会给予的社会政策必将渐近明晰。

本研究认为,及时引入"社会治理""社会评价"理论及其规制要素,激活和提高社会活力和参与度,从特定社会的视角来考察和评定新时期公立医院应承担的社会职责,探讨建立新时期公立医院社会评价的适宜主体及评价指标,为改善医疗卫生领域社会突出矛盾寻找途径和手段,必将有助于政府和社会系统加强对公立医院改革与发展的引导和监督,促使和检验其实现社会职责的进度和效果,有效配合政府治理和推动公立医院社会管理制度发展。

目前,以实现公立医院社会职责为核心内容,以激活和利用社会系统参与治理为研究视角,探索建立与现阶段我国社会主义市场经济相适应的公立医院社会评价主体及指标体系理论、方法等的相关文献报道缺乏。本研究旨在基于社会治理的视角:①探讨与建立新时期公立医院社会评价的适宜主体及组成构架;②构建一套以公立医院履行社会职责为导向的社会评价指标体系,为建立科学、规范的公立医院社会管理制度,适时开展公立医院社会评价工作及政府决策提供依据。

注:本次咨询共分为两个部分。

第一部分为公立医院社会评价及治理主体的选择。在前期文献研究的基础上,拟定"独立性、专业性、权威性、主动性"为评价主体"适宜性判断标准",初步筛选了政府、公立医院、社会专业组织(第三方研究机构、医院协会、医师协会、医学会等)、患者及家属、社会公众代表、社会媒体代表共 6 类评价主体。请您根据您的专业知识和实践经验,给拟定的评价主体"适宜性判断标准"进行重要性评分后,再对初筛的评价主体在何种程度上符合其"适宜性判断标准"进行评分。

第二部分为公立医院社会评价及治理指标的选择。在前期文献研究和专题小组讨论的基础上,评价指标体系由初始的 96 个删减到 37 个,其中一级指标 3 个,二级指标 10 个,三级指标 37 个,形成了本次公立医院社会评价指标体系。请您根据自己的专业知识和实践经验对评价指标提出宝贵的意见,并对每级指标的"重要性/可操作性"赋予相应的分值。根据您及其他专家咨询意见,我们最终预想将目前的 37 个三级指标筛选为 25 个左右。您的意见对我们非常重要,由于研究时间紧迫,请您向我们反馈您所填写的专家咨询表。最后,再次对对您给予的指导与支持表示衷心的感谢!

联系人:王小合　钱　宇

E-mail:hznuqy@163.com

第一部分　公立医院社会评价及治理主体选择的专家咨询表

一、请您对下列拟确立的公立医院社会评价及治理主体"适宜性判断标准"进行重要性评价，并在相应的"分数"栏下评分（5分，很重要；4分，重要；3分，一般；2分，不重要；1分，很不重要）。

适宜性判断标准	指标解释	分　数
1. 独立性	指评价主体的评价行为不被某些利益因素所干扰。有研究表明，评价主体与评价对象（内容）的利益相关性越小，则该评价主体的独立性越好	
2. 专业性	指评价主体具备医药卫生领域的专业知识与实践经验，能够对该领域的专业信息进行分析与评价，并给出针对性的意见和建议	
3. 权威性	指评价主体具有使社会公众信服的力量或威望，以至于评价结果能够得到社会各界的广泛认可	
4. 主动性	指评价主体在有合理经费保障的条件下，参与公立医院社会评价活动的意愿或积极性	

二、请您对下列初筛的6类公立医院社会评价及治理主体在何种程度上符合"适宜性判断标准"进行评分，并在下列对应的表格中填写分数，评分范围由弱到强为1~10分。

指标	指标解释	可选评价主体（6类）	独立性（弱→强：1~10分）	专业性（弱→强：1~10分）	权威性（弱→强：1~10分）	主动性（弱→强：1~10分）
1 支持指标	指政府为保障公立医院履行社会职责进行人、财、物的资源投入，以及指导公立医院建立的相关管理保障制度	政府（发改、财政、卫生、社保等部门）				
		公立医院（医院管理者及医务工作人员）				
		社会专业组织（第三方研究机构、医院协会、医师协会、医学会等）				
		患者及家属				
		社会公众代表（人大、政协及普通公众代表等）				
		社会媒体代表				

指标	指标解释	可选评价主体（6类）	独立性（弱→强：1~10分）	专业性（弱→强：1~10分）	权威性（弱→强：1~10分）	主动性（弱→强：1~10分）
2 过程指标	指公立医院社会职责行为表现,其主要内容包括:提供基本医疗与预防保健服务、开展教学科研、控制医疗费用、履行政策性职责、开展社会公益活动及环境保护等内容	政府(发改、财政、卫生、社保等部门)				
		公立医院(医院管理者及医务工作人员)				
		社会专业组织(第三方研究机构、医院协会、医师协会、医学会等)				
		患者及家属				
		社会公众代表(人大、政协及普通公众代表等)				
		社会媒体代表				
3 结果指标	指公立医院履行社会职责的结果,包括患者对医疗服务的满意度和医务人员的工作满意度	政府(发改、财政、卫生、社保等部门)				
		公立医院(医院管理者及医务工作人员)				
		社会专业组织(第三方研究机构、医院协会、医师协会、医学会等)				
		患者及家属				
		社会公众代表(人大、政协及普通公众代表等)				
		社会媒体代表				

第二部分　公立医院社会评价及治理指标
第一轮专家咨询表

一、您的基本情况（请在相应的"_____"上填写内容或序号）。

1.您的职业：_____①大学教研人员　②专职研究人员　③卫生行政管理者　④医院管理者　⑤医务人员　⑥其他_____

2.您的学历：_____①博士研究生　②硕士研究生　③本科　④大专⑤高(中)专

3.您的职称：_____①高级　②中级　③初级

4.您目前主要从事的专业领域(可多选)：_____①社会医学　②卫生管理　③卫生经济　④公共卫生　⑤医院管理　⑥临床医学　⑦健康管理⑧其他

5.您在现岗的工龄：_____年

二、请您根据下面的解释与说明,对影响公立医院社会评价及治理指标选择的两个主要方面——"重要性"和"可操作性"进行比较,确定它们在指标选择中的重要程度。

(1)指标的重要性：在评价指标体系中,该指标的重要程度。指标越能够较好地体现公立医院的职责,指标的重要性就越高。

(2)指标的可操作性：在实际评价工作中,获取该指标的难易程度。指标越容易获得,该指标的可操作性就越高。如果指标数据难以获取,或者获取可靠数据比较困难,或者获取的数据难以保证可靠,或者需要大量人、财、物,则指标的可操作性就越低。

(3)如果以总分值100分为标尺,您认为在指标选择中,对于指标的"重要性"和"可操作性",应当如何分配它们之间的分值才比较合适?

指标的重要性	指标的可操作性	总分值
_____分	_____分	100分

公立医院社会评价及治理一级指标评价表

注:公立医院是由政府举办并向社会公众提供公益性、社会性基本医疗服务的载体;政府是保障公立医院履行其社会职责的主体。政府对公立医院人、财、物及监管等方面投入的支持力度,决定着公立医院履行社会职责并获得社会认可的程度。本研究在系统分析公立医院及其社会职责内涵的基础上,从支持-过程-结果三个维度设计了公立医院社会评价整体指标体系。根据您的判断,请对下列每项一级指标的"重要性"和"可操作性"进行五等级评价打分(5,很重要/很好;4,重要/较好;3,一般;2,不重要/较差;1,很不重要/很差),并填写在相应的格子里。

一级指标	指标解释	重要性	可操作性	修改建议
1.支持指标	指政府为保障公立医院履行社会职责进行人、财、物的资源投入,以及指导公立医院建立相关的管理保障制度			
2.过程指标	指公立医院社会职责行为表现,其主要内容包括:提供基本医疗与预防保健服务、开展教学科研、控制医疗费用、履行政策性职责、开展社会公益活动及环境保护等			
3.结果指标	指公立医院履行社会职责的结果,包括患者对医疗服务的满意度和医务人员的工作满意度			

1.您认为上述一级评价指标分类恰当吗?(　　　)

(1)恰当　　　　　(2)基本恰当　　　　　(3)不恰当

如不恰当,请您给出宝贵的建议:

(1)＿＿＿＿＿＿＿＿＿＿＿＿＿＿＿＿＿＿＿＿＿＿＿＿＿＿;

(2)＿＿＿＿＿＿＿＿＿＿＿＿＿＿＿＿＿＿＿＿＿＿＿＿＿＿;

(3)＿＿＿＿＿＿＿＿＿＿＿＿＿＿＿＿＿＿＿＿＿＿＿＿＿＿。

您认为还有哪些一级指标需要补充或删减:

(1)＿＿＿＿＿＿＿＿＿＿＿＿＿＿＿＿＿＿＿＿＿＿＿＿＿＿;

(2)＿＿＿＿＿＿＿＿＿＿＿＿＿＿＿＿＿＿＿＿＿＿＿＿＿＿;

(3)＿＿＿＿＿＿＿＿＿＿＿＿＿＿＿＿＿＿＿＿＿＿＿＿＿＿。

公立医院社会评价及治理二级指标评价表

注:根据您的判断,①对下列每项二级指标的"重要性"和"可操作性"进行五等级评价打分(5,很重要/很好;4,重要/较好;3,一般;2,不重要/较差;1,很不重要/很差)。②根据二级指标及其指标解释,请在"评价主体"(指评价工作的承担者或具体操作者)一栏下,填写对相应指标进行评价时"最适宜或较适宜"的某个主体的序号(最多可填2项),即序号1,政府(发改、财政、卫生、社保等部门);序号2,公立医院(医院管理者及医务工作人员);序号3,社会专业组织(第三方研究机构、医院协会、医师协会、医学会等);序号4,患者及家属;序号5,社会公众代表(人大、政协及普通公众代表等);序号6,社会媒体代表。

一级指标	二级指标	指标解释	重要性	可操作性	评价主体(最多可选2项) 最适宜 较适宜	修改建议
1 支持指标	1.1 资源投入	指政府为了保障公立医院履行社会职责,对其进行人、财、物的投入				
	1.2 管理制度	指在政府指导下,公立医院为履行社会职责而制定的相关管理保障制度				
2 过程指标	2.1 医疗保健服务	指公立医院为人民群众提供优质的医疗卫生保健服务				
	2.2 费用控制	指公立医院控制医疗费用不合理地增长				
	2.3 政策职责	指公立医院承担对口支援基层医疗机构、公共卫生、医疗应急等政府相关指令性任务				
	2.4 教育科研	指公立医院在对医学生培养、医务人员规范化培训或进修及科学研究方面的责任				
	2.5 社会公益	指公立医院开展或举办多形式的社会公益活动,如义诊、健康咨询、募捐等				
	2.6 环境保护	指公立医院对社会环境保护的职责,具体表现为医疗垃圾规范处理与节约能耗等				
3 结果指标	3.1 患者满意度	指患者对公立医院医疗服务的综合满意程度				
	3.2 医务人员满意度	指公立医院医务人员对工作的满意程度				

您认为还有哪些二级指标需要补充或修改,请在横线上填写。

(1)_____;

(2)_____;

(3)_____。

公立医院社会评价及治理三级指标评价表

注:根据您的判断,对下列每项三级指标的"重要性"和"可操作性"进行五等级评价打分(5,很重要/很好;4,重要/较好;3,一般;2,不重要/较差;1,很不重要/很差),我们将根据您及其他专家对每项三级指标评价打分的区分度,预想最终将目前的 37 个三级指标筛选形成 25 个左右。

一级指标	二级指标	三级指标	指标解释	评价方法	指标来源参考	重要性	可操作性	修改建议
1.支持指标	1.1资源投入	1.1.1 政府对公立医院的财政补助占医院总收入的比例(%)	指近 3 年各级政府对公立医院的财政补助占医院总收入的比例(%)。医院总收入主要包括财政补助收入、上级补助收入、医疗收入、药品收入和其他收入等(下同)	查阅政府部门对公立医院的拨款清单、公立医院的收款凭证等(银行进账单、电汇通知单等)	参考文献[1][3]			
		1.1.2 政府对公立医院员工基本工资的财政补助占医院总收入的比例(%)	指近 3 年各级政府对公立医院员工基本工资财政补助占医院总收入的比例(%)	同上	参考文献[1][2]			
		1.1.3 政府对公立医院基本设施及大型仪器设备的财政补助占医院总收入的比例(%)	指近 3 年各级政府对公立医院基本设施及大型仪器设备的财政补助占医院总收入的比例(%)	同上	参考文献[1][2]			
		1.1.4 政府对公立医院重点学科发展及人才培养的财政补助占医院总收入的比例(%)	指近 3 年各级政府对公立医院重点学科发展及人才培养的财政补助占医院总收入的比例(%)	同上	参考文献[1][2]			
		1.1.5 政府对公立医院承担社会公益性工作补助占医院总收入的比例(%)	指近 3 年各级政府对公立医院承担社会公益性工作补助占医院总收入的比例(%)。政府公益性工作补助指政府对公立医院用于突发公共卫生事件和重大灾害事故紧急医疗救援、支农、支边、支援社区等社会公益工作的投入	同上	参考文献[2]			
		1.1.6 公立医院卫生技术人员配置情况	指公立医院卫生技术人员的配备情况。要求:每床至少配备 0.7 名卫生技术人员;每床至少配备 0.4 名护士;医护比不低于 1:2	查阅医院人事部门资料	参考文献[3]			

续表

一级指标	二级指标	三级指标	指标解释	评价方法	指标来源参考	重要性	可操作性	修改建议
		1.2.1 医德医风考评制度及落实情况	指公立医院建立的医德医风考评与监管制度及实际执行情况。要求：①建立医务人员的岗位职责与行为规范；②每年对医务人员医德医风至少组织一次考评；③建立医务人员医德档案；④医务人员医德考评结果与晋升、晋级挂钩；⑤引入了第三方医德医风调查机制	①查阅医务人员医德考评办法或制度，检查医务人员医德档案；②现场访谈10名医护人员（医、护各5名）对医德医风制度的知晓情况；③体验式的实情暗访	参考文献[4]			
1. 支持指标	1.2 管理制度	1.2.2 社会监督制度及落实情况	指公立医院建立的社会监督制度及实际执行情况。要求：①医院内要设立社会监督、投诉电话和意见箱，有专人负责管理，投诉受理时间不能超过24小时；②邀请患者或社会公众代表，定期召开座谈会，征求意见；③定期科学地开展患者医疗服务满意度调查	①查阅工作记录；②体验式的实情暗访，选取3名当地评价者实地模拟患者进行投诉	参考文献[5]			
		1.2.3 医疗信息社会公示制度及落实情况	指公立医院建立的医疗信息公示制度及实际执行情况。要求：①设有信息公开领导小组协调办公室，负责院务信息公开的具体事宜，制订具体实施方案，落实办法并严格执行；②信息公开工作部门人员熟悉信息公开相关工作制度、岗位职责及处理程序；③信息公示内容包括医院资质、组织机构、医疗服务价格和收费信息、便民措施、集中采购招标、行业作风建设情况；④医院及时更新公开的信息内容	①现场查看信息公示内容；②现场访谈，访谈3～5名医院相关部门人员对信息公开相关规章和工作制度、岗位职责、处理程序的熟悉程度	参考文献[6]			

一级指标	二级指标	三级指标	指标解释	评价方法	指标来源参考	重要性	可操作性	修改建议
1.支持指标	1.2管理制度	1.2.4 医院社会工作制度及落实情况	指公立医院为了引入社会组织、社会工作者及志愿者服务,制定的相关实施办法与管理制度及实际执行情况。要求:①建立"社会工作者、志愿者服务在医院"的工作机制和管理制度;②设立社会工作者、社会志愿者服务工作台;③提供导诊、叫号、咨询、报告单查询与打印服务以及志愿者医院服务等便民服务	①现场查阅相关文件和资料;②选取评价人员实地模拟社会工作者或志愿者进行实地暗访	参考文献[7]			
	1.3公众支持	1.3.1 公众参与情况	指具有社会良知及责任感,关心公众健康利益的社会问题,并愿意通过公开、理性的讨论或辩论等方式积极反映合理利益诉求的社会群体,主动参与或被邀请参与到公立医院管理、监督、评价中,并提出有针对性的意见或建议	①查阅工作记录;②现场访谈医院管理层人员	参考文献[5]			
2.过程指标	2.1医疗保健服务	2.1.1 疾病预防保健工作落实情况	指公立医院医务人员在给患者治疗过程中,针对患者症状及日常生活行为方式给出了针对性的预防保健措施或建议并进行干预。要求被调查的患者或陪同家属能够基本复述医生给予的针对性的预防保健措施或建议	①现场调查呼吸内科、消化内科、骨科、心内科各5名住院患者并获得数据;②选取8人暗访公立医院的呼吸内科、消化内科、骨科、心内科门诊(每科2人),模拟进行体验式暗访考察	参考文献[3]			
		2.1.2 年入出院诊断符合率(%)	入出院诊断符合率=诊断符合患者数/(出院患者数－疑诊患者数)×100%	现场查阅医院信息系统并获得数据	参考文献[3]			
		2.1.3 年平均住院日(天)	指公立医院近一年出院患者占用总床日数与出院患者人数的比例。平均住院日＝出院患者占用总床日数/出院人数	现场查阅工作记录及相关报表	参考文献[3]			

续表

一级指标	二级指标	三级指标	指标解释	评价方法	指标来源参考	重要性	可操作性	修改建议
	2.1 医疗保健服务	2.1.4 年预约门诊比例(%)	指公立医院近一年接受预约诊疗服务(电话、网络、短信、门诊服务台及诊间预约等)数量占医院总门诊数量的比例。要求:①有信息化预约管理平台;②社区转诊预约占门诊就诊量的比例达到20%	①通过电话、网络或现场体验式预约诊疗服务;②现场查阅预约管理平台的电子记录	参考文献[8]			
		2.1.5 平均医疗事故发生数	指公立医院近3年平均发生的医疗事故例数。医疗事故是指医疗机构及其医务人员在医疗活动中,违反医疗卫生管理法律、行政法规、部门规章和诊疗护理规范、常规,过失造成患者人身损害的事故	由该地医政部门,省、市医学会提供相关参考考核依据(含法院委托),现场查阅相关佐证材料	参考文献[9]			
2. 过程指标		2.2.1 次均住院费用年平均增长率(%)	指公立医院近3年出院患者次均住院医疗费用的年平均增长率。次均住院费用=(医疗住院收入+药品住院收入)/出院人次数	查阅公立医院工作记录及相关报表	参考文献[3]			
		2.2.2 次均门诊费用年平均增长率(%)	指公立医院近3年每诊疗人次医疗费用的年平均增长率。次均门诊费用=(医疗门诊收入+药品门诊收入)/医院总诊疗人次数	同上	参考文献[3]			
	2.2 费用控制	2.2.3 年药品收入占医疗总收入的比例(%)	指公立医院近一年药品收入占医院医疗总收入的比例。药品收入占医疗总收入的比例=药品收入/医疗总收入×100%。药品收入指医疗机构在开展医疗业务活动中所取得的中、西药品收入。医疗总收入包括医疗收入和药品收入	同上	参考文献[3]			
		2.2.4 年基本药物使用率(%)	指公立医院近一年国家基本药物(含中药饮片),省、市级增补药物销售额占药品总销售额的比例。基本药物使用率=公立医院基本药物销售额/药品销售总额×100%	同上	参考文献[1]			

一级指标	二级指标	三级指标	指标解释	评价方法	指标来源参考	重要性	可操作性	修改建议
2.过程指标	2.3政策职责	2.3.1年支援农村、社区、边疆的卫生技术人员数占医院卫生技术人员总数的比例(%)	指公立医院近一年支援农村、社区、边疆的卫生技术人员数占医院卫生技术人员总数的比例	查阅支援与受援双方签订的协议及工作记录	参考文献[10][11]			
		2.3.2年承担公共卫生突发事件紧急救援次数(次)	指公立医院近一年承担本区域内突发公共事件的紧急医疗救援任务和配合突发公共卫生事件防控工作的次数	查阅医院公共卫生突发事件紧急救援的工作记录	参考文献[10][11]			
	2.4科研教育	2.4.1年发表论文数占医院卫生技术人员总数的比例(%)	指公立医院近一年发表文章总数与医院卫生技术人员总数的比例	查阅近一年该院发表的期刊论文复印材料及医院人事部门的人事材料	参考文献[5]			
		2.4.2年接受实习生与基层医疗机构进修人员数占医院卫生技术人员总数的比例(%)	指公立医院近一年接收实习医生、护士与基层进修卫生技术人员数占医院卫生技术人员总数的比例	查阅医院工作记录及相关佐证材料	参考文献[10][11]			
		2.4.3年卫生技术人员人均接受培训次数(次)	指公立医院近一年卫生技术人员接受继续培训教育人次数占医院卫生技术人员总数的比例	查阅医院工作记录和现场访谈10名卫生技术人员	参考文献[3]			
	2.5社会公益	2.5.1年开展健康教育、健康咨询等形式社会活动次数占医院卫生技术人员总数的比例(%)	指公立医院近一年为当地居民提供健康咨询、健康讲座、座谈会等形式服务的次数占医院卫生技术人员总数的比例	查阅公立医院开展社会活动工作记录或活动照片	参考文献[3]			
		2.5.2年医疗费用减免的总额占医院总收入的比例(%)	指公立医院近一年对"三无"患者、孤寡老人等弱势群体的医疗费用减免的总额占医院总收入的比例	查阅公立医院费用减免措施目录和服务对象的名单或服务费用记录	参考文献[3]			
	2.6环境保护	2.6.1医院全年医疗废弃物处置费、污水处理费和生活垃圾处置费占医院总收入的比例(%)	指公立医院近一年的医疗废弃物处置费、污水处理费和生活垃圾处置费与医院总收入的比例	查阅工作记录与公立医院财务账单	参考文献[12]			
		2.6.2医院全年医疗能耗支出费用占医院总收入的比例(%)	指公立医院近一年医疗全年能耗支出占医院总收入的比例	同上	参考文献[3]			

续表

一级指标	二级指标	三级指标	指标解释	评价方法	指标来源参考	重要性	可操作性	修改建议
3.结果指标	3.1 患者满意度	3.1.1 医疗服务环境患者满意度(%)	指患者对医院医疗服务环境(门诊大厅、候诊室、病房、卫生间干净整洁情况)的满意程度	通过暗访、拦截、调查来该家医院就诊的60名患者(门诊、住院患者各30名)获得数据	参考文献[13]			
		3.1.2 医疗服务态度患者满意度(%)	指患者对医院医务人员(医生、护士及医技人员)服务态度的满意程度	同上	参考文献[14]			
		3.1.3 医疗服务效率患者满意度(%)	指患者对医院医疗服务效率(挂号、检查等待时间及服务流程便捷性等)的满意程度	同上	参考文献[15]			
		3.1.4 医疗服务技术(质量)患者满意度(%)	指患者对医院医疗服务技术(医生诊疗及预防保健的能力、护士护理操作的娴熟程度等)的满意程度	同上	参考文献[16]			
		3.1.5 医疗服务费用患者满意度(%)	指患者对医院医疗服务费用(挂号、检查、药品费用)的满意程度	同上	参考文献[17]			
	3.2 医务人员满意度	3.2.1 工作条件满意度(%)	指医务人员对工作条件(信息资源、办公条件)的满意程度	随机抽取30名医务人员进行电话暗访调查获得数据	参考文献[18]			
		3.2.2 人际关系满意度(%)	指医务人员对工作过程中与领导、与同事关系的满意程度	同上	参考文献[18]			
		3.2.3 工作回报满意度(%)	指医务人员对工作回报(薪酬、工作晋升、培训进修等)的满意程度	同上	参考文献[19]			
		3.2.4 组织管理满意度(%)	指医务人员对医院组织管理(医院管理制度、领导行为等)的满意程度	同上	参考文献[19]			

参考文献

[1]《医药卫生体制改革近期重点实施方案(2009—2011 年)》.

[2]《关于县级公立医院综合改革试点意见的通知》(国办发〔2012〕33 号).

[3]《医院管理评价指南(2008 版)》(卫医发〔2008〕27 号).

[4]《关于建立医务人员医德考评制度的指导意见(试行)》(卫办发〔2007〕296 号.

[5]《医院评价标准(征求意见稿)》(2009 年).

[6]《医疗卫生服务单位信息公开管理办法(试行)》(中华人民共和国卫生部令第 75 号)2010 年(新).

[7]《卫生部办公厅关于印发全国医疗卫生系统"三好一满意"活动 2012 年工作方案的通知》(卫办医政发〔2012〕24 号).

[8]《2011 年公立医院改革试点工作安排》(国办发〔2011〕10 号).

[9]《医疗事故处理条例》(2002 年国务院令第 351 号).

[10]《二级综合医院评审标准(2012 年版)》.

[11]《三级综合医院评审标准(2012 年版)》.

[12]《医疗废物管理条例》(2005 年国务院令第 380 号).

[13]李林.实用性门诊患者满意度测评工具的修订[D].太原:山西医科大学,2009.

[14]蒋海燕.柳河医院顾客满意度研究[D].长春:吉林大学,2006.

[15]李多茹.综合医院患者满意度量表的改进与评价[D].广州:南方医科大学,2007.

[16]刘莎.大型综合性医院患者满意度指数模型的构建与实证分析[D].长春:吉林大学,2013.

[17]张伟.某医院住院患者医疗服务满意度及其影响因素研究[D].长沙:中南大学,2013.

[18]李艳丽.公立医院医生工作满意度与稳定性量表研制[D].潍坊:潍坊医学院,2007.

[19]张宜民.城市公立医疗机构医生工作满意度!职业倦怠与离职意向关系的模型研究[D].上海:复旦大学,2011.

专家权威程度量化表

1.指标熟悉程度表。根据您对上述公立医院社会评价指标的"熟悉程度"（从很熟悉到很不熟悉,共 6 等级）,分别在相应的空格内打"√"。

基于社会治理视角的公立医院社会评价指标熟悉程度表

一级指标	很熟悉	熟悉	较熟悉	一般	较不熟悉	很不熟悉
1.支持指标						
2.过程指标						
3.结果指标						

2.指标判断依据表。在对评价指标进行判断时,通常会受到"理论分析""实践经验""国内外同行了解""个人直觉"4 个方面的影响。您在对上述公立医院社会评价指标进行判断时,以上 4 种因素对您的影响程度如何（分"大""中""小"3 档）,分别在相应的空格内打"√"。

公立医院社会评价指标判断依据及影响程度量化表

评价因素 指标＼评语	理论分析			实践经验			国内外同行了解			个人直觉		
	大	中	小	大	中	小	大	中	小	大	中	小
1.支持指标												
2.过程指标												
3.结果指标												

感谢您的支持！祝工作愉快！

附录二

政府相关公务人员对公立医院社会评价及治理的
认知与态度调查问卷

您好！本调查旨在了解政府工作人员对公立医院社会职责评价的认知及态度，为适时开展公立医院社会评价工作及政府决策提供依据。请您在认为合适的选项上打"√"或"＿＿"上填写。您的资料将完全保密，感谢您的支持！

第一部分：基本情况。

1.性别：①男　②女

2.您的学历：①大专及以下　②本科　③研究生及以上

3.专业背景：①卫生管理　②卫生经济　③公共卫生　④医院管理　⑤临床医学　⑥健康管理　⑦其他

4.您的职务：①厅级（正、副职）及以上　②处级（正、副职）及以上　③科级（正、副职）④科员　⑤办事员

5.您的工作时间：①5年及以下　②6～10年　③11～15年　④16～20年⑤21年及以上

第二部分：以下关于公立医院社会职责评价认知及态度的调查。

> 公立医院社会职责：指公立医院在维持自身生存和发展的基础上，为满足特定的社会需求，在维护公共卫生、保证基本医疗服务质量和可及性、完成政府指令性任务及其他提高社会效益方面所应履行的职责。具体包括提供基本医疗与预防保健服务、开展教学科研、控制医疗费用、履行政策性职责、开展社会公益活动及环境保护等内容。

1.您对由政府主导的周期性综合医院等级评审或管理评价的了解程度：

①完全了解　②基本了解　③一般　④不了解　⑤完全不了解（若您"完全不了解"，请直接回答第2题）

1-1 您认为当前由政府主导的周期性综合医院等级评审或管理评价主要存在的问题是：＿＿＿＿＿＿（可多选）。

①评价结果难以得到社会普遍认可

②评价内容侧重于医疗服务质量或医疗服务绩效

③评价主体构成上忽视了调动社会公众代表来参与

④评价方法缺乏暗访、体验式服务等反映实情的考察方式

⑤无问题

⑥其他＿＿＿＿＿＿＿＿＿＿＿＿＿＿＿＿＿＿＿＿＿＿＿＿＿＿

2. 根据您对公立医院社会职责的认知,将下列 6 项公立医院社会职责的内容进行**重要性排序**[填写说明:请按照最重要为 1,依次为 2,3,4,5,最不重要为 6 的顺序在"(＿＿＿)"中填写]:

内　容	解释或说明	排　序
①医疗保健	指公立医院为人民群众提供优质的医疗卫生服务,兼顾预防、保健、康复的功能	序位:(＿＿)
②费用控制	指公立医院控制医疗费用不合理地增长	序位:(＿＿)
③教育科研	指公立医院在对医学生培养、医务人员规范化培训或提供进修及科学研究方面的责任	序位:(＿＿)
④政策职责	指公立医院承担对口支援基层医疗机构、公共卫生、医疗应急等政府相关指令性任务	序位:(＿＿)
⑤社会公益	指公立医院开展或举办多形式的社会公益活动,如义诊、健康咨询、募捐等	序位:(＿＿)
⑥环境保护	指公立医院对社会环境保护的职责,具体表现为医疗垃圾规范处理与节约能耗等	序位:(＿＿)

3. 基于我国整体医疗环境及医患关系的现状,您对当前公立医院社会职责履行情况的客观评价是:＿＿＿＿＿＿。

①很差　②较差　③一般　④较好　⑤很好(若您认为"很好",请直接回答第 4 题)

3-1 您认为公立医院没能很好地履行社会职责的主要原因是:＿＿＿＿＿＿(可多选)。

①政府的投入不足　　②医院管理制度不完善

③社会各方监管不够　④其他＿＿＿＿＿＿＿＿＿＿＿

4. 为引导与鼓励公立医院更好地履行社会职责,您认为现阶段独立开展社会第三方的公立医院社会职责评价的必要性是:＿＿＿＿＿＿。

①完全有必要　②有必要　③不确定　④没有必要　⑤完全没必要

5. 在当前社会各界广泛关注公立医院发展及改革的形势下,如果开展公立医院社会职责评价,您认为邀请社会公众代表(如人大、政协及普通公众代表等)参与评价活动的必要性是:＿＿＿＿＿＿。

①完全有必要　②有必要　③不确定　④没有必要　⑤完全没必要(若您认为"没有必要"或"完全没必要",请直接回答第 6 题)

5-1 若您认为"有必要",其主要原因是：_____（可多选）。

①有助于增进社会公众对公立医院的了解

②有助于增进公立医院对社会公众服务需求的了解

③有助于社会公众参与公立医院的治理与监督

④有助于提高社会公众参与社会管理事务的积极性

⑤其他_____

6.为提高公立医院社会职责评价结果的客观公正性,赢得社会各界的普遍认可,您认为评价者筛选的主要标准或原则是：_____（可多选）。

①独立性（评价者与评价对象利益相关性小）

②专业性（评价者对评价对象或内容熟悉）

③权威性（评价者具有公众信服的威望）

④主动性（评价者有较强的参与意愿）

⑤其他_____

7.根据上题您所选择的标准或原则,您认为下列哪些群体代表参与公立医院社会职责评价,既符合我国当前实际国情,又能增进社会公众的参与度,以及提高评价结果的被认可度：_____（可多选）。

①社会专业组织（第三方研究机构、医师协会、医学会等）

②政府相关人员

③公立医院

④患者及家属

⑤社会公众代表（人大、政协及普通公众代表等）

⑥社会媒体代表

⑦其他_____

8.如果下列6类群体代表都参与公立医院的社会职责评价,那么您觉得其各自应发挥的作用是（请在各类群体代表下对应表格里的"□"上打"√"）：

社会专业组织（第三方研究机构、医师协会、医学会等）	政府相关人员	公立医院	患者及家属	社会公众代表（人大、政协及普通公众等）	社会媒体代表
□ 主导评价 □ 协调配合 □ 吸纳参与	□ 主导评价 □ 协调配合 □ 吸纳参与	□ 主导评价 □ 协调配合 □ 吸纳参与	□ 主导评价 □ 协调配合 □ 吸纳参与	□ 主导评价 □ 协调配合 □ 吸纳参与	□ 主导评价 □ 协调配合 □ 吸纳参与

9.如果适时开展公立医院社会职责评价,您认为其评价内容包括政府对公立医院的资源投入与保障方面指标的必要性是:_____。

①完全有必要　②有必要　③不确定　④没有必要　⑤完全没必要(若您认为"没有必要"或"完全没必要",则请直接回答第10题)

9-1 如果您觉得"有必要",那么政府需要投入的方面有:_____(可多选)。

①基本建设及大型设备购置

②医务人员基本工资的投入

③重点学科发展及人才培养

④公共卫生服务工作补助

⑤紧急救治与支边、支农等公共服务工作补助

⑥其他_____

10.为了构建和谐的医疗秩序及医患关系,公立医院吸纳社会工作者、志愿者参与医院导医导诊及咨询服务,开展对患者的心理援助、情绪疏导、临终关怀等健康照顾的医务社会工作,您认为:_____。

①很重要　②较重要　③一般　④不重要　⑤很不重要

11.为了使公立医院更好地履行社会职责,其当前亟须建立或健全的管理制度包括:_____(可多选)。

①信息公开制度　②社会监督制度

③社会工作与志愿服务在医院的工作制度

④绩效考核制度　⑤医德医风考评与监管制度

⑥其他_____

12.众所周知,患者满意度是公立医院社会职责评价的重要指标。您认为当前由政府或医院主导参与的患者满意度评价结果实际反映医疗服务绩效的客观程度是:_____。

①很客观　②较客观　③一般　④较不客观　⑤很不客观(若您认为"很客观",则请直接回答第13题)

12-1 若您认为"较不客观"或"很不客观",其主要的原因是:_____(可多选)。

①缺乏科学的测评工具(量表或问卷)

②缺乏调查样本代表性分析

③缺乏对患者社会心理因素影响的分析

④政府与医院作为评价者的角色影响

⑤淡化了患者对服务技术及费用等满意度评价内容

⑥其他＿＿＿＿＿＿＿＿＿＿＿＿＿＿＿＿＿＿＿＿＿＿＿＿＿＿＿＿

13.如果社会第三方专业组织受政府委托并提供经费保障,独立开展公立医院社会职责评价,邀请您参与评价活动,您的态度是:＿＿＿＿＿＿＿。

①很愿意　②较愿意　③无所谓　④较不愿意　⑤很不愿意

第三部分:请您对照表格左侧文字描述,在右侧最符合您实际情况的程度数字上打"√"。

文字描述	您的实际情况
1.公立医院是由政府举办的,不以营利为目的,向人民群众提供基本医疗服务的公益组织	① ② ③ ④ ⑤
2.公立医院有对医疗质量安全、价格和费用、绩效考核、财务状况等信息进行公开的社会职责	① ② ③ ④ ⑤
3.公立医院有向公众提供优质医疗服务,兼顾预防、保健、康复服务的社会职责	① ② ③ ④ ⑤
4.公立医院有控制医药费用不合理增长的社会职责	① ② ③ ④ ⑤
5.公立医院有承担紧急救治、救灾、援外、支边、支农和对口支援基层机构等政府指令性任务的社会职责	① ② ③ ④ ⑤
6.公立医院有培养医学生,对医务人员进行规范化培训、提供进修及科研支持的社会职责	① ② ③ ④ ⑤
7.公立医院有开展义诊、健康教育活动,对无力支付费用的弱势群体减免医疗费用的社会职责	① ② ③ ④ ⑤
8.公立医院社会评价应由有关社会组织［如省或市(县)地方医学会/医院协会、第三方评价机构等］主导,公众、患者或家属及公共媒体等社会多元力量参与	① ② ③ ④ ⑤
9.公众参与公立医院社会评价是为了表达公众合理的利益诉求,增强公众与公立医院之间的信息交流与沟通,预防和化解社会矛盾	① ② ③ ④ ⑤
10.公立医院履行社会职责的情况与公众的生命健康权息息相关	① ② ③ ④ ⑤
11.公众享有对公立医院医疗服务项目、价格、质量、治疗方案及纠纷处理程序等信息的知情权	① ② ③ ④ ⑤
12.公众享有对公共医疗事务管理的参与权	① ② ③ ④ ⑤
13.公众享有对公立医院履行社会职责的监督权	① ② ③ ④ ⑤
14.公众是社会的组成部分,是社会活动的主体,参与公立医院有关志愿服务及监督管理是公众的责任	① ② ③ ④ ⑤

注:①.完全不清楚;②.较不清楚;③.不确定;④.较清楚;⑤.完全清楚。

附录三

医务工作者对公立医院社会评价及治理的认知与态度调查问卷

您好！本调查旨在了解医务工作者对公立医院社会评价的认知、态度及工作满意度，为适时开展评价工作提供参考依据。请您在认为合适的选项上打"√"或在"＿＿"上填写。您的资料完全保密，感谢您的支持！

第一部分：您的基本情况。

1.您所在的科室：①行政管理科室　②临床科室（Ⅰ.医生　Ⅱ.护士）③医技科室

2.您的在岗时间：①5年及以下　②6～10年　③11～15年　④16～20年⑤21年以上

3.您的职务：①无职务　②一般行政管理人员　③中层干部　④院领导

4.您的职称：①无职称　②初级　③中级　④副高级　⑤正高级

5.您的学历：①大专及以下　②本科　③硕士研究生　④博士研究生

第二部分：以下关于公立医院社会职责评价认知及态度的调查。

公立医院社会职责：指公立医院在维持自身生存和发展的基础上，为满足特定的社会需求，在维护公共卫生、保证基本医疗服务质量和可及性、完成政府指令性任务及其他提高社会效益方面所应履行的职责。具体包括提供基本医疗与预防保健服务、开展教学科研、控制医疗费用、履行政策性职责、开展社会公益活动及环境保护等内容。

1.您对由政府主导的周期性综合医院等级评审或管理评价的了解程度：＿＿＿＿＿＿。

①完全了解　②基本了解　③一般　④不了解　⑤完全不了解（若您"完全不了解"，请直接回答第2题）

1-1您认为当前由政府主导的周期性综合医院等级评审或管理评价主要存在的问题是：＿＿＿＿＿＿（可多选）。

①评价结果难以得到社会普遍认可

②评价内容侧重于医疗服务质量或医疗服务绩效

③评价主体构成上忽视了调动社会公众代表来参与

④评价方法缺乏暗访、体验式服务等反映实情的考察方式

⑤无问题

⑥其他_____

2.根据您对公立医院社会职责的认知,将下列 6 项公立医院社会职责的内容进行<u>重要性排序</u>[填写说明:请按照最重要为 1,依次为 2,3,4,5,最不重要为 6 的顺序在"(_____)"中填写]:

内　容	解释或说明	排　序
①医疗保健	指公立医院为人民群众提供优质的医疗卫生服务,兼顾预防、保健、康复的功能	序位:(____)
②费用控制	指公立医院控制医疗费用不合理的增长	序位:(____)
③教育科研	指公立医院在对医学生培养、医务人员规范化培训或提供进修及科学研究方面支持的责任	序位:(____)
④政策职责	指公立医院承担对口支援基层医疗机构、公共卫生、医疗应急等政府相关指令性任务	序位:(____)
⑤社会公益	指公立医院开展或举办多形式的社会公益活动,如义诊、健康咨询、募捐等	序位:(____)
⑥环境保护	指公立医院对社会环境保护的职责,具体表现为医疗垃圾规范处理与节约能耗等	序位:(____)

3.基于我国整体医疗环境及医患关系的现状,您对当前公立医院社会职责履行情况的客观评价是:_____。

①很差　②较差　③一般　④较好　⑤很好(若您认为"很好",则请直接回答第 4 题)

3-1 您认为公立医院没能很好地履行社会职责的主要原因是:_____(可多选)。

①政府的投入不足　②医院管理制度不完善

③社会各方监管不够　④其他_____

4.为引导与鼓励公立医院更好地履行社会职责,您认为现阶段独立开展社会第三方的公立医院社会职责评价的必要性是:_____。

①完全有必要　②有必要　③不确定　④没有必要　⑤完全没必要

5.在当前社会各界广泛关注公立医院发展及改革的形势下,如果开展公立医院社会职责评价,您认为邀请社会公众代表(如人大、政协及普通公众代表等)参与评价活动的必要性是:_____。

①完全有必要　②有必要　③不确定　④没有必要　⑤完全没必要(若您认为"没有必要"或"完全没必要",则请直接回答第 6 题)

5-1 若您认为"有必要",其主要原因是：_____（可多选）。

①有助于增进社会公众对公立医院的了解

②有助于增进公立医院对社会公众服务需求的了解

③有助于社会公众参与公立医院的治理与监督

④有助于提高社会公众参与社会管理事务的积极性

⑤其他_____

6. 为进一步提高公立医院社会职责评价结果的客观公正性，赢得社会各界普遍认可，您认为可作为评价者筛选的主要标准或原则是：_____（可多选）。

①独立性（评价者与评价对象利益相关性小）

②专业性（评价者对评价对象或内容熟悉）

③权威性（评价者具有公众信服的威望）

④主动性（评价者有较强的参与意愿）

⑤其他_____

7. 根据上题您所选择的标准或原则，您认为下列哪些群体代表参与公立医院社会职责评价，既符合我国当前实际国情，又能增进社会公众的参与度，以及提高评价结果的被认可度：_____（可多选）。

①社会专业组织（第三方研究机构、医师协会、医学会等）

②政府相关人员

③公立医院

④患者及家属

⑤社会公众代表（人大、政协及普通公众代表等）

⑥社会媒体代表

⑦其他_____

8. 如果下列 6 类群体代表都参与公立医院的社会职责评价，那么您觉得其各自应发挥的作用是（请在各类群体代表下对应表格里的"□"上打"√"）：

社会专业组织（第三方研究机构、医师协会、医学会等）	政府相关人员	公立医院	患者及家属	社会公众代表（人大、政协及普通公众等）	社会媒体代表
□ 主导评价 □ 协调配合 □ 吸纳参与	□ 主导评价 □ 协调配合 □ 吸纳参与	□ 主导评价 □ 协调配合 □ 吸纳参与	□ 主导评价 □ 协调配合 □ 吸纳参与	□ 主导评价 □ 协调配合 □ 吸纳参与	□ 主导评价 □ 协调配合 □ 吸纳参与

9. 如果适时开展公立医院社会职责评价，您认为其评价内容包括政府对公立医院的资源投入与保障方面指标的必要性是：_____。

①完全有必要　②有必要　③不确定　④没有必要　⑤完全没必要(若您认为"没有必要"或"完全没必要",则请直接回答第10题)

9-1 如果您觉得"有必要",那么政府需要投入的方面有:_____(可多选)。

①基本建设及大型设备购置

②医务人员基本工资的投入

③重点学科发展及人才培养

④公共卫生服务工作补助

⑤紧急救治与支边、支农等公共服务工作补助

⑥其他_____

10. 为了构建和谐的医疗秩序及医患关系,公立医院吸纳社会工作者、志愿者参与医院导医导诊及咨询服务,开展对患者的心理援助、情绪疏导、临终关怀等健康照顾的医务社会工作,您认为:_____。

①很重要　②较重要　③一般　④不重要　⑤很不重要

11. 为了使公立医院更好地履行社会职责,其当前亟须建立或健全的管理制度包括:_____(可多选)。

①信息公开制度　②社会监督制度

③社会工作与志愿服务在医院的工作制度

④绩效考核制度　⑤医德医风考评与监管制度

⑥其他_____

12. 众所周知,患者满意度是公立医院社会职责评价的重要指标。您认为当前由政府或医院主导参与的患者满意度评价结果,其实际反映医疗服务绩效的客观程度是:_____。

①很客观　②较客观　③一般　④较不客观　⑤很不客观(若您认为"很客观",则请直接回答第13题)

12-1 若您认为"不客观",其主要的原因是:_____(可多选)。

①缺乏科学的测评工具(量表或问卷)

②缺乏调查样本代表性的分析

③缺乏对患者社会心理因素影响的分析

④政府与医院作为评价者的角色影响

⑤淡化了患者对服务技术及费用等满意度评价内容

⑥其他_____

13.如果社会第三方专业组织受政府委托并提供经费保障,独立开展公立医院社会职责评价,邀请您参与评价活动,您的态度是:_____。

①很愿意 ②较愿意 ③无所谓 ④较不愿意 ⑤很不愿意

第三部分:请您对照表格左侧文字描述,在右侧最符合您实际情况的程度数字上打"√"。

文字描述	您的实际情况
1.公立医院是由政府举办的,不以营利为目的,向人民群众提供基本医疗服务的公益组织	① ② ③ ④ ⑤
2.公立医院有对医疗质量安全、价格和费用、绩效考核、财务状况等信息进行公开的社会职责	① ② ③ ④ ⑤
3.公立医院有向公众提供优质医疗服务,兼顾预防、保健、康复服务的社会职责	① ② ③ ④ ⑤
4.公立医院有控制医药费用不合理增长的社会职责	① ② ③ ④ ⑤
5.公立医院有承担紧急救治、救灾、援外、支边、支农和对口支援基层机构等政府指令性任务的社会职责	① ② ③ ④ ⑤
6.公立医院有培养医学生,对医务人员进行规范化培训、提供进修及科研支持的社会职责	① ② ③ ④ ⑤
7.公立医院有开展义诊、健康教育活动,对无力支付费用的弱势群体减免医疗费用的社会职责	① ② ③ ④ ⑤
8.公立医院社会评价应由有关社会组织[如省或市(县)地方医学会/医院协会、第三方评价机构等]主导,公众、患者或家属及公共媒体等社会多元力量参与	① ② ③ ④ ⑤
9.公众参与公立医院社会评价是为了表达公众合理的利益诉求,增强公众与公立医院之间的信息交流与沟通,预防和化解社会矛盾	① ② ③ ④ ⑤
10.公立医院履行社会职责的情况与公众的生命健康权息息相关	① ② ③ ④ ⑤
11.公众享有对公立医院医疗服务项目、价格、质量、治疗方案及纠纷处理程序等信息的知情权	① ② ③ ④ ⑤
12.公众享有对公共医疗事务管理的参与权	① ② ③ ④ ⑤
13.公众享有对公立医院履行社会职责的监督权	① ② ③ ④ ⑤
14.公众是社会的组成部分,是社会活动的主体,参与公立医院有关志愿服务及监督管理是公众的责任	① ② ③ ④ ⑤

注:①.完全不清楚;②.较不清楚;③.不确定;④.较清楚;⑤.完全清楚。

附录四

社会专业组织人员对公立医院社会评价及治理的认知与态度调查问卷

　　您好！本调查旨在了解社会专业组织人员对公立医院社会职责评价的认知及态度,为适时开展公立医院社会评价工作及政府决策提供依据。请您在认为合适的选项上打"√"或在"＿＿＿"上填写。您的资料将完全保密,感谢您的支持!

第一部分:基本情况。

　　1.性别:①男　②女

　　2.您的学历:①大专及以下　②本科　③硕士生　④博士

　　3.您的职称:①无职称　②初级　③中级　④副高级　⑤正高级

　　4.专业背景:①卫生管理　②卫生经济　③公共卫生　④医院管理　⑤临床医学　⑥健康管理　⑦其他＿＿＿＿＿＿

　　5.您的工作时间:①5年及以下　②6～10年　③11～15年　④16～20年　⑤21年及以上

第二部分:以下关于公立医院社会职责评价认知及态度的调查。

公立医院社会职责:指公立医院在维持自身生存和发展的基础上,为满足特定的社会需求,在维护公共卫生、保证基本医疗服务质量和可及性、完成政府指令性任务及其他提高社会效益方面所应履行的职责。具体包括提供基本医疗与预防保健服务、开展教学科研、控制医疗费用、履行政策性职责、开展社会公益活动及环境保护等内容。

　　1.您对由政府主导的周期性综合医院等级评审或管理评价的了解程度:＿＿＿＿＿＿。

　　①完全了解　②基本了解　③一般　④不了解　⑤完全不了解(若您"完全不了解",请直接回答第2题)

　　1-1 您认为当前由政府主导的周期性综合医院等级评审或管理评价主要存在的问题是:＿＿＿＿＿＿(可多选)。

　　①评价结果难以得到社会普遍认可

　　②评价内容侧重于医疗服务质量或医疗服务绩效

③评价主体构成上忽视了调动社会公众代表来参与

④评价方法缺乏暗访、体验式服务等反映实情的考察方式

⑤无问题

⑥其他＿＿＿＿＿＿＿＿＿＿＿＿＿＿＿＿＿＿＿＿＿＿＿＿＿

2.根据您对公立医院社会职责的认知,将下列6项公立医院社会职责的内容进行<u>重要性排序</u>[填写说明:请按照最重要为1,依次为2,3,4,5,最不重要为6的顺序在"（＿＿＿）"中填写]:

内　容	解释或说明	排　序
①医疗保健	指公立医院为人民群众提供优质的医疗卫生服务,兼顾预防、保健、康复的功能	序位:（＿＿）
②费用控制	指公立医院控制医疗费用不合理的增长	序位:（＿＿）
③教育科研	指公立医院在对医学生培养、医务人员规范化培训或提供进修及科学研究方面支持的责任	序位:（＿＿）
④政策职责	指公立医院承担对口支援基层医疗机构、公共卫生、医疗应急等政府相关指令性任务	序位:（＿＿）
⑤社会公益	指公立医院开展或举办多形式的社会公益活动,如义诊、健康咨询、募捐等	序位:（＿＿）
⑥环境保护	指公立医院对社会环境保护的职责,具体表现为医疗垃圾规范处理与节约能耗等	序位:（＿＿）

3.基于我国整体医疗环境及医患关系的现状,您对当前公立医院社会职责履行情况的客观评价是:＿＿＿＿＿＿＿。

①很差　②较差　③一般　④较好　⑤很好（若您认为"很好",则请直接回答第4题）

3-1您认为公立医院没能很好地履行社会职责的主要原因是:＿＿＿＿＿＿＿（可多选）。

①政府的投入不足　②医院管理制度不完善

③社会各方监管不够　④其他＿＿＿＿＿＿

4.为引导与鼓励公立医院更好地履行社会职责,您认为现阶段独立开展社会第三方的公立医院社会职责评价的必要性是:＿＿＿＿＿＿＿。

①完全有必要　②有必要　③不确定　④没有必要　⑤完全没必要

5.在当前社会各界广泛关注公立医院发展及改革的形势下,如果开展公立医院社会职责评价,您认为邀请社会公众代表（如人大、政协及普通公众代表等）参与评价活动的必要性是:＿＿＿＿＿＿＿。

①完全有必要　②有必要　③不确定　④没有必要　⑤完全没必要（若

您认为"没有必要"或"完全没有必要",则请直接回答第 6 题)

5-1 若您认为"有必要",其主要原因是:_____(可多选)。

①有助于增进社会公众对公立医院的了解

②有助于增进公立医院对社会公众服务需求的了解

③有助于社会公众参与公立医院的治理与监督

④有助于提高社会公众参与社会管理事务的积极性

⑤其他_____

6. 为提高公立医院社会职责评价结果的客观公正性,赢得社会各界普遍认可,您认为评价者筛选的主要标准或原则是(可多选):_____。

①独立性(评价者与评价对象利益相关性小)

②专业性(评价者对评价对象或内容熟悉)

③权威性(评价者具有公众信服的威望)

④主动性(评价者有较强的参与意愿)

⑤其他_____

7. 根据上题您所选择的标准或原则,您认为下列哪些群体代表参与公立医院社会职责评价,既符合我国当前实际国情,又能增进社会公众的参与度,以及提高评价结果的被认可度:_____(可多选)。

①社会专业组织(第三方研究机构、医师协会、医学会等)

②政府相关人员

③公立医院

④患者及家属

⑤社会公众代表(人大、政协及普通公众代表等)

⑥社会媒体代表

⑦其他_____

8. 如果下列 6 类群体代表都参与公立医院的社会职责评价,那么您觉得其各自应发挥的作用是(请在各类群体代表下对应表格里的"□"上打"√"):

社会专业组织(第三方研究机构、医师协会、医学会等)	政府相关人员	公立医院	患者及家属	社会公众代表(人大、政协及普通公众等)	社会媒体代表
□ 主导评价 □ 协调配合 □ 吸纳参与	□ 主导评价 □ 协调配合 □ 吸纳参与	□ 主导评价 □ 协调配合 □ 吸纳参与	□ 主导评价 □ 协调配合 □ 吸纳参与	□ 主导评价 □ 协调配合 □ 吸纳参与	□ 主导评价 □ 协调配合 □ 吸纳参与

9. 如果适时开展公立医院社会职责评价,您认为其评价内容包括政府对公

立医院的资源投入与保障方面指标的必要性是：_____。

①完全有必要　②有必要　③不确定　④没有必要　⑤完全没必要（若您认为"没有必要"，则请直接回答第 10 题）

9-1 如果您觉得"有必要"，那么政府需要投入的方面有：_____（可多选）。

①基本建设及大型设备购置

②医务人员基本工资的投入

③重点学科发展及人才培养

④公共卫生服务工作补助

⑤紧急救治与支边、支农等公共服务工作补助

⑥其他_____

10.为了构建和谐的医疗秩序及医患关系，公立医院吸纳社会工作者、志愿者参与医院导医导诊及咨询服务，开展对患者的心理援助、情绪疏导、临终关怀等健康照顾的医务社会工作，您认为：_____。

①很重要　②较重要　③一般　④不重要　⑤很不重要

11.为了使公立医院更好地履行社会职责，其当前亟须需建立或健全的管理制度包括：_____（可多选）。

①信息公开制度　②社会监督制度

③社会工作与志愿服务在医院的工作制度

④绩效考核制度　⑤医德医风考评与监管制度

⑥其他_____

12.众所周知，患者满意度是公立医院社会职责评价的重要指标。您认为当前由政府或医院主导参与的患者满意度评价结果，其实际反映医疗服务绩效的客观程度是：_____。

①很客观　②较客观　③一般　④较不客观　⑤很不客观（若您认为"很客观"，则请直接回答第 13 题）

12-1 若您认为"不客观"，其主要的原因是：_____（可多选）。

①缺乏科学的测评工具（量表或问卷）

②缺乏调查样本代表性的分析

③缺乏对患者社会心理因素影响的分析

④政府与医院作为评价者的角色影响

⑤淡化了患者对服务技术及费用等满意度评价内容

⑥其他_____

13.如果社会第三方专业组织受政府委托并提供经费保障,独立开展公立医院社会职责评价,邀请您参与评价活动,您的态度是:_____。

①很愿意　②较愿意　③无所谓　④较不愿意　⑤很不愿意

第三部分:请您对照表格左侧文字描述,在右侧最符合您实际情况的程度数字上打"√"。

文字描述	您的实际情况
1.公立医院是由政府举办的,不以营利为目的,向人民群众提供基本医疗服务的公益组织	① ② ③ ④ ⑤
2.公立医院有对医疗质量安全、价格和费用、绩效考核、财务状况等信息进行公开的社会职责	① ② ③ ④ ⑤
3.公立医院有向公众提供优质医疗服务,兼顾预防、保健、康复服务的社会职责	① ② ③ ④ ⑤
4.公立医院有控制医药费用不合理增长的社会职责	① ② ③ ④ ⑤
5.公立医院有承担紧急救治、救灾、援外、支边、支农和对口支援基层机构等政府指令性任务的社会职责	① ② ③ ④ ⑤
6.公立医院有培养医学生,对医务人员进行规范化培训、提供进修及科研支持的社会职责	① ② ③ ④ ⑤
7.公立医院有开展义诊、健康教育活动,对无力支付费用的弱势群体减免医疗费用的社会职责	① ② ③ ④ ⑤
8.公立医院社会评价应由有关社会组织[如省或市(县)地方医学会/医院协会、第三方评价机构等]主导,公众、患者或家属及公共媒体等社会多元力量参与	① ② ③ ④ ⑤
9.公众参与公立医院社会评价是为了表达公众合理的利益诉求,增强公众与公立医院之间的信息交流与沟通,预防和化解社会矛盾	① ② ③ ④ ⑤
10.公立医院履行社会职责的情况与公众的生命健康权息息相关	① ② ③ ④ ⑤
11.公众享有对公立医院医疗服务项目、价格、质量、治疗方案及纠纷处理程序等信息的知情权	① ② ③ ④ ⑤
12.公众享有对公共医疗事务管理的参与权	① ② ③ ④ ⑤
13.公众享有对公立医院履行社会职责的监督权	① ② ③ ④ ⑤
14.公众是社会的组成部分,是社会活动的主体,参与公立医院有关志愿服务及监督管理是公众的责任	① ② ③ ④ ⑤

注:①,完全不清楚;②,较不清楚;③,不确定;④,较清楚;⑤,完全清楚。

附录五

患者及家属对公立医院社会评价及治理的认知与态度调查问卷

您好！本调查旨在了解患者或患者家属对公立医院社会职责评价的态度及参与意愿，为适时开展公立医院社会评价工作及政府决策提供依据。请在您认为合适的选项上打"√"或在"＿＿＿＿"上填写。感谢您的支持！

第一部分：基本情况。

1. 性别：①男 ②女

2. 文化程度：①小学及以下 ②初中 ③高中 ④大学 ⑤研究生

3. 职业：①政府人员 ②事业单位人员 ③企业员工 ④农民 ⑤学生 ⑥退休人员 ⑦失业 ⑧自由职业者 ⑨其他＿＿＿＿＿＿＿＿

第二部分：以下关于公立医院社会职责评价态度及参与意愿的调查。

> 公立医院社会职责：指公立医院在维持自身生存和发展的基础上，为满足特定的社会需求，在维护公共卫生、保证基本医疗服务质量和可及性、完成政府指令性任务及其他提高社会效益方面所应履行的职责。具体包括提供基本医疗与预防保健服务、开展教学科研、控制医疗费用、履行政策性职责、开展社会公益活动及环境保护等内容。

1. 根据您对公立医院社会职责的认知，将下列 6 项公立医院社会职责的内容进行<u>重要性排序</u>[填写说明：请按照最重要为 1，依次为 2，3，4，5，最不重要为 6 的顺序在"（＿＿＿＿＿＿）"中填写]：

内　容	解释或说明	排　序
①医疗保健	指公立医院为人民群众提供优质的医疗卫生服务，兼顾预防、保健、康复的功能	序位：（＿＿＿）
②费用控制	指公立医院控制医疗费用不合理的增长	序位：（＿＿＿）
③教育科研	指公立医院在对医学生培养、医务人员规范化培训或提供进修及科学研究方面支持的责任	序位：（＿＿＿）
④政策职责	指公立医院承担对口支援基层医疗机构、公共卫生、医疗应急等政府相关指令性任务	序位：（＿＿＿）
⑤社会公益	指公立医院开展或举办多形式的社会公益活动，如义诊、健康咨询、募捐等	序位：（＿＿＿）
⑥环境保护	指公立医院对社会环境保护的职责，具体表现为医疗垃圾规范处理与节约能耗等	序位：（＿＿＿）

2. 根据您对公立医院已有的了解或曾经就医时的感受,您对当前公立医院社会职责履行情况的客观评价是:＿＿＿＿＿＿。

①很差　②较差　③一般　④较好　⑤很好

3. 为引导与鼓励公立医院更好地履行社会职责,您认为现阶段独立开展社会第三方的公立医院社会职责评价的必要性是:＿＿＿＿＿＿。

①完全有必要　②有必要　③不确定　④没有必要　⑤完全没必要

4. 为进一步提高公立医院社会职责评价结果的客观公正性,赢得社会各界的普遍认可,您认为可作为评价者筛选的主要标准或原则是:＿＿＿＿＿＿(可多选)。

①独立性(评价者与评价对象的利益相关性小)

②专业性(评价者对评价对象或内容熟悉)

③权威性(评价者具有公众信服的威望)

④主动性(评价者有较强的参与意愿)

⑤其他＿＿＿＿＿＿＿＿＿＿＿＿＿＿＿＿＿＿＿＿＿＿

5. 根据上题您所选择的标准或原则,您认为下列哪些群体代表参与公立医院社会职责评价,既符合我国当前实际国情,又能增进社会公众的参与度,以及提高评价结果的被认可度:＿＿＿＿＿＿(可多选)。

①社会专业组织(第三方研究机构、医师协会、医学会等)

②政府相关人员　③公立医院医务工作者

④患者及家属　　⑤社会公众代表(人大、政协及普通公众代表等)

⑥社会媒体代表　⑦其他＿＿＿＿＿＿＿＿＿＿＿＿＿＿＿＿

6. 在当前社会各界广泛关注公立医院发展及改革的形势下,如果开展公立医院社会职责评价,您认为邀请患者或患者家属参与评价活动的必要性是:＿＿＿＿＿＿。

①完全有必要　②有必要　③不确定　④没有必要　⑤完全没必要(若您认为"没必要",则请直接回答第 7 题)

6-1 若您认为"有必要",其主要原因是:＿＿＿＿＿＿(可多选)。

①有助于增进患者及家属对公立医院的了解

②有助于增进公立医院对患者健康服务需求的了解

③有助于患者及家属参与公立医院的治理与监督

④其他＿＿＿＿＿＿＿＿＿＿＿＿＿＿＿＿＿＿＿＿＿＿＿＿

7.如果社会第三方专业组织受政府委托并提供经费保障,独立开展公立医院社会职责评价,邀请您参与公立医院社会评价活动,您的态度是:_____。

①很愿意　②较愿意　③无所谓　④较不愿意　⑤很不愿意

7-1 若您愿意参与公立医院社会评价活动,您希望通过以下哪些途径参与:_____(可多选)。

①体验式实情的暗访考察　②问卷调查　③座谈会或论证会

④听证会　⑤其他_____

第三部分:请您对照表格左侧文字描述,在右侧最符合您实际情况的程度数字上打"√"。

文字描述	您的实际情况
1.公立医院是由政府举办的,不以营利为目的,向人民群众提供基本医疗服务的公益组织	① ② ③ ④ ⑤
2.公立医院有对医疗质量安全、价格和费用、绩效考核、财务状况等信息进行公开的社会职责	① ② ③ ④ ⑤
3.公立医院有向公众提供优质医疗服务,兼顾预防、保健、康复服务的社会职责	① ② ③ ④ ⑤
4.公立医院有控制医药费用不合理增长的社会职责	① ② ③ ④ ⑤
5.公立医院有承担紧急救治、救灾、援外、支边、支农和对口支援基层机构等政府指令性任务的社会职责	① ② ③ ④ ⑤
6.公立医院有培养医学生,对医务人员进行规范化培训、提供进修及科研支持的社会职责	① ② ③ ④ ⑤
7.公立医院有开展义诊、健康教育活动,对无力支付费用的弱势群体减免医疗费用的社会职责	① ② ③ ④ ⑤
8.公立医院社会评价应由有关社会组织〔如省或市(县)地方医学会/医院协会、第三方评价机构等〕主导,公众、患者或家属及公共媒体等社会多元力量参与	① ② ③ ④ ⑤
9.公众参与公立医院社会评价是为了表达公众合理的利益诉求,增强公众与公立医院之间的信息交流与沟通,预防和化解社会矛盾	① ② ③ ④ ⑤
10.公立医院履行社会职责的情况与公众的生命健康权息息相关	① ② ③ ④ ⑤
11.公众享有对公立医院医疗服务项目、价格、质量、治疗方案及纠纷处理程序等信息的知情权	① ② ③ ④ ⑤
12.公众享有对公共医疗事务管理的参与权	① ② ③ ④ ⑤
13.公众享有对公立医院履行社会职责的监督权	① ② ③ ④ ⑤
14.公众是社会的组成部分,是社会活动的主体,参与公立医院有关志愿服务及监督管理是公众的责任	① ② ③ ④ ⑤

注:①,完全不清楚;②,较不清楚;③,不确定;④,较清楚;⑤,完全清楚。

附录六

社会公众对公立医院社会评价及治理的认知、态度与参与意愿调查问卷

您好！本调查旨在了解您对县级及县级以上公立医院社会评价的认知及参与意愿，为适时开展公立医院社会评价工作及政府决策提供依据。请您在最符合个人实际情况的选项上打"√"或在"＿＿＿"上填写。感谢您的支持！

本调查涉及的公立医院社会评价指由省或市（县）地方医学会（医院协会）、社会第三方评价机构、公众、患者或家属、公共媒体及政府等社会多元力量，部分或全部参与，采用明察暗访或模拟患者体验式购买服务等方式，对公立医院所承担的社会职责进行科学客观评价的活动过程，以发挥对公立医院进行有效监督及综合治理的作用。

特别说明：本调查所提及的公立医院不含城乡基层社区卫生服务中心（站）、乡镇卫生院及村卫生室等医疗机构。

一、您的基本情况。

1.性别：①男　②女

2.年龄：①18～44周岁　②45～59周岁　③60周岁及以上

3.学历：①小学及以下　②初中　③高中/中专/职高　④大专/本科⑤硕士及以上

4.职业：①企事业单位管理人员　②专业技术人员　③工人　④商业/服务业从业人员　⑤自由职业者　⑥公务员　⑦在校大学生　⑧外来务工人员⑨离退休人员　⑩其他（请注明）＿＿＿＿＿

5.月收入（元）：①≤2000　②2001～4000　③4001～6000　④6001～8000　⑤8001～10000　⑥＞10000

6.近半年来的健康状况：①很差　②较差　③一般　④较好　⑤很好

二、以下关于公立医院社会职责评价、认知及态度的调查。

公立医院社会职责:指公立医院在维持自身生存和发展的基础上,为满足特定的社会需求,在维护公共卫生、保证基本医疗服务质量和可及性、完成政府指令性任务及其他提高社会效益方面所应履行的职责。具体包括提供基本医疗与预防保健服务、开展教学科研、控制医疗费用、履行政策性职责、开展社会公益活动及环境保护等内容。

1. 根据您对公立医院社会职责的认知,将下列 6 项公立医院社会职责的内容进行<u>重要性排序</u>[填写说明:请按照最重要为 1, 依次为 2,3,4,5,最不重要为 6 的顺序在"(＿＿＿)"中填写]:

内 容	解释或说明	排 序
①医疗保健	指公立医院为人民群众提供优质的医疗卫生服务,兼顾预防、保健、康复的功能	序位:(＿＿)
②费用控制	指公立医院控制医疗费用不合理的增长	序位:(＿＿)
③教育科研	指公立医院在对医学生培养、医务人员规范化培训或提供进修及科学研究方面支持的责任	序位:(＿＿)
④政策职责	指公立医院承担对口支援基层医疗机构、公共卫生、医疗应急等政府相关指令性任务	序位:(＿＿)
⑤社会公益	指公立医院开展或举办多形式的社会公益活动,如义诊、健康咨询、募捐等	序位:(＿＿)
⑥环境保护	指公立医院对社会环境保护的职责,具体表现为医疗垃圾规范处理与节约能耗等	序位:(＿＿)

2. 根据您对公立医院已有的了解或曾经就医时的感受,您对当前公立医院社会职责履行情况的客观评价是:＿＿＿＿＿＿。

①很差　②较差　③一般　④较好　⑤很好

3. 为引导与鼓励公立医院更好地履行社会职责,您认为现阶段独立开展社会第三方的公立医院社会职责评价的必要性是:＿＿＿＿＿＿。

①完全有必要　②有必要　③不确定　④没有必要　⑤完全没必要

4. 为进一步提高公立医院社会职责评价结果的客观公正性,赢得社会各界的普遍认可,您认为可作为<u>评价者筛选</u>的主要标准或原则是:＿＿＿＿＿＿(可多选)。

①独立性(评价者与评价对象利益相关性小)

②专业性(评价者对评价对象或内容熟悉)

③权威性(评价者具有公众信服的威望)

④主动性(评价者有较强的参与意愿)

⑤其他＿＿＿＿＿＿＿＿＿＿＿＿＿＿＿＿＿

5. 根据上题您所选择的标准或原则,您认为下列哪些群体代表参与公立医院社会职责评价,既符合我国当前实际国情,又能增进社会公众的参与度,以及提高评价结果的被认可度:＿＿＿＿＿＿＿(可多选)。

①社会专业组织(第三方研究机构、医师协会、医学会等)

②政府相关人员　③公立医院　④患者及家属

⑤社会公众代表(人大、政协及普通公众代表等)

⑥社会媒体代表　⑦其他＿＿＿＿＿＿＿＿＿＿＿＿＿＿＿＿＿

6. 在当前社会各界广泛关注公立医院发展及改革的形势下,如果开展公立医院社会职责评价,您认为邀请社会公众代表(如人大、政协及普通公众代表等)参与评价活动的必要性是:＿＿＿＿＿＿＿。

①完全有必要　②有必要　③不确定　④没有必要　⑤完全没必要(若您认为"没有必要"或"完全没必要",则请直接回答第7题)

6-1 若您认为"有必要",其主要原因是:＿＿＿＿＿＿＿(可多选)。

①有助于增进社会公众对公立医院的了解

②有助于增进公立医院对社会公众健康服务需求的了解

③有助于社会公众参与公立医院的治理与监督

④有助于提高社会公众参与社会管理事务的积极性

⑤其他＿＿＿＿＿＿＿＿＿＿＿＿＿＿＿＿＿＿＿＿＿＿＿＿＿

7. 如果社会第三方专业组织受政府委托并提供经费保障,独立开展公立医院社会职责评价,邀请您参与评价活动,您的态度是:＿＿＿＿＿＿＿。

①很愿意　②较愿意　③无所谓　④较不愿意　⑤很不愿意

7-1. 若您愿意参与评价活动,您希望通过以下哪些途径参与:＿＿＿＿＿＿＿(可多选)。

①体验式实情的暗访考察　②问卷调查　③座谈会或论证会

④听证会　⑤其他＿＿＿＿＿＿＿

三、您对公立医院社会评价及治理的认知情况。请您对照表格左侧文字描述,在右侧最符合您实际情况的程度数字上打"√"。

文字描述	您的实际情况
1.公立医院是由政府举办的,不以营利为目的,向人民群众提供基本医疗服务的公益组织	① ② ③ ④ ⑤
2.公立医院有对医疗质量安全、价格和费用、绩效考核、财务状况等信息进行公开的社会职责	① ② ③ ④ ⑤

续表

3.公立医院有向公众提供优质医疗服务,兼顾预防、保健、康复服务的社会职责	① ② ③ ④ ⑤
4.公立医院有控制医药费用不合理增长的社会职责	① ② ③ ④ ⑤
5.公立医院有承担紧急救治、救灾、援外、支边、支农和对口支援基层机构等政府指令性任务的社会职责	① ② ③ ④ ⑤
6.公立医院有培养医学生,对医务人员进行规范化培训、提供进修及科研支持的社会职责	① ② ③ ④ ⑤
7.公立医院有开展义诊、健康教育活动,对无力支付费用的弱势群体减免医疗费用的社会职责	① ② ③ ④ ⑤
8.公立医院社会评价应由有关社会组织[如省或市(县)地方医学会/医院协会、第三方评价机构等]主导,公众、患者或家属及公共媒体等社会多元力量参与	① ② ③ ④ ⑤
9.公众参与公立医院社会评价是为了表达公众合理的利益诉求,增强公众与公立医院之间的信息交流与沟通,预防和化解社会矛盾	① ② ③ ④ ⑤
10.公立医院履行社会职责的情况与公众的生命健康权息息相关	① ② ③ ④ ⑤
11.公众享有对公立医院医疗服务项目、价格、质量、治疗方案及纠纷处理程序等信息的知情权	① ② ③ ④ ⑤
12.公众享有对公共医疗事务管理的参与权	① ② ③ ④ ⑤
13.公众享有对公立医院履行社会职责的监督权	① ② ③ ④ ⑤
14.公众是社会的组成部分,是社会活动的主体。参与公立医院有关志愿服务及监督管理是公众的责任	① ② ③ ④ ⑤

注:①,完全不清楚;②,较不清楚;③,不确定;④,较清楚;⑤,完全清楚。

四、您参与公立医院社会评价及治理的意愿情况。请您对照表格左侧文字描述,在右侧最符合您实际情况的程度数字上打"√"。

文字描述	您的实际情况
1.您平时关注公立医院履行信息公开、不合理医药费用控制等社会职责的意愿是:_____	① ② ③ ④ ⑤
2.若有关社会组织(如医学会、第三方评价机构等)、公立医院或卫生行政管理部门开展对公立医院履行社会职责情况的公众满意度调查、座谈会,进行意见或建议征集,您参与的意愿是:_____	① ② ③ ④ ⑤
3.若政府有关管理部门招募卫生行风监督员,对公立医院开展外部监督工作,您参与的意愿是:_____	① ② ③ ④ ⑤
4.若公立医院招募社会监督员,自觉接受公众监督以强化内部管理工作,您参与的意愿是:_____	① ② ③ ④ ⑤
5.若公立医院招募志愿者、社会工作者,经培训后开展导医导诊、对患者及家属的心理疏导、协助患者就医及调节医患关系等工作,为您提供学习、锻炼及服务社会的机会,您参与的意愿是:_____	① ② ③ ④ ⑤
6.若您发现医院存在不合理服务或管理问题,您主动向有关科室或上级管理部门反映并提出意见或建议的意愿是:_____	① ② ③ ④ ⑤
7.若政府委托有关社会组织(如医学会、第三方评价机构等),定期独立开展对公立医院履行社会职责的外部评审工作,并邀请您作为评审小组成员,以明察暗访等方式参与评审工作,您参与的意愿是:_____	① ② ③ ④ ⑤

注:①,非常不愿意;②,较不愿意;③,一般;④,较愿意;⑤,非常愿意。

　　您作为评审小组成员,结合自身知识背景、能力及经验,以明察暗访等方式参与下列有关内容的评审工作,您参与的意愿:＿＿＿＿＿＿＿＿＿＿＿＿

文字描述	您的实际情况
7.1 以明察政府拨款凭证、银行对账单、医院收款凭证的方式,掌握政府对公立医院基本建设和设备购置、人才培养等日常财政的投入及对医院承担政府指令性任务给予专项补助的情况	① ② ③ ④ ⑤
7.2 以明察暗访的方式了解医疗投诉、纠纷处理情况,信息公示情况,掌握社会监督、信息公开等管理制度的落实	① ② ③ ④ ⑤
7.3 模拟患者以体验式暗访的方式,掌握医疗服务质量及同时开展相关预防保健的指导情况	① ② ③ ④ ⑤
7.4 模拟患者以体验式暗访的方式,掌握医疗服务态度、医德医风及医患沟通情况	① ② ③ ④ ⑤
7.5 模拟患者以体验式暗访的方式,掌握医疗服务流程及就医环境情况	① ② ③ ④ ⑤
7.6 明察医疗检查费、基本药物使用、药品收入占医疗总收入比例等有关资料,掌握费用控制情况	① ② ③ ④ ⑤
7.7 明察紧急救治、救灾、援外、支边、支农和对口支援基层机构等工作记录,掌握政府指令性任务完成情况	① ② ③ ④ ⑤
7.8 明察卫生技术人员(含实习生)培训、进修工作记录及科研论文和成果发表情况,掌握教育科研情况	① ② ③ ④ ⑤
7.9 明察开展义诊、健康咨询、科普宣传,及对无力支付医疗费用的弱势群体患者减免医疗费用等公益活动及措施	① ② ③ ④ ⑤
7.10 以面对面访谈或电话与网络回访等调查方式,掌握患者对医疗服务的满意度情况	① ② ③ ④ ⑤

注:①,非常不愿意;②,较不愿意;③,一般;④,较愿意;⑤,非常愿意。

五、请您逐条对照表格左侧文字描述,在右侧最符合您实际情况的程度数字上打"√"。

1.您认为公众在公立医院社会评价中会起到重要作用	① ② ③ ④ ⑤
2.您参与公立医院社会评价可以发挥对公共医疗事务管理的主人翁精神	① ② ③ ④ ⑤
3.您参与公立医院社会评价可以增进对公立医院的了解	① ② ③ ④ ⑤
4.您参与公立医院社会评价可以对公立医院起到外部监管的作用	① ② ③ ④ ⑤

　　注:以上第1～4题中,①,完全不赞同;②,较不赞同;③,一般;④,较赞同;⑤,完全赞同。

5.您相信政府会委托有关社会组织(如医学会、第三方评价机构等)独立开展评价工作,并及时做好与公立医院及社会组织的沟通、协调工作,承担监督责任吗	① ② ③ ④ ⑤
6.您相信政府会公开社会评价的结果及基于此提出的医疗服务及管理持续改进措施等信息吗	① ② ③ ④ ⑤
7.您相信公立医院会积极地配合社会评价工作,并如实提供所需的资料吗	① ② ③ ④ ⑤
8.您相信社会组织(如医学会、第三方评价机构等)能承担独立开展评价工作的责任,能研制并实施真实地反映客观实际且具有科学性和可操作性的评价指标及方案吗	① ② ③ ④ ⑤

　　注:以上第5～8题中,①,完全不相信;②,较不相信;③,一般;④,较相信;⑤,完全相信。

续表

9.您认为自己有能力参与公立医院社会评价	① ② ③ ④ ⑤
10.参与公立医院社会评价不会占用您太多的时间和精力	① ② ③ ④ ⑤
11.您对公立医院公开的医疗质量安全、价格费用、绩效考核等信息足够了解	① ② ③ ④ ⑤
12.公立医院已向您提供了意见箱、投诉电话、网络反馈等渠道,以便于意见征集或举报投诉	① ② ③ ④ ⑤
13.公立医院对您提出的有关医院服务或管理方面的合理性意见或建议会进行反馈	① ② ③ ④ ⑤
14.您对政府公开的有关公立医院功能定位、社会职责及考核评价等信息足够了解	① ② ③ ④ ⑤
15.政府已向您提供了领导信箱、网络调查、信访、意见征集等渠道,以便于建言献策或举报投诉	① ② ③ ④ ⑤
16.政府对您提出的有关医院医疗服务或管理方面的合理性意见或建议会进行反馈	① ② ③ ④ ⑤

注:以上第9~16题中,①,完全不赞同;②,较不赞同;③,一般;④,较赞同;⑤,完全赞同。

六、您参与公共事务管理的情况

1.针对公共安全、教育、卫生及社会保障等关乎公众利益热点话题的有关政策或建议,您平时关注及了解的程度是:_____。

①很了解　②较了解　③一般　④较不了解　⑤很不了解

2.若您身边存在上述政策或建议的某些具体问题,您基于社会良知及责任感,站在公众立场,通过发表网络言论或评论,参与政府及有关部门举办的座谈/论证会等,理性公开地反馈、发表观点以影响公共行政决策的可能性是:_____。

①很可能　②较可能　③一般　④较不可能　⑤很不可能　⑥说不清

3.针对上述政策或建议的某些具体问题,为尽可能维护公众利益,您主动向有关管理部门反映并提出针对性意见或建议,与有关部门进行交流和互动,以探求解决办法的可能性是:_____。

①很可能　②较可能　③一般　④较不可能　⑤很不可能　⑥说不清

4.针对上述政策或建议的某些具体问题,为达到维护公众利益的目的,让您通过与政府有关管理部门或有关社会组织的共同规划、商讨和合作的方式来寻求适宜的解决方案,您参与的可能性是:_____。

①很可能　②较可能　③一般　④较不可能　⑤很不可能　⑥说不清

附录七

公共媒体对公立医院社会评价及治理的认知与
态度调查问卷

您好！本调查旨在了解公共媒体对公立医院社会职责评价的态度及参与意愿，为适时开展公立医院社会职责评价工作及政府决策提供依据。请在您认为合适的选项上打"√"或在"＿＿＿"上填写。感谢您的支持！

第一部分：基本情况。

　　1.性别：①男　②女

　　2.文化程度：①小学及以下　②初中　③高中　④大学　⑤研究生

第二部分：以下关于公立医院社会职责评价的态度及参与意愿调查。

> 公立医院社会职责：指公立医院在维持自身生存和发展的基础上，为满足特定的社会需求，在维护公共卫生、保证基本医疗服务质量和可及性、完成政府指令性任务及其他提高社会效益方面所应履行的职责。具体包括提供基本医疗与预防保健服务、开展教学科研、控制医疗费用、履行政策性职责、开展社会公益活动及环境保护等内容。

　　1.根据您对公立医院社会职责的认知，将下列 6 项公立医院社会职责的内容进行重要性排序[填写说明：请按照最重要为 1，依次为 2,3,4,5,最不重要为 6 的顺序在"（＿＿＿＿）"中填写]：

内　容	解释或说明	排　序
①医疗保健	指公立医院为人民群众提供优质的医疗卫生服务，兼顾预防、保健、康复的功能	序位：（＿＿）
②费用控制	指公立医院控制医疗费用不合理的增长	序位：（＿＿）
③教育科研	指公立医院在对医学生培养、医务人员规范化培训或提供进修及科学研究方面支持的责任	序位：（＿＿）
④政策职责	指公立医院承担对口支援基层医疗机构、公共卫生、医疗应急等政府相关指令性任务	序位：（＿＿）
⑤社会公益	指公立医院开展或举办多形式的社会公益活动，如义诊、健康咨询、募捐等	序位：（＿＿）
⑥环境保护	指公立医院对社会环境保护的职责，具体表现为医疗垃圾规范处理与节约能耗等	序位：（＿＿）

　　2.根据您对公立医院已有的了解或曾经就医时的感受，您对当前公立医院社会职责履行情况的客观评价是：＿＿＿＿＿＿。

　　①很差　②较差　③一般　④较好　⑤很好

3. 为引导与鼓励公立医院更好地履行社会职责,您认为现阶段独立开展社会第三方的公立医院社会职责评价的必要性是:_____。

①完全有必要　②有必要　③不确定　④没有必要　⑤完全没必要

4. 为提高公立医院社会职责评价结果的客观公正性,赢得社会各界的普遍认可,您认为评价者筛选的主要标准或原则是:_____(可多选)。

①独立性(评价者与评价对象利益相关性小)

②专业性(评价者对评价对象或内容熟悉)

③权威性(评价者具有公众信服的威望)

④主动性(评价者有较强的参与意愿)

⑤其他_____

5. 根据上题您所选择的标准或原则,您认为下列哪些群体代表参与公立医院社会职责评价,既符合我国当前实际国情,又能增进社会公众的参与度,以及提高评价结果的被认可度:_____(可多选)。

①社会专业组织(第三方研究机构、医师协会、医学会等)

②政府相关人员　③公立医院　④患者及家属

⑤社会公众代表(人大、政协及普通公众代表等)

⑥社会媒体代表　⑦其他_____

6. 在当前社会各界广泛关注公立医院发展及改革的形势下,如果开展公立医院社会职责评价,您认为邀请社会媒体代表参与评价活动的必要性是:_____。

①完全有必要　②有必要　③不确定　④没有必要　⑤完全没必要(若您认为"没必要",则请直接回答第7题)

6-1 若您认为"有必要",其主要原因是:_____(可多选)。

①有助于真实及时地将信息或评价结果传播给公众

②有助于搭建公立医院与公众的相互沟通了解平台

③有助于社会媒体参与公立医院的治理与监督

④有助于提高公共媒体与社会管理事务的积极性

⑤其他_____

7. 当前由政府主导发布的公立医院信息或评价结果,您觉得:_____。

①很可信　②较可信　③一般　④较不可信　⑤很不可信

8. 根据您的社会工作经验,您觉得社会公众对政府主导发布的公立医院评价结果：_____。

①很认可　②较认可　③一般　④较不认可　⑤很不认可

9.您对公立医院改革与评价话题报道的关注度是：_____。

①很关注　②较关注　③一般　④较不关注　⑤很不关注

10.如果社会第三方专业组织受政府委托并提供经费保障,独立开展公立医院社会职责评价,邀请您参与评价活动并做相关报道,您的态度是：_____。

①很愿意　②较愿意　③无所谓　④较不愿意　⑤很不愿意

10-1.若您"愿意",则您希望的参与方式或途径是：_____。

①体验式实情的暗访考察　②问卷调查　③座谈会或论证会　④听证会⑤其他_____

第三部分:请您对照表格左侧文字描述,在右侧最符合您实际情况的程度数字上打"√"。

文字描述	您的实际情况
1.公立医院是由政府举办的,不以营利为目的,向人民群众提供基本医疗服务的公益组织	① ② ③ ④ ⑤
2.公立医院有对医疗质量安全、价格和费用、绩效考核、财务状况等信息进行公开的社会职责	① ② ③ ④ ⑤
3.公立医院有向公众提供优质医疗服务,兼顾预防、保健、康复服务的社会职责	① ② ③ ④ ⑤
4.公立医院有控制医药费用不合理增长的社会职责	① ② ③ ④ ⑤
5.公立医院有承担紧急救治、救灾、援外、支边、支农和对口支援基层机构等政府指令性任务的社会职责	① ② ③ ④ ⑤
6.公立医院有培养医学生,对医务人员进行规范化培训、提供进修及科研支持的社会职责	① ② ③ ④ ⑤
7.公立医院有开展义诊、健康教育活动,对无力支付费用的弱势群体减免医疗费用的社会职责	① ② ③ ④ ⑤
8.公立医院社会评价应由有关社会组织[如省或市(县)地方医学会/医院协会、第三方评价机构等]主导,公众、患者或家属及公共媒体等社会多元力量参与	① ② ③ ④ ⑤
9.公众参与公立医院社会评价是为了表达公众合理的利益诉求,增强公众与公立医院之间的信息交流与沟通,预防和化解社会矛盾	① ② ③ ④ ⑤
10.公立医院履行社会职责的情况与公众的生命健康权息息相关	① ② ③ ④ ⑤
11.公众享有对公立医院医疗服务项目、价格、质量、治疗方案及纠纷处理程序等信息的知情权	① ② ③ ④ ⑤
12.公众享有对公共医疗事务管理的参与权	① ② ③ ④ ⑤
13.公众享有对公立医院履行社会职责的监督权	① ② ③ ④ ⑤
14.公众是社会的组成部分,是社会活动的主体,参与公立医院有关志愿服务及监督管理是公众的责任	① ② ③ ④ ⑤

注:①,完全不清楚;②,较不清楚;③,不确定;④,较清楚;⑤,完全清楚。

感谢您的支持! 祝生活愉快!

附录八

门诊患者医疗服务满意度调查问卷

您好！本调查旨在了解患者对门诊医疗服务的满意情况，为改善门诊医疗服务质量提供依据。请您根据本人实际情况，在您认为合适的选项上打"√"或在"_____"上填写。您填写的内容将完全保密，感谢您的支持！

第一部分：您的基本情况。

1. 性别：①男　②女

2. 年龄：_____岁

3. 户籍：①本地户口　②外地户口

4. 您的文化程度：①小学及以下　②初中　③高中（中专）　④大专　⑤本科　⑥研究生

5. 您享受的医疗保障类型是：_____（可多选）。

①城镇职工医疗保险　②城镇居民医疗保险　③新型农村合作医疗　④商业医疗保险　⑤其他_____

6. 您来这家医院看病：_____。

①第一次来就诊　②很少来　③经常来

第二部分：您对该院门诊医疗服务的满意情况（请在您认为合适的选项上打"√"）。

服务环境					
1. 医院门诊大厅干净、整洁、舒适	①完全不同意	②不同意	③一般	④同意	⑤完全同意
2. 医院各楼层有清楚明确的导医指示标志	①完全不同意	②不同意	③一般	④同意	⑤完全同意
3. 医院的卫生间干净、清洁、无异味	①完全不同意	②不同意	③一般	④同意	⑤完全同意
4. 医院门诊检查室干净、舒适	①完全不同意	②不同意	③一般	④同意	⑤完全同意
服务效率					
5. 您对就诊时排队挂号所花费的时间	①完全不满意	②不满意	③一般	④满意	⑤完全满意
6. 您对等候检查及治疗所花费的时间	①完全不满意	②不满意	③一般	④满意	⑤完全满意
7. 您对等候检查结果报告所花费的时间	①完全不满意	②不满意	③一般	④满意	⑤完全满意
8. 您对整个看病流程（挂号、缴费、检查等）的便捷性	①完全不满意	②不满意	③一般	④满意	⑤完全满意

续表

服务态度					
9.医务人员以礼貌温和的语气与您说话	①完全不同意	②不同意	③一般	④同意	⑤完全同意
10.医生耐心地倾听您讲述目前的病情与症状	①完全不同意	②不同意	③一般	④同意	⑤完全同意
11.医生耐心地向您讲述了疾病的具体治疗方案	①完全不同意	②不同意	③一般	④同意	⑤完全同意
12.医务人员向您详细地说明了药物的使用方法和注意事项	①完全不同意	②不同意	③一般	④同意	⑤完全同意
服务技术					
13.医生能很快诊断、识别您的症状或疾病	①完全不同意	②不同意	③一般	④同意	⑤完全同意
14.医护人员的诊断或护理操作很熟练	①完全不同意	②不同意	③一般	④同意	⑤完全同意
15.医生让您做的检查项目是需要的且合理的	①完全不同意	②不同意	③一般	④同意	⑤完全同意
16.医生对您的病症给出了针对性的预防保健措施或建议	①完全不同意	②不同意	③一般	④同意	⑤完全同意
★您对上述13～16题的回答:①很没把握　②较没把握　③一般　④较有把握　⑤很有把握					
医疗费用					
17.您觉得本次就诊花费的门诊诊查(疗)费用是合理的	①完全不同意	②不同意	③一般	④同意	⑤完全同意
18.您觉得本次就诊花费的检查费用是需要的且合理的	①完全不同意	②不同意	③一般	④同意	⑤完全同意
19.您觉得本次就诊花费的药品费用是需要的且合理的	①完全不同意	②不同意	③一般	④同意	⑤完全同意
20.该院各项医疗费用收取标准公开、透明且方便查询	①完全不同意	②不同意	③一般	④同意	⑤完全同意
★您对上述17～20题的回答:①很没把握　②较没把握　③一般　④较有把握　⑤很有把握					
总体满意度					
21.您对该院医疗服务的总体满意情况	①完全不满意	②不满意	③一般	④满意	⑤完全满意
22.您是否愿意向其他患者推荐该家医院	①完全不愿意	②不愿意	③一般	④愿意	⑤完全愿意
23.您对该院医务人员的总体信任情况	①完全不信任	②不信任	③一般	④信任	⑤完全信任

★24.如果满意度评分范围为1～100分,就您这次就诊时的实际感受,给该院的医疗服务打多少分?(　　　　分)

★25.在接受门诊医疗服务过程中,您认为以下5个要素中哪个最重要或者您最关注,请将其排序(最重要或最关注的为 1,其次为 2,3,4,5),在下列对应的表格内填写序号。

服务环境	服务效率	服务态度	服务技术	医疗费用

非常感谢您的支持!

附录九

住院患者医疗服务满意度调查问卷

您好！本调查旨在了解患者对住院医疗服务的满意情况,为改善住院医疗服务质量提供依据。请您根据本人实际情况,在您认为合适的选项上打"√"或在"_____"上填写。您填写的内容将完全保密,感谢您的支持!

第一部分:您的基本情况。

1.性别：①男　②女

2.年龄：_____岁

3.户籍：①本地户口　②外地户口

4.您的文化程度：①小学及以下　②初中　③高中(中专)　④大专⑤本科　⑥研究生

5.您享受的医疗保障类型是：_____(可多选)。

①城镇职工医疗保险　②城镇居民医疗保险　③新型农村合作医疗④商业医疗保险　⑤其他_____

6.您来这家医院看病：_____。

①第一次来就诊　②很少来　③经常来

第二部分:您对该院住院医疗服务的满意情况(请在您认为合适的选项上打"√")。

服务环境					
1.医院各楼层有清楚明确的导医指示标志	①完全不同意	②不同意	③一般	④同意	⑤完全同意
2.医院卫生间干净、整洁、无异味	①完全不同意	②不同意	③一般	④同意	⑤完全同意
3.医院病房安静、舒适、温度适宜	①完全不同意	②不同意	③一般	④同意	⑤完全同意
4.医院病房里床上用品(床单、被单等)干净、整洁	①完全不同意	②不同意	③一般	④同意	⑤完全同意
服务效率					
5.您对等候办理住院或出院手续的时间及程序	①完全不满意	②不满意	③一般	④满意	⑤完全满意
6.您能及时得到医生的诊治或护士的护理服务	①完全不满意	②不满意	③一般	④满意	⑤完全满意
7.您对等候检查(化验、B超、CT等)的时间	①完全不满意	②不满意	③一般	④满意	⑤完全满意
8.您对这次整个住院看病流程的便捷性及合理性	①完全不满意	②不满意	③一般	④满意	⑤完全满意

服务态度					
9.医生耐心地倾听及检查您的病情及症状	①完全不同意	②不同意	③一般	④同意	⑤完全同意
10.医生耐心向您讲述了治疗方案且征求了您或家属的意见	①完全不同意	②不同意	③一般	④同意	⑤完全同意
11.医生护士对您都很尊重,服务态度亲切和蔼	①完全不同意	②不同意	③一般	④同意	⑤完全同意
12.护士常向您清楚明白地介绍疾病治疗过程中的注意事项	①完全不同意	②不同意	③一般	④同意	⑤完全同意
服务技术					
13.医生能很快地诊断、识别您的症状或疾病	①完全不同意	②不同意	③一般	④同意	⑤完全同意
14.医护人员的诊断或护理操作很熟练	①完全不同意	②不同意	③一般	④同意	⑤完全同意
15.医生对您的病症给出了针对性的预防保健措施或建议	①完全不同意	②不同意	③一般	④同意	⑤完全同意
16.经过治疗后,您的病情得到了有效的改善或好转	①完全不同意	②不同意	③一般	④同意	⑤完全同意
★您对上述13～16题的回答:①很没把握 ②较没把握 ③一般 ④较有把握 ⑤很有把握					
医疗费用					
17.您觉得本次住院花费的住院诊查(疗)费用是合理的	①完全不同意	②不同意	③一般	④同意	⑤完全同意
18.您觉得本次住院花费的检查费用是需要的且合理的	①完全不同意	②不同意	③一般	④同意	⑤完全同意
19.您觉得本次住院花费的药品费用是需要的且合理的	①完全不同意	②不同意	③一般	④同意	⑤完全同意
20.医院各项医疗费用收取标准公开、透明且方便查询	①完全不同意	②不同意	③一般	④同意	⑤完全同意
★您对上述17～20题的回答:①很没把握 ②较没把握 ③一般 ④较有把握 ⑤很有把握					
总体满意度					
21.您对该院医疗服务的总体满意情况	①完全不满意	②不满意	③一般	④满意	⑤完全满意
22.您是否愿意向其他患者推荐该家医院	①完全不愿意	②不愿意	③一般	④愿意	⑤完全愿意
23.您对该院医务人员的总体信任情况	①完全不信任	②不信任	③一般	④信任	⑤完全信任

★24.如果满意度评分范围为1～100分,就您这次就诊时的实际感受,给该院的医疗服务打多少分?(____分)

★25.在接受医疗服务过程中,您认为以下5个要素中哪个最重要或者您最关注,请将其排序(最重要或最关注的为1,其次为2,3,4,5),在下列对应的表格内填写序号。

服务环境	服务效率	服务态度	服务技术	医疗费用

非常感谢您的支持！

索　引